AS BACTÉRIAS QUE NOS CURAM

AS BACTÉRIAS QUE NOS CURAM

ALEXANDRA VASCONCELOS

Plano de 14 dias
para equilibrar o
microbioma e reforçar
o sistema imunológico

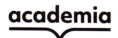

Copyright © Alexandra Vasconcelos, 2021
Copyright © Planeta de Livros Portugal, 2021
Copyright © Editora Planeta do Brasil, 2025
Todos os direitos reservados.

Preparação: Barbara Parente
Revisão: Valquíria Matiolli e Queni Winters
Projeto gráfico: Susana Monteiro
Diagramação: Vanessa Lima
Imagens: Daniela Souza e Shutterstock (páginas 196, 207 e 209)
Capa e ilustração de capa: Gabriela Pires

A autora agradece a Maria Leal Coelho (Verde Escalfado) pela colaboração nas receitas. E a Patrícia Silva pela revisão do livro e pela receita do *kimchi*.

Todas as informações contidas neste livro têm apenas caráter informativo e devem ser usadas para fins educacionais, não devendo substituir o aconselhamento médico, nem têm o intuito de diagnosticar, prescrever ou tratar qualquer doença, condição ou lesão.

CIP-BRASIL. CATALOGAÇÃO NA PUBLICAÇÃO
ANGÉLICA ILACQUA CRB-8/7057

Vasconcelos, Alexandra
  As bactérias que nos curam : plano de 14 dias para equilibrar o microbioma e reforçar o sistema imunológico / Alexandra Vasconcelos. — São Paulo : Planeta do Brasil, 2025.
  336 p. : il.

  ISBN 978-85-422-3318-6

  1. Saúde 2. Bactérias 3. Sistema gastrointestinal – Microbiologia 4. Dieta I. Título

25-0681   CDD 614

Índices para catálogo sistemático:
1. Saúde

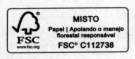

Ao escolher este livro, você está apoiando o manejo responsável das florestas do mundo

2025
Todos os direitos desta edição reservados à
Editora Planeta do Brasil Ltda.
Rua Bela Cintra, 986 – 4º andar – Consolação
01415-002 – São Paulo-SP
www.planetadelivros.com.br
faleconosco@editoraplaneta.com.br

SUMÁRIO

Introdução 11

1. O que é o microbioma? 15
Por que se fala tanto do microbioma humano? 17
1.1 As diferentes microbiotas 20
1.2 Como se adquire o microbioma humano? 22
Na gestação – ainda dentro da barriga 22
No parto 22
Na amamentação 23
Nos primeiros 1.000 dias de vida 25
Dos 3 aos 5 anos 26
Ao longo da vida 26
Envelhecimento do microbioma 26
1.3 Onde vivem essas bactérias? 27
1.3.1 Sistema digestivo 27
A boca e os dentes 27
Estômago 33
Intestino 36
Intestino grosso 38
1.3.2 Trato respiratório 41
1.3.3 Órgãos urogenitais 41
Bexiga 42
1.3.4 A pele 43
1.4 A importância das mucosas 45
1.4.1 O que nos separa do meio exterior onde vivemos 45
1.4.2 As mucosas como órgão imunitário 48
Tecido linfoide associado à mucosa 50
1.5 Os genes das bactérias 52
1.5.1 Microbioma e mecanismos epigenéticos 53

2. Causas e soluções para o desequilíbrio do microbioma .. 55
2.1 Idade 56
2.2 Alimentação 56
A fome emocional e o microbioma 57
O papel dos hormônios na gestão da fome 59
Relação entre microbioma e hormônios 61

2.3 Estresse 63
2.4 Sono 66
2.5 Exercícios físicos 69
2.6 Agentes tóxicos e compostos químicos,
os grandes agressores silenciosos 70
Metais pesados 71
Os microplásticos 75
Medicamentos que mais prejudicam a flora intestinal 75
Radiações e cargas eletromagnéticas 80
Cargas patogênicas 81
2.7 A genética 83

3. As bactérias intestinais 87
3.1 Funções da microbiota intestinal 87
Função protetora 88
Função muconutritiva 88
Função metabólica 89
Função imunomoduladora 91
Função psiconeuromoduladora 92
3.2 Bactérias predominantes no intestino 93
Bactérias proteolíticas 93
Bactérias sacarolíticas e fermentativas 95
3.3 Quais bactérias existem? 96
3.4 Homeostasia intestinal 102
3.5 Distúrbios digestivos 104
3.5.1 Alterações do pH do aparelho digestivo 105
3.5.2 Eubiose e disbiose, o que são? 108
Causas de disbiose 109
3.5.3 SIBO 112
3.5.4 Permeabilidade intestinal 116
3.5.5 Inchaço e gases 118
3.5.6 Constipação crônica 120
3.5.7 Diarreia 122
3.5.8 Síndrome do intestino irritável 123
3.5.9 Candidíase intestinal 125

4. Alterações do microbioma como causa de doenças 131
4.1 Microbioma e a nossa imunidade 132
4.2 Microbioma e inflamação 133

4.3 Doenças autoimunes e microbioma 134
Disbiose intestinal relacionada com a maioria
das doenças autoimunes 137
4.4 Microbioma e alergias e eczemas 138
4.5 Microbioma e doenças pulmonares 140
4.6 Microbioma e obesidade 141
4.7 Gastrites, úlceras 143
4.8 Doenças degenerativas do sistema nervoso central 144
Parkinson 145
Doença de Alzheimer 146
4.9 Microbioma e doenças cardiovasculares 146
4.10 Microbioma e comportamento 147
Depressão e ansiedade 148
Comportamentos sexuais 150
Comportamentos sociais 150
Dependências 151
Comportamentos alimentares 151
4.11 Autismo 152
4.12 Doenças de ordem hormonal 152
Ovários policísticos 153
4.13 Microbioma e câncer 153
4.14 Intestino, microbioma e covid-19 155
4.15 O que fazer para manter o nosso intestino saudável? 160

5. O que comer e o que não comer para a saúde da sua microbiota 163
5.1 Que alimentos devemos eliminar ou reduzir 164
Glúten (gliadina e glutenina) 164
Lácteos 165
Refinados 167
Aditivos alimentares 167
Carnes e pré-embalados 169
Óleos e gorduras vegetais 170
Organismos geneticamente modificados 170
Agrotóxicos 171
Lectinas 171
FODMAP 171
5.1.1 Intolerâncias alimentares 173
5.2 Alimentação: a ferramenta mais eficaz para manter
o controle dos "bichos" e uma microbiota saudável 177

Fibras 178

Fermentados.. 178

Bebidas fermentadas... 184

Amido resistente... 185

Polifenóis... 187

Antocianinas 188

Ácidos graxos.. 188

Betaglucanos 189

5.3 O poder da água.. 189

5.4 Jejum intermitente 190

5.5 As minhas receitas 193

Vitaminas 193

Vitamina de limpeza do intestino... 194

Vitamina para o intestino 195

Vitamina para reforço do microbioma 197

Suco de limão 199

Suco de aipo... 200

Caldo de ossos.. 205

Tepache 208

Chucrute 211

Kimchi... 212

Salada de repolho americana (*Coleslaw*).............................. 217

Tomates fermentados... 218

Beterraba fermentada.. 221

Abóbora fermentada com gengibre 222

Chutney de abacaxi e gengibre.. 225

Ketchup 226

Vinagre de frutas vermelhas 229

Kefir de uva 230

Iogurte vegetal 233

Kombucha de laranja com gengibre..................................... 234

6. O plano de 14 dias para equilibrar o seu microbioma 237

1.º ao 5.º dia: limpeza 238

Como limpar o intestino? 240

Enemas ou *clisteres* 240

Hidrocolonterapia.. 241

Antiparasitários, antibióticos antivirais e antifúngicos naturais....... 242

Chás e infusões que limpam o intestino.............................. 244
Suco de *Aloe vera* 244
6.º ao 10.º dia: reparação 246
Como reparar o intestino? 247
Ozonioterapia retal.. 247
Prebióticos 248
Minerais essenciais para a microbiota 249
Outros suplementos importantes para a mucosa intestinal 251
11.º ao 14.º dia: regeneração 252
Como regenerar o intestino? 253
Probióticos 254
Probióticos na gravidez e na infância............................... 255
Que probiótico usar em cada situação? 257
Microimunoterapia 258
Nucleotídeos 259

7. A causa de quase todas as doenças – O grande segredo 261
7.1 Doenças misteriosas... 262
7.2 Os "bichos" ruins que vivem dentro de nós 266
  7.2.1 Vermes – helmintos... 267
  7.2.2 Os vírus 270
  7.2.3 Bactérias 276
  7.2.4 Fungos... 283
  7.2.5 Protozoários.. 287
7.3 Condutas e comportamentos condicionados pelos "bichos" que vivem dentro de nós...289
  Como os fungos podem alterar o nosso comportamento 289
  Toxoplasma e comportamento 290
7.4 Onde se escondem os "bichos" 291
7.5 Por que os "bichos" se reativam ou crescem demais? 292
  50 *hacks* para ter mais saúde 295

Conclusão... 297
Bibliografia 301
Anexos 323
  Alimentos ricos em histamina 323
  Principais probióticos usados na terapêutica humana............... 324
  Tabela de FODMAP (oligo, di e monossacarídeos e polióis fermentáveis)... 330

INTRODUÇÃO

Existem mais de 100 trilhões de microrganismos, entre bactérias, vírus, fungos, protozoários, parasitas e leveduras, vivendo dentro de nós. Dez vezes mais do que o número de células que temos em nosso corpo, o que corresponde a trinta e cinco mil espécies diferentes. A informação genética do nosso organismo se deve a esses seres que contribuem com mais de oito milhões de genes, comparados aos nossos cerca de vinte e quatro mil genes.

Caro leitor, embora isso seja mesmo verdade, não se assuste, porque, apesar de não as vermos, essas bactérias controlam de forma sábia e silenciosa a nossa vida e são aliadas fundamentais para o nosso bem-estar e para a nossa saúde!

A esse conjunto de microrganismos que nos habitam e se instalam em nosso corpo, sobretudo em tecidos, peles e fluidos humanos, damos o nome de microbioma, uma palavra que se repetirá muitas vezes ao longo das páginas deste livro. O bem-estar do nosso organismo está condicionado pelo equilíbrio desses pequenos organismos (microrganismos) que vivem conosco, não sendo uma tarefa fácil manter essas comunidades sob controle, uma vez que esse equilíbrio é instável e se desfaz facilmente.

Como é no cólon que existe uma maior concentração de microbioma, tanto em quantidade quanto em termos de espécies diferentes, ao longo deste livro vamos insistir na importância do microbioma intestinal.

Tomar consciência da importância desses "bichos" (bactérias, arqueias, vírus, fungos, leveduras e parasitas) nos permite entender a capacidade deles de provocar epidemias e doenças e, ao mesmo tempo, saber que são aliados imprescindíveis para nossa saúde. Essas bactérias podem nos curar. E este é o foco do meu livro: ensinar a você, caro leitor, como, através da alimentação e de outros cuidados, pode manter as suas bactérias controladas, jogando a seu favor.

Sabemos hoje em dia que o nosso microbioma está implicado na maioria das doenças. A interação entre a microbiota, o sistema imune, o sistema endócrino e o sistema nervoso regula o nosso equilíbrio e a fisiologia do nosso organismo.

Essa relação entre esses seres ínfimos e as doenças ainda é mal estudada, apesar de já haver bastante suporte científico para muitas correlações entre microrganismos e doenças.

Muitas circunstâncias associadas a estilo de vida, alimentação, exposição a agentes tóxicos, à maneira como nascemos e aos primeiros anos de vida, metais pesados, medicamentos, entre muitos outros, destroem o microbioma e alteram a relação entre as várias bactérias, muitas vezes deixando que microrganismos patogênicos se proliferem. A boa notícia é que a maioria dessas variações depende da alimentação e do estilo de vida e apenas 10% da genética. Mudanças nos nossos hábitos podem, em poucos dias, melhorar consideravelmente a nossa microbiota e, por consequência, a nossa saúde.

Mas não podemos falar de microbioma sem tratar também de outros microrganismos patogênicos que vivem silenciosamente dentro de nós e, muitas vezes, tomam proporções exageradas pela deficiência de defesa por parte das nossas bactérias protetoras. Esses "bichos", que vivem de modo clandestino em nosso corpo, podem fazer muitos estragos, e o pior é que normalmente passam impunes. Alguns vírus, bactérias ou fungos coabitam conosco, porém em determinados momentos da nossa vida conseguem crescer de forma desmedida ou se reativar e provocar doenças. Por exemplo, a *Helicobacter pylori*, em nosso estômago, é responsável pela regulação do apetite, diminuindo a produção da grelina, mas, em determinadas circunstâncias, pode produzir inflamação, gastrites, úlceras e até, de forma assintomática, causar câncer gástrico.

Neste livro, compartilho a minha experiência de anos nesta área da medicina integrativa e apresento a você um plano de catorze dias para equilibrar o seu microbioma e reforçar o sistema imunológico, ganhar saúde e prevenir inúmeras doenças. Desde o início do meu percurso, em minhas consultas, percebi que, quando tratamos e limpamos esses "bichos" e corrigimos o intestino, invariavelmente as pessoas melhoram de modo considerável. O fato de trabalhar há anos com métodos que possibilitam identificar dentro do nosso corpo a existência de diferentes frequências, em especial as específicas de microrganismos, me ajudou a construir essas relações, muitas vezes de maneira quase acidental. Atualmente, conseguimos correlacionar quase todas as doenças com "bichos" patogênicos que fazem estragos de forma silenciosa, sobretudo doenças neurológicas, psiquiátricas, imunológicas, autoimunes e alguns tipos de câncer.

Além disso, situações repentinas de mal-estar e mudanças de humor ou cognição podem estar relacionadas com alguma infestação. Até mesmo comportamentos ou condutas que se alteram podem ser consequência de estímulos que alguns microrganismos enviam ao nosso cérebro capazes de determinar certos comportamentos disfuncionais.

Embarque comigo nesta viagem e entenda os sinais do seu corpo e como atuar diretamente na causa de todas as alterações que acontecem a você.

Não se esqueça: na próxima era da medicina será inevitável a busca pelas causas, e não apenas pela modulação do sintoma, como até agora tem sido feito. A medicina clássica tem muito pouco tempo (aproximadamente 120 anos), e vem evoluindo de forma inacreditável, especialmente as disciplinas técnicas e cirúrgicas. Na doença aguda faz verdadeiros milagres, antes nunca imaginados. No entanto, a abordagem na prevenção passa apenas pelo diagnóstico precoce para que seja possível atuar no momento adequado. É certo que é importante e determinante para o curso da doença, porém não há uma proposta de medidas para realmente prevenir as patologias crônicas de forma ativa, não há busca nem interesse em descobrir as causas, e as medidas visam apenas combater os sintomas.

A indústria farmacêutica investe no desenvolvimento de fórmulas químicas que atuam (estimulam ou inibem) na via metabólica, fazendo com que determinado sintoma apareça. Mas, se entendermos por que esses sintomas se manifestam, podemos atuar na causa e eliminar de vez a doença. Mostro inúmeros exemplos neste livro, e acredite: na maioria das vezes há um "bicho" estranho por trás disso.

Escrever um livro sobre microbioma, sobretudo a microbiota intestinal, é um verdadeiro desafio! Há vários anos tenho falado sobre o intestino, e em todos os meus livros obrigatoriamente dedico páginas sobre o intestino e o microbioma humano. Sinto que este livro é meu maior desafio, porque a informação é tanta, com o surgimento de novas conclusões (evidências) todos os dias, que se torna praticamente impossível abordar esse tema sem deixar alguma coisa pelo caminho.

O objetivo é, de modo sistematizado e prático, sintetizar a informação científica mais relevante, tanto para você, que se preocupa com a sua saúde, quanto para os profissionais de saúde. Tenho consciência de que a maioria das pessoas não tem acesso à informação científica publicada todos os dias em revistas e jornais médicos, mas esta é a minha missão: estar atenta, interpretar e informar de forma rigorosa, contudo mais compreensível e menos técnica, e aplicar na minha prática de consultório do dia a dia.

Algumas das afirmações que constam no livro baseiam-se na minha experiência clínica e compartilhá-las talvez possa servir de inspiração para que cientistas e pesquisadores estudem esse fascinante caminho, como têm feito nos últimos anos, tendo em vista a quantidade de publicações.

Querido leitor, deixo nas páginas a seguir um resumo da informação essencial que corresponde a um dos grandes avanços no conhecimento da nossa época, um livro muito prático a partir do qual você vai aprender a identificar e saber o que fazer em várias situações de mal-estar ou doenças. Acredito que vai ficar surpreso quando descobrir que, por exemplo, dores de cabeça, inchaço intestinal ou abdominal depois de comer, alergias, dermatite atópica, ansiedade, perda de memória, entre tantas outras coisas, podem ter por base uma disbiose, ou seja, o desequilíbrio da sua microbiota. E é essa desregulação que vamos aprender a controlar com este livro, através de dicas práticas, receitas simples, suplementação e ferramentas que você pode aplicar facilmente no dia a dia.

Lembre-se: as bactérias existem dentro de você e são um fator determinante para a sua saúde e bem-estar. É essencial aprendermos a cuidar do nosso microbioma.

O QUE É O MICROBIOMA?

Nos últimos anos, os conceitos de microbioma humano, flora intestinal e microbiota ficaram muito populares ao redor do mundo. Todos falam e estudam sobre esse tema, e as publicações científicas a respeito aumentaram de forma exponencial. Se fizer uma pesquisa pela temática microbioma humano em bases de dados de artigos científicos como o *PubMed*, restringindo a pesquisa até o ano de 2010, não vai encontrar mais do que seiscentos resultados. E, inacreditavelmente, se fizer a mesma pesquisa com os mesmos critérios, surgirão quase cem mil resultados referentes a trabalhos publicados apenas entre 2010 e 2021.

Apesar de a medicina ancestral, como a tradicional chinesa, árabe e ayurvédica, correlacionar desde sempre a saúde geral à saúde intestinal, somente nos anos 1970 surgiram os primeiros artigos mais sérios sobre o microbioma humano.

O microbioma e o intestino parecem estar relacionados com toda a nossa saúde, doenças, emoções, ações, afinal determinam quem e o que somos.

Se pensarmos nas doenças segundo esse conceito, muitas daquelas cuja causa ou causas, até há bem pouco tempo, não eram identificadas começam a fazer outro sentido. É importante saber que não estamos doentes só porque sim ou porque a nossa mãe também sofria do mesmo problema... Quando surge uma justificativa, tudo fica mais claro!

É estranho, nesta época em que o conhecimento está no centro de tudo, chegarmos à conclusão de que, afinal, quem manda em nós são os trilhões de seres vivos que nos habitam. Seres vivos de pouquíssima complexidade, unicelulares, bactérias e outros com estruturas ínfimas e simples, que impactam a nossa vida e podem até parar o mundo!

Diante disso, comecemos pelo princípio, entendendo alguns conceitos simples, mas fundamentais, para percebermos o que acontece no nosso corpo. O microbioma humano ou as várias microbiotas humanas são o conjunto de todos os microrganismos que nos habitam e se instalam nos tecidos e fluidos humanos. Esse microbioma é composto essencialmente por bactérias. Mas o microbioma humano saudável inclui ainda alguns fungos, protozoários, leveduras, vírus, parasitas e arqueias (semelhantes a bactérias, mas sem núcleo delimitado por membrana), entre outros microrganismos. Estes vivem dentro do nosso corpo, presentes nos vários tecidos, como veremos mais à frente, como pele, boca, nariz, vagina, vias respiratórias, pulmão, intestino e inúmeros outros. No entanto, é no cólon que existe a maior concentração de bactérias.

Meu nome é José Rocha, sou professor do ensino médio e tenho 43 anos. Aos 41 anos, tinha uma péssima qualidade de vida. Dores nas articulações e de cabeça, distensão abdominal, cólicas, próstata aumentada com dor e diminuição do fluxo urinário. Fui acompanhado durante um ano e meio por três médicos, mas nada melhorou. Aos 42 anos, entrei em contato pela primeira vez com as Clínicas Viver e tudo na minha vida mudou para melhor. Hoje, me sinto mais jovem do que quando tinha 30 anos. Após ter iniciado os tratamentos, que incluíram alterações alimentares, limpezas intestinais e correção do microbioma, bem como uma intervenção integrativa e biológica bucal, todos os sintomas foram desaparecendo. Com o tempo, senti uma melhora na memória, na velocidade de raciocínio, na fluência verbal e no humor, tenho sempre energia sem precisar de estimulantes, sinto um bem-estar geral enorme; enfim, sinto-me com uma saúde de ferro. Quero continuar a minha vida assim: envelhecer com saúde. Obrigado a todos que me ajudaram.

Por que se fala tanto do microbioma humano?

Hipócrates, considerado o pai da medicina, tinha uma visão muito vanguardista sobre a causa das doenças. Morreu com 83 anos, no ano 377 a.C., convicto de que todas as doenças tinham uma causa intestinal.

Élie Metchnikoff, biólogo microbiologista e anatomista russo, recebeu o Prêmio Nobel de Fisiologia ou Medicina em 1908, com Paul Ehrlich, pelos seus trabalhos sobre imunidade. Metchnikoff dizia que somos tão velhos quanto o nosso intestino. Esse sentido da doença relacionada com o intestino acabou se perdendo ou não foi levado em conta, e agora, mais de cem anos depois, retomamos o conceito de que a saúde começa no intestino. Devemos sem dúvida à medicina funcional e integrativa as pesquisas a respeito. Esse cientista russo, mais de cem anos atrás, concluiu que as bactérias continham um segredo precioso para a saúde da humanidade. O conceito de que as bactérias contidas nos alimentos podem beneficiar a saúde surgiu no começo do século 20 e é frequentemente atribuído a esse cientista. Ao se colocar bactérias exógenas no intestino, Metchnikoff considerou o trato intestinal um órgão que poderia ser manipulado para melhorar a saúde. Ele observou ainda que as pessoas que consumiam alimentos fermentados, probióticos naturais, viviam mais do que as outras! A revista médica *The Lancet* prestou-lhe recentemente uma homenagem.

Não podemos falar de microbioma humano sem fazer uma referência ao projeto que originou toda essa torrente de estudos e artigos e que tem envolvido a comunidade científica, médica e todos aqueles que trabalham na área da saúde e se preocupam com o bem-estar físico, mental, psicológico e emocional humano. Refiro-me ao Projeto do Microbioma Humano (Human Microbiome Project), que, iniciado em 2008, envolve várias instituições de pesquisa com o objetivo de identificar as diversas colônias microbianas do corpo humano e analisar o papel desses microrganismos na saúde e nas patologias. A fase inicial desse projeto foi completada em 2013, mostrando, de forma inequívoca, que o microbioma humano é complexo, composto por muitos organismos não identificados anteriormente, além de sofrer alterações dinâmicas que condicionam estados de saúde e doença.

O Projeto do Microbioma Humano caracterizou mais especificamente o nosso microbioma:

- Identificou cem trilhões de microrganismos (apresenta dez vezes mais células do que as que temos em nosso corpo);
- Corresponde entre 1 e 3% do peso corporal;
- Tem mais de dez mil espécies microbianas;
- O genoma humano conta com cerca de vinte e quatro mil genes e o microbioma contribui com cerca de oito milhões de genes, ou seja, quase 360 vezes mais material genético;
- Cerca de 80 a 95% dos microrganismos não são cultiváveis *in vitro*.

A microbiologia é muito mais complicada do que a forma simplificada como a que vou apresentar para ajudá-lo a compreender e a lançar as bases do conhecimento dos microrganismos que compõem a nossa microbiota. Às vezes, como já deve ter percebido, vou chamá-los de "bichos". Eu sei que não parece nada científico, mas é cansativo e cacofônico repetir o tempo todo "microrganismos" ou "micróbios".

CONCEITO

Microbiota: conjunto de microrganismos que habitam determinado nicho anatômico do nosso corpo.

Microbioma: inclui os microrganismos e os seus genes/genoma. Atualmente, o microbioma inclui, além dos microrganismos, o "seu teatro de atividade", ou seja, as estruturas microbianas, os metabólitos, os elementos genéticos móveis, o "DNA relíquia", incorporado nas condições ambientais do hábitat.

MICROBIOTA INTESTINAL

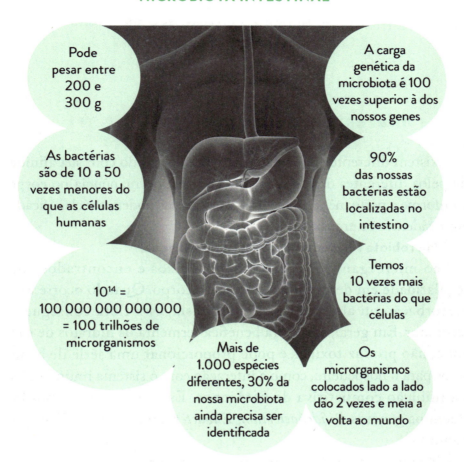

Pode pesar entre 200 e 300 g

A carga genética da microbiota é 100 vezes superior à dos nossos genes

As bactérias são de 10 a 50 vezes menores do que as células humanas

90% das nossas bactérias estão localizadas no intestino

10^{14} = 100 000 000 000 000 = 100 trilhões de microrganismos

Temos 10 vezes mais bactérias do que células

Mais de 1.000 espécies diferentes, 30% da nossa microbiota ainda precisa ser identificada

Os microrganismos colocados lado a lado dão 2 vezes e meia a volta ao mundo

Para cada célula de nosso corpo, temos dez microrganismos, o que significa que temos dez vezes mais microrganismos do que células no corpo. Cada vez fica mais fácil entender que esses 90% de genoma do microbioma influenciarão toda a nossa saúde e, com certeza, pequenas alterações poderão significar grandes perturbações em nosso sistema integral.

Segundo Alanna Collen, bióloga, escritora e jornalista científica, "somos como os recifes de coral, temos uma enorme, rica e importante biodiversidade de microrganismos que colonizam cada superfície que esteja exposta ao ambiente".

Tal como Alanna Collen diz: somos apenas 10% humanos, o resto são os "bichos" que vivem dentro de nós!

1.1 As diferentes microbiotas

Existem diferentes tipos de microbiota de acordo com sua afinidade pelos diferentes órgãos, sua função e sua permanência no corpo. Conforme a permanência no corpo, as bactérias podem ser classificadas em residentes ou transitórias:

– Microbiota residente (autóctone ou indígena)

São microrganismos relativamente fixos e encontrados com regularidade em determinadas áreas do corpo. Quando ocorre uma perturbação ou alteração da homeostasia, essa flora consegue se recompor. Em geral, essa flora benéfica fermenta os hidratos de carbono, não produz toxinas e pode proporcionar uma série de benefícios para o hospedeiro, como a interação com o sistema imunológico e a inibição competitiva de patógenos. Esses microrganismos incluem os gêneros *Bifidobacterium*, *Eubacterium* e *Lactobacillus*, por exemplo.

– Microbiota transitória (alóctone ou exógena)

Os microrganismos que constituem a microbiota transitória podem habitar a pele, as membranas e as mucosas durante um período limitado, que pode ser horas, dias ou semanas. Ao contrário do que acontece com a flora residente, essas bactérias não se autorrestabelecem. Podem ser benéficas, potencialmente nocivas ou mesmo patogênicas. Também podem ser facilmente removidas por meio de procedimentos de limpeza e antissépticos.

Se a flora residente se mantiver intacta e equilibrada, esses microrganismos não assumem grande importância. Agora, se a microbiota residente for perturbada, os microrganismos transitórios poderão colonizar e proliferar, ocasionando a doença.

Na flora transitória, os microrganismos oportunistas podem ser patogênicos, apesar de normalmente inócuos, e ganhar uma vantagem competitiva quando a população de competidores é reduzida. Outras situações frequentes são a disseminação da flora para diferentes áreas do corpo. O *Staphylococcus epidermidis*, por exemplo, que normalmente existe na pele, é considerado oportunista, porque pode causar distúrbios se o sistema imunológico estiver enfraquecido ou se for transportado para outras áreas do corpo por contaminação, através do uso de alguns dispositivos médicos, crescendo facilmente nestes, como o cateter, ou, em certas áreas do organismo, pode ser potencialmente patogênico. Em pessoas imunocomprometidas, a microbiota transitória é capaz de se multiplicar em excesso e causar infecções.

A microbiota é altamente sensível às alterações do ambiente onde está localizada. Por exemplo, a *Actinobacteria* existe na pele como flora transitória e não produz sintomas, mas, se houver alterações do ambiente, ela prolifera muito e pode dar origem à acne bacteriana. Um exemplo ainda mais clássico e comum são as infecções urinárias de repetição por *Escherichia coli*. Trata-se de uma verdadeira dor de cabeça para médicos e doentes, pois, embora os antibióticos resolvam a crise aguda, não impedem as recidivas. Essa situação tão comum reflete bem o exemplo da insuficiência do uso de antibióticos na maioria das situações, sendo até muitas vezes prejudicial pela resistência que as bactérias criam a eles. A *E. coli* é uma bactéria do sistema gastrintestinal e vaginal e pertence à nossa flora transitória urinária. Quando as características do ambiente se alteram por diversas razões, como as alterações comuns do pH ou da flora residente, por exemplo, após estresse, ingestão de alguns tipos de alimentos, relações sexuais e baixa de estrogênio, a *E. coli* toma conta do ambiente e se faz sentir. É fácil entender que a solução passa por criar um ambiente propício e, consequentemente, a flora residente, que no fundo é o que detém o crescimento excessivo da forma patogênica da *E. coli*. O uso contínuo de antibióticos, infelizmente prescrito muitas vezes para prevenção, complica todo o cenário e promove infecções urinárias de repetição por atacar de maneira drástica toda a microbiota protetora existente nas vias urinárias.

1.2 Como se adquire o microbioma humano?

Antigamente acreditava-se que o bebê dentro da barriga da mãe era estéril, ou seja, não existiam bactérias, e que a colonização se dava no momento do parto. Mas todo esse conhecimento sobre o microbioma humano nos fez entender que essa teoria não está correta. Os microrganismos são transmitidos durante toda a gestação e o útero não é estéril. Essa mudança de paradigma nos faz olhar de outra forma e nos torna mais conscientes do impacto da maneira como a grávida vive sobre a saúde do bebê, não apenas depois do nascimento, mas condicionando a sua saúde ao longo de toda a vida.

O microbioma da mãe, influenciado pelo seu modo de vida, pelo uso de antibióticos e outros medicamentos e pela forma como se alimenta, vai determinar a saúde do bebê.

Na gestação – ainda dentro da barriga

Tal como as bactérias comensais colonizam o útero e o bebê, as patogênicas e as menos interessantes na composição do microbioma da mãe também vão fazer parte da microbiota desse ser no futuro. Por todas essas razões, os cuidados de saúde antes da concepção tornam-se ainda mais prioritários, de modo que a mãe possa transmitir para o bebê um microbioma equilibrado e rico, tanto qualitativa quanto quantitativamente, em número e diversidade de bactérias.

A placenta, o útero e o líquido amniótico são colonizados em sua maioria por *Lactobacillus*, ainda que em quantidades muito pequenas provenientes da mãe, especialmente da zona vaginal e, também, da microbiota oral. Pensa-se que é essa flora que determina a primeira colonização do útero.

No parto

A maior colonização ocorre no parto e de forma muito rápida. Assim, as condições em que as crianças nascem contribuem também para a composição da microbiota. Os partos naturais permitem uma melhor colonização, pois há um contato com o canal vaginal altamente colonizado, expondo assim o bebê a uma população microbiana completa. Já as crianças nascidas por cesariana apresentam uma alteração do microbioma logo ao nascer, com um desequilíbrio entre bactérias comensais. Como no intestino não existe oxigênio, as primeiras bactérias a colonizar o bebê são os *Lactobacillus*, que são anaeróbicos (podem viver sem oxigênio) e têm um papel importante na preparação do meio para a posterior colonização com as outras bactérias. Se a criança nasce por cesariana, além de não entrar em contato com as populações existentes no canal vaginal da mãe, a presença de oxigênio vai permitir que outras espécies, e muitas também do ambiente, colonizem o intestino logo desde o início. Uma vez que a mucosa do intestino do bebê, ainda imatura, não está preparada para tanto estímulo bacteriano, pode-se instalar desde cedo algum perfil pró-inflamatório. Normalmente identificam-se nessas crianças *Firmicutes* aumentados e *Actinobacteria* e *Bacteroidetes* diminuídos. É no momento do parto que se adquire uma quantidade maior de *Bifidobacterium* e *Bacteroidetes*.

A cesariana, em comparação ao parto eutócico (parto natural), aumenta em cinco vezes o risco de alergia, dobra o risco de autismo, aumenta em 80% a doença celíaca, em cerca de 50% a obesidade no adulto, em 70% o diabetes tipo 1 e muitas outras doenças inflamatórias intestinais. Além disso, esse procedimento pode provocar distúrbios nas duas redes mais importantes do corpo: a inflamatória e a imunológica.

Sei que em muitas situações não há alternativa e obviamente a saúde da mãe e do bebê é prioridade, mas já se sabe que as cesarianas vão influenciar o microbioma do bebê e traduzir-se em mais doenças no futuro.

Na amamentação

A amamentação é outra forma muito importante e eficaz de inocular as bactérias necessárias para um microbioma equilibrado. A falta de amamentação com leite materno no primeiro ano de vida desequilibra a concentração de algumas espécies fundamentais que são transferidas pelo leite, como *Lactobacillus*, *Staphylococcus*, *Enterococcus* e *Bifidobacterium*.

As poliaminas, como a histamina, são produzidas nessa fase pelo microbioma e são necessárias em pequena quantidade, porque favorecem o processo de maturação da mucosa e ajudam na correta colonização do intestino.

O leite em lata está associado também a um padrão disbiótico, muito provavelmente pela quantidade e diversidade de probióticos desajustadas à mucosa ainda imatura do bebê.

A composição do leite materno, especialmente em relação à riqueza em oligossacarídeos e colesterol, é fundamental para nutrir a flora intestinal dos bebês. As bactérias intestinais consomem os nutrientes e os transformam em substâncias necessárias para a saúde do bebê.

Os leites em lata apresentam quantidades mínimas ou mesmo inexistentes de colesterol, o que não ajuda da mesma forma que o leite materno na composição do microbioma. Os lipídios assumem um papel importante na modulação do metabolismo do microbioma intestinal e as gorduras afetam a composição do microbioma.

Infelizmente, a maioria dos bebês é alimentada com leites em lata em substituição ao leite materno.

De acordo com os pesquisadores da The Johnson Lab, uma divisão da Nutritional Sciences da Cornell University, em Nova York, e com os resultados das suas experiências em ratos, os esfingolipídios (pertencem ao grupo das gorduras chamado fosfolipídios e formam as membranas das células) têm o potencial de afetar o crescimento de microrganismos intestinais benéficos e são um componente significativo do conteúdo lipídico do leite humano. O estudo revela que os leites em lata formulados não têm o mesmo nível de gordura.

Como saber se a flora do meu bebê está desequilibrada:

- Alergias;
- Eczema e pele atópica;
- Asma e bronquite;
- Distúrbios metabólicos, como excesso de peso e gordura corporal;
- Dores de barriga e cólicas;
- Constipação (obstipação) ou diarreia;
- Fezes não moldadas;
- Baixa imunidade;
- Transtornos psicológicos e emocionais.

O que fazer para melhorar a microbiota do bebê

Cuidados com a mãe:
- Uso de probióticos desde antes da concepção;
- Corrigir a alimentação antes da concepção e durante a gestação;
- Incluir fibra e legumes pelo menos duas vezes ao dia;
- Incluir produtos fermentados;
- Evitar o uso de medicamentos, especialmente antibióticos (apenas quando necessário);
- Reduzir os níveis de estresse;
- Dormir bem;
- Manter o peso e a composição corporal corretos;
- Tentar o parto natural.

Cuidados com o bebê depois de nascer:
- Insistir na amamentação com leite materno;
- Incluir muitos legumes na alimentação do bebê, especialmente até os 5 anos;
- Não alimentar o seu filho com comida fabricada, industrializada, doces e todos os alimentos constantes da lista que apresento no Capítulo 5;
- Os bebês nascidos por cesariana devem ser desde cedo suplementados com probióticos;
- Deixar o seu filho entrar em contato com a natureza, brincar na rua e sujar-se muito com tudo o que o meio ambiente nos dá.

Nos primeiros 1.000 dias de vida

Até os 3 anos completos, a nutrição, o ambiente onde o bebê vive, como nasceu e os medicamentos que tomou desempenham um papel essencial para fortalecer e estruturar as bases de sua saúde ao longo da vida. Estudos mostram que o uso repetido de antibióticos na janela dos 1.000 dias, que inclui também a fase de gestação, afeta a microbiota intestinal das crianças e pode torná-las mais predispostas a condições como alergias, asma, obesidade ou até diabetes tipo 2.

Os primeiros 1.000 dias oferecem uma fantástica janela de oportunidade para regular a microbiota por meio da adoção de medidas nutricionais corretas, como uso de probióticos e prebióticos, para promover um desenvolvimento mais saudável.

> **VOCÊ SABIA QUE...**
> O aumento de *Escherichia*, *Klebsiella*, *Serratia*, *Vibrio*, *Yersinia* e *Pseudomonas* está mais presente nas fezes de bebês com cólicas?

Dos 3 aos 5 anos

A microbiota dos adultos está consolidada até os 5 anos. Alimentar de modo adequado a criança e reduzir os antibióticos e outros medicamentos, usando-os apenas quando estritamente necessário, é o melhor seguro de saúde que você pode oferecer ao seu filho.

Ao longo da vida

O microbioma humano vai sendo formado ao longo da vida através da alimentação, do contato com microrganismos e do ambiente onde se vive. Em contrapartida, fica mais empobrecido à medida que envelhecemos e a exposição aos diferentes tipos de agressores se acumula. Mas uma coisa é certa: o microbioma é supersensível às alterações exteriores a que estamos sujeitos e ao ambiente interno do nosso corpo. Pequenas melhorias na alimentação e no estilo de vida podem contribuir rapidamente para o restabelecimento e para o equilíbrio desejado das bactérias e microrganismos que vivem conosco.

Envelhecimento do microbioma

A relação entre a qualidade da microbiota intestinal e a expectativa de vida e proteção contra doenças é alvo de muitos estudos. A flora intestinal deteriora-se com o tempo em todas as pessoas. Trata-se também de um dos fenômenos fisiológicos que ocorrem no processo de envelhecimento. Quanto mais velhos ficamos, de menos bactérias dispomos, porque elas também envelhecem e vão perdendo atividade e especificidade. Esse envelhecimento da microbiota provoca desequilíbrios, que devem ser compensados através da colonização dos diversos nichos bacterianos, implementando as várias medidas descritas neste livro, em especial a administração de probióticos.

1.3 Onde vivem essas bactérias?

Como já vimos, cada superfície corporal contém uma quantidade enorme de microrganismos, estimada em cerca de 1 a 2,5 kg deles por pessoa. Mas sua distribuição não é igual em todas as áreas do corpo. Cada microbioma é específico, podendo variar com a alteração dos fatores que o determinam; por exemplo, o microbioma da nasofaringe em crianças é sazonal e o microbioma do trato vaginal varia ao longo do ciclo menstrual.

1.3.1 Sistema digestivo

As características do sistema digestivo determinam o sobre ou subcrescimento de determinadas cepas de bactérias comensais. Muitos são os fatores que desregulam o equilíbrio das várias espécies de bactérias e outros microrganismos que habitam nosso corpo e fazem dele o que realmente é.

O ambiente de todo o sistema digestório determina a manutenção ou não da homeostasia simbiótica, equilíbrio sem dúvida determinante para o bem-estar de cada indivíduo. É de extrema importância a manutenção de todo esse ecossistema, como veremos ao longo deste livro. Muitas vezes não pensamos ou não temos consciência de que o nosso aparelho digestivo constitui a principal barreira entre o nosso corpo e o mundo lá fora. Mas é assim! As centenas de metros quadrados de mucosa desde a boca até o ânus separam um mundo interior do ambiente, muitas vezes hostil, onde vivemos.

CONCEITO
Cepas: grupo de seres vivos ou de organismos da mesma espécie.

A boca e os dentes
Além de intervir nos processos mastigatórios e sensoriais como o paladar e a percepção da textura dos alimentos, a boca é uma das principais portas de entrada para o nosso mundo interno. É nela que encontramos uma enorme quantidade de bactérias, protozoários e

leveduras com uma complexa interação entre si. Os mais comuns são os *Streptococcus*.

A cavidade oral, os dentes, o pH e o microbioma oral são aspectos determinantes na saúde global.

O microbioma comensal em condições externas pode ser perturbado, com microrganismos produzindo ácido capaz de provocar desmineralização dos tecidos (esmalte e dentina) e conduzindo ao aparecimento de cáries e outras doenças bucais, como gengivite e periodontite; aspectos imunológicos podem decorrer de alterações do microbioma oral, muitas vezes também causadas por dieta, estresse ou má higiene. Essa relação é recíproca, porque algumas espécies bacterianas associadas a doenças bucais vão alterar o microbioma oral e seguramente impactar a saúde sistêmica.

A doença periodontal, apesar de ser tão frequente e infelizmente ter um tratamento limitado e pouco eficaz, é uma disbiose oral, ou seja, uma alteração da microbiota da cavidade oral.

Na boca existem 20 g de microrganismos, cerca de 10^{10} bactérias, divididas por cerca de setecentas espécies bacterianas diferentes, em que o *Streptococcus*, a *Prevotella melaninogenica* e a *Neisseria* assumem maior protagonismo.

> **VOCÊ SABIA QUE...**
> Um beijo na boca de 10 segundos pode transferir cerca de oitenta milhões de bactérias, segundo um estudo feito com vinte e um casais homo e heterossexuais, e cujos resultados foram publicados na conceituada revista *Microbiome*.

Não resisto em contar a história de Maria, que chegou à consulta com 33 anos e duas ablações cardíacas. Apesar desse procedimento cirúrgico, as taquicardias e arritmias insistiam em continuar, ainda que esporadicamente, e ela tomava medicamentos para controlar as arritmias. Maria era extremamente ansiosa e dizia que, mesmo já tendo recorrido a todas as técnicas de relaxamento, não conseguia controlar suas crises. Quando começamos a ajudá-la, obviamente, o intestino foi a nossa prioridade. Sim, o intestino! Ele controla todas as nossas emoções e alterações no microbioma ou na mucosa intestinal, podendo ser responsável pela maioria dos sintomas emocionais. Depois de ter criado um ambiente propício, corrigindo-o e introduzido as devidas alterações alimentares, Maria chegou com mais vitalidade, energia e bem mais equilibrada. Ficamos muito contentes e pedi a ela que retornasse depois de 6 meses. Mas, para nosso espanto, Maria entrou em contato 1 mês depois. Apesar de estar melhor, física e emocionalmente, as taquicardias e algumas arritmias ainda aconteciam, o que a deixava muito ansiosa. O médico aumentou a medicação. Pensamos em rever a boca, em uma consulta de medicina dentária integrativa. A equipe de medicina dentária identificou duas NICO, abreviação de "neuralgia induzida por cavitação osteonecrótica", na região dos dentes do siso, que teriam sido extraídos alguns anos antes. Podem existir áreas no osso com inflamação crônica silenciosa. Essas osteólises na mandíbula representam em muitas pessoas um campo de interferência (campos neurofocais) que podem ser neuromoduladores e influenciar a parte neurológica. Normalmente, essas cavitações são resultado de extrações anteriores de dentes, sobretudo os do siso, mal cicatrizadas e que podem causar vários tipos de sintomas pela liberação crônica de diversos mediadores de inflamação, como fator de necrose tumoral alfa (TNF-α) e interleucina-1 (IL-1). A medicina dentária biológica e as várias escolas de *biodentistry* no mundo associam essas NICO a vários sintomas e problemas neurológicos (FDOK/NICO, neuralgia induzida por cavitação osteonecrótica) ou articulares, particularmente frequentes, e também a alguns estímulos cardíacos indesejados. A vida de Maria simplesmente mudou após a intervenção nas duas NICO que apresentava na zona dos sisos.

A NOSSA SAÚDE COMEÇA PELA BOCA

Podem existir focos que interfiram na saúde:
- Desvitalizações problemáticas;
- Materiais tóxicos;
- Amálgamas;
- Implantes;
- NICO;
- Alterações na ATM (articulação temporomandibular);
- Disbiose oral (microbioma próprio);
- Relação com órgãos;
- pH específico;
- Dentes e mastigação;
- Acumulação de microrganismos patogênicos;
- Bruxismo.

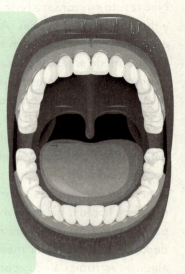

A boca, assim como a pele, é a primeira barreira entre o exterior e o nosso corpo. Não se esqueça de que durante 24 horas por dia, 365 dias por ano, durante toda a nossa vida, a boca está constantemente recebendo coisas do exterior, absorvendo-as e as enviando para o interior do nosso corpo: desde o ar que respiramos até a comida que ingerimos e tudo aquilo contido em nossas mãos sujas quando as colocamos na boca. E, se levarmos em conta o elevado poder de absorção das mucosas da cavidade oral e da região sublingual, então teremos o "coquetel perfeito". Além disso, os dentes são um sistema vivo composto por vasos sanguíneos e terminações nervosas que se comunicam diretamente com a mesma rede de vasos e nervos do corpo. Dessa forma, não é estranho pensar que as doenças orais possam influenciar a saúde geral.

Segundo as medicinas orientais milenares baseadas em meridianos, cada dente está relacionado com um órgão específico do nosso corpo através de meridianos (canais que transportam energia e interligam todo o corpo). Assim, ao tratarmos um dente estamos contribuindo também para uma melhor saúde do órgão correspondente. Por exemplo, os incisivos superiores e inferiores estão relacionados com o rim e a bexiga; os caninos, com o fígado; os pré-molares e molares, com o pulmão, o intestino grosso, a tireoide, a mama, o estômago, o baço e o pâncreas, de acordo com o esquema representado na figura a seguir.

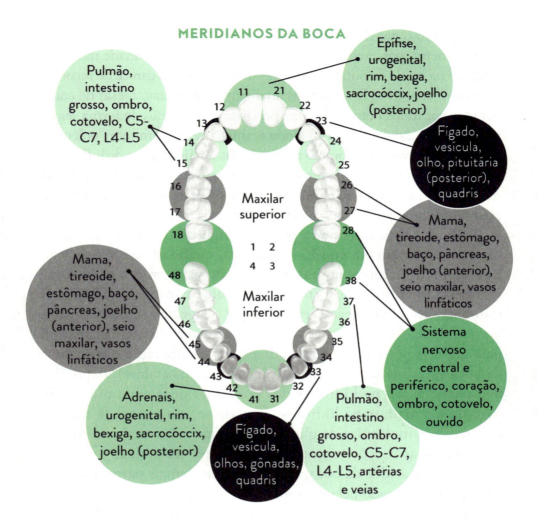

É frequente encontrarmos pessoas com problemas recorrentes sempre no mesmo dente, que se arrastam ao longo de anos. Na maior parte das vezes já recorreram a vários tratamentos e acabaram até mesmo por extraí-lo. Nesses casos, devemos suspeitar se existe alguma disfunção em alguns dos órgãos correspondentes e idealmente trabalhar sempre de forma articulada com as outras áreas da medicina. Como quase tudo no nosso corpo, a relação é bidirecional, ou seja, um problema em um dente pode afetar os órgãos correspondentes e, por sua vez, alterações crônicas em órgãos podem ser prejudiciais também para o dente relacionado.

Enquanto o papel da doença periodontal nas doenças cardiovasculares e diabetes, por exemplo, já é bem aceito pela comunidade médica, o impacto na saúde de outras patologias dentárias ainda carece de reconhecimento e consenso. É o caso das amálgamas dentárias, apesar de consideradas por todos potencialmente perigosas e sabermos de forma segura que há liberação de mercúrio, ainda é, infelizmente, um tema polêmico. Mais à frente, veremos como o mercúrio das amálgamas pode influenciar negativamente o nosso microbioma e, por sua vez, como este é capaz de determinar a absorção ou eliminação desses metais pesados, justificando assim que algumas pessoas se intoxiquem mais do que outras.[1]

Na boca se dá a primeira parte da digestão e é vital que todos os fatores estejam em equilíbrio: dentes, qualidade de mastigação, língua, pH, microbioma oral, ausência de patógenos e carga enzimática. Somente dessa forma os alimentos conseguem chegar ao estômago no estado necessário para que a digestão se processe com normalidade. Os dentes permitem a mastigação bilateral alternada para que seja possível o início da digestão pela liberação das enzimas da boca (ptialina ou amilase salivar, maltase e catalase). A ptialina tem participação na hidrólise dos polissacarídeos em amido e glicogênio e a maltase na hidrólise da maltose, em glicose (a maltose origina duas moléculas de glicose). Para que essas enzimas possam exercer as suas funções digestivas, o pH deve ser o ideal.

O nível de acidez da boca, tal como o das demais partes do nosso corpo, é determinado pela microbiota e, especialmente, pela existência de bactérias, fungos ou outros microrganismos patogênicos. As candidíases orais são muitas vezes silenciosas e, também, muito desvalorizadas e subdiagnosticadas, apesar de provocarem infecções comuns e de causarem estados complicados de disbiose oral que depois influenciam todo o nosso sistema digestivo e, por consequência, a nossa saúde geral.

Se você tem problemas de saúde, trate o seu aparelho digestivo, a começar pela boca.

---

1 Segundo a Agência de Vigilância Sanitária (Anvisa), o uso de mercúrio para liga de amálgama na forma não encapsulada é proibido no Brasil desde 1º de janeiro de 2019.

O que fazer para manter a saúde bucal:
- Higiene oral frequente e de preferência com ozonioterapia;
- Identificar focos interferentes (dentes que podem condicionar a saúde de órgãos);
- Usar creme dental ozonizado;
- Eliminar creme dental com alumínio e flúor em excesso;
- Utilizar suplementos com probióticos específicos da microbiota oral;
- Não comer entre as refeições;
- Não comer produtos que contenham açúcar ou adoçantes;
- Introduzir alimentos fermentados;
- Gerir convenientemente o estresse e o equilíbrio emocional;
- Visitar um dentista biológico e integrativo.

Estômago

É no estômago que se inicia o processo de digestão proteica e se forma o quimo que passa para o intestino delgado. Algumas vitaminas e o ferro necessitam desse processo e especialmente do pH ácido do estômago para serem transformados e absorvidos. Além da função digestiva, o estômago constitui uma linha de defesa importante tendo em consideração seu pH ácido, que permite que, por um lado, os processos digestivos se efetuem e, por outro, que não cheguem patógenos ao nosso intestino. Essa região do nosso corpo é uma verdadeira barreira de proteção desde que o pH seja o correto. No estômago, são produzidos os sucos gástricos, a pepsina e o ácido clorídrico (HCl), que mantém o pH entre 1 e 2.

As bactérias não colonizam o estômago em grandes quantidades, devido ao baixo pH e ao trânsito rápido de alimentos nesse órgão. Mas, mesmo assim, e contra aquilo que se julgava muito recentemente, no estômago de um adulto saudável pode haver 10^3 bactérias por mililitro de conteúdo gástrico, ou seja, cerca de 10^2 a 10^3, e já há vinte e cinco bactérias identificadas. Os principais habitantes são os *Lactobacillus*, os *Enterococcus* e as *Helicobacter*. A maior consequência da disbiose nesse meio é, sem dúvida, a proliferação da *Helicobacter pylori*, bactéria que, apesar de conviver conosco, pode, em determinadas circunstâncias, se tornar patogênica, estando correlacionada com o câncer gástrico.

Agora leia com atenção o que quero dizer sobre o seu estômago. Esse tema suscita sempre muitas dúvidas e, infelizmente, a maioria das pessoas acredita que o estômago ácido é prejudicial, recorrendo muitas vezes a comprimidos que inibem a produção de ácido estomacal. Sabia que esses comprimidos, conhecidos como inibidores da bomba de prótons (IBP), contribuem de forma inequívoca para se instalar alguma doença, fruto dos desequilíbrios que provocam?

Antes de explicar o porquê, precisamos relembrar que o estômago tem a função de armazenar o alimento logo após a refeição, fazer a mistura com as secreções gástricas e enviar o alimento digerido para o intestino. Em quase toda a parede do estômago existem glândulas gástricas que produzem suco gástrico. A principal enzima do suco gástrico é a pepsina, que só é ativa em meio ácido (pH entre 1 e 2) – para que o processo digestivo se processe com normalidade, o estômago precisa inevitavelmente estar ácido. A secreção de ácido clorídrico pelas células parietais do estômago é regulada pelos hormônios gastrina e enterogastrona (hormônios secretados no duodeno e que estimulam o esvaziamento gástrico). O estômago tem uma microbiota própria adaptada a todas essas condições. Assim, o pH do estômago deve ser ácido, não só para ativar as enzimas gástricas, como também para manter o microbioma intestinal equilibrado e não haver comprometimento da digestão, na absorção especialmente de ferro e de vitaminas do complexo B e aumento excessivo de bactérias potencialmente patogênicas. Se o contexto gástrico não mantiver as condições ideais, a digestão pode não ser completa e os alimentos chegam ao intestino mal digeridos, originando desequilíbrios e problemas intestinais.

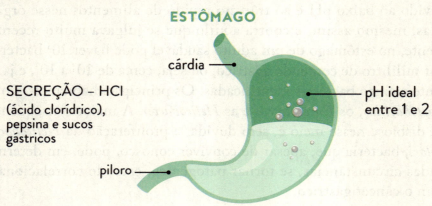

ESTÔMAGO

cárdia

SECREÇÃO – HCl
(ácido clorídrico), pepsina e sucos gástricos

pH ideal entre 1 e 2

piloro

Esclarecendo a confusão da acidez do estômago:
Como vimos, o estômago deve estar ácido. Se a mucosa e o microbioma do estômago e as enzimas precisam de ácido, por que prescrever medicamentos que inibam a produção dele? Para deixar de sentir refluxo?
Os medicamentos que tomamos para alcalinizar o estômago têm muitas implicações negativas. Trata-se de substâncias perigosas e que, ao fim de alguns anos de uso, podem resultar em problemas graves, provocando alterações degenerativas do estômago e do aparelho digestivo.
Quando o estômago dói, a maioria das pessoas toma medicamentos inibidores da produção de ácido, à venda sem receita médica e em qualquer farmácia, sem nenhum tipo de controle.
O esfíncter que separa o esôfago do estômago (cárdia) é ácido-dependente, ou seja, funciona com pH ácido do estômago, e é isso que o mantém fechado. Se o pH do estômago não está suficientemente ácido, há refluxo porque a válvula não mantém a sua função.
Na maioria das vezes, exceto em situações de hérnia do hiato ou esôfago de Barrett, se acidificarmos o estômago e corrigirmos a alimentação, a cárdia se tornará competente e o refluxo desaparecerá.
O que interessa afinal é acidificar o estômago, característica que vamos perdendo com a idade e com os fatores agressores a que estamos expostos no ambiente onde vivemos.
Os produtos inibidores da bomba de prótons (p. ex., omeprazol, pantoprazol, esomeprazol e outros) aumentam o pH do estômago (alcalinizam) e, mesmo que em uma primeira fase sintamos alívio, essa é uma situação enganadora e perigosa. O alívio deve-se ao fato de o conteúdo do estômago ficar alcalino e, em contato com o esôfago (pH cerca de 7), não precipitar sensação de ardor e/ou queimação.
Um estudo com 152 pacientes demonstrou que a administração desses medicamentos durante 3 meses inibe a digestão das proteínas alimentares, favorecendo o surgimento de alergias alimentares em mais de um em dez pacientes. Vários trabalhos associam o aumento da incidência do câncer de estômago com o uso crônico de medicamentos para aliviar a sensação de acidez. As digestões incompletas também vão comprometer o bom funcionamento do intestino. A grande maioria das pessoas que sentem acidez gástrica não tem efetivamente estômago ácido. Pelo contrário, o ácido é insuficiente e, portanto, o pH sobe, atingindo muitas vezes valores entre 3,5 e 4. A alteração desse pH do estômago, menos ácido, altera não só a digestão das proteínas como também o microbioma gástrico, permitindo que alguns microrganismos estranhos a esse nicho se desenvolvam.

Como saber se o pH do estômago precisa ser acidificado? Fique atento a alguns sinais:

– Refluxo gastresofágico;
– Má digestão e sensação de ar no estômago;
– Inchaço abdominal;
– Alteração da permeabilidade intestinal;
– Pior cheiro das fezes;
– Proliferação da bactéria *Helicobacter pylori*, que se multiplica preferencialmente em ambientes menos ácidos;
– Níveis séricos baixos das vitaminas do grupo B, especialmente a B_{12}, por falta de fator intrínseco, cuja produção é diminuída em meios menos ácidos;
– Níveis baixos de alguns minerais, como ferro, zinco, cálcio, selênio e magnésio;
– Má absorção de alguns medicamentos que necessitam de pH ácido para serem decompostos;
– Alergias persistentes.

Intestino

É a maior superfície de comunicação entre o interior e o exterior, mede aproximadamente de 8 a 10 m e, se o esticarmos com todas as suas pregas, tem uma área maior do que uma quadra de tênis, cerca de 250 m^2.

O intestino recebe os alimentos parcialmente digeridos (quimo) e a sua função é prepará-los para que os nutrientes sejam absorvidos e transferidos para o sangue. Os alimentos já parcialmente decompostos sofrem ainda a ação de enzimas segregadas pelo pâncreas e pelo fígado, de modo a concluir a digestão de proteínas, hidratos de carbono e gorduras.

O intestino delgado divide-se em três partes fundamentais, e é aqui que ocorre a maior parte da digestão e da absorção dos nutrientes:

– Duodeno: tende a ser ácido e apresenta trânsito rápido; além disso, recebe secreções pancreáticas e bile, que criam um ambiente adverso para os microrganismos. Predominam os *Lactobacillus* e os *Streptococcus*;
– Jejuno e íleo: nessa parte do intestino há um aumento gradual no número e na diversidade das bactérias presentes.

CURIOSIDADES SOBRE O INTESTINO

Tem sistema nervoso próprio e mais células nervosas que o cérebro.

Temos mais de mil espécies diferentes de microrganismos intestinais.

A superfície do intestino é equivalente a meio campo de badmínton, cerca de 250 m².

Tem mais de cem milhões de células nervosas.

O intestino delgado mede entre 6 e 9 m e o intestino grosso cerca de 1,5 m.

Tem trinta tipos de neurotransmissores.

Reúne 80% do sistema imunológico.

Mais de mil espécies e 35 mil estirpes diferentes.

Órgão com importante função de desintoxicação do organismo.

A serotonina encontra-se em sua maior parte no trato intestinal.

Absorção de nutrientes.

Produção de substâncias (órgão endócrino).

O cólon é a parte do corpo mais colonizada por bactérias comensais.

É um dos órgãos com mais especialidades.

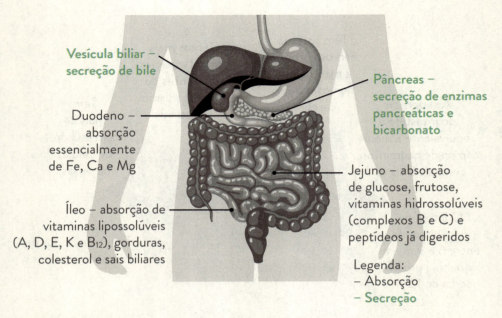

Intestino grosso

O cólon corresponde à última parte do intestino, ao qual se seguem o reto e o ânus.

A fibra, o nutriente principal a chegar a essa porção do intestino, fica durante algumas horas nele, sendo o objetivo um maior contato com as bactérias intestinais que fermentam essas fibras não absorvidas. Esses processos de fermentação contribuem para o equilíbrio do microbioma. É essa fibra que chega ao cólon que alimenta as bactérias lá residentes.

O cólon contém a maior parte dos microrganismos gastrintestinais, com cerca de mil organismos por mililitro, o que corresponde a 10^{14}. Podem ser identificadas cerca de mil bactérias diferentes, sendo as principais os *Firmicutes* e os *Bacteroidetes*.

Diversas microbiotas também correspondem às diferentes partes do cólon. A flora do cólon ascendente tem características diferentes, a que chamamos flora de fermentação, e na zona do cólon descendente encontramos uma flora reguladora e proteolítica.

Alterações intestinais do lado direito ou do lado esquerdo do abdome significam situações distintas. Se a dor começa ou incide mais sobre o lado esquerdo do seu intestino, é porque há putrefação e provavelmente não está digerindo bem a proteína da carne e do peixe. Se, por sua vez, o desconforto acontece mais do lado direito, há fermentação e então se deve verificar quais legumes, frutas e vegetais estão causando essa fermentação. Esse tipo de informação também ajuda na identificação dos déficits da sua flora intestinal. Agora você já sabe!

> **VOCÊ SABIA QUE...**
> A absorção do colesterol depende também do equilíbrio descrito, motivo pelo qual níveis altos de colesterol indicam má alimentação e um microbioma pobre qualitativa e quantitativamente. A solução pode não ser apenas reduzir o colesterol, mas também corrigir os fatores que conduzem a um aumento dos seus valores. Hoje está muito claro que o colesterol alto é um marcador de desequilíbrio metabólico.

As bactérias que residem no intestino grosso, responsável pela formação das fezes, assumem também uma função importante na produção de algumas vitaminas, como a K e a B$_6$. Os nutrientes absorvidos nessa parte do intestino são principalmente água, sódio, potássio e vitaminas produzidas pelas bactérias.

As fibras presentes na dieta são importantes para a formação das fezes e ajudam na passagem do bolo fecal através do intestino, sendo também fonte de alimento para a flora intestinal.

INTESTINO GROSSO

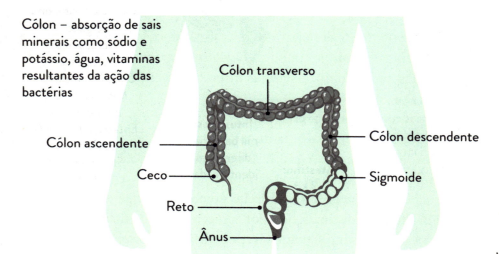

A maioria das doenças está associada a uma alteração da permeabilidade intestinal e/ou disbiose, alteração da nossa flora intestinal. Veremos todas essas situações no próximo capítulo, quando ensinarei a identificá-las e o que fazer para revertê-las.

Há muitos fatores que devem ser mantidos para termos saúde intestinal, por exemplo, o epitélio (mucosa), a camada de muco, mas o fator principal que mantém a homeostase intestinal é, sem dúvida, a microbiota.

AS ESPÉCIES MAIS REPRESENTATIVAS DA MICROBIOTA GASTRINTESTINAL

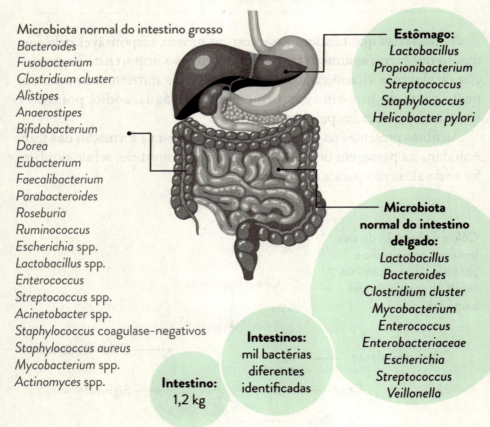

Microbiota normal do intestino grosso
Bacteroides
Fusobacterium
Clostridium cluster
Alistipes
Anaerostipes
Bifidobacterium
Dorea
Eubacterium
Faecalibacterium
Parabacteroides
Roseburia
Ruminococcus
Escherichia spp.
Lactobacillus spp.
Enterococcus
Streptococcus spp.
Acinetobacter spp.
Staphylococcus coagulase-negativos
Staphylococcus aureus
Mycobacterium spp.
Actinomyces spp.

Estômago:
Lactobacillus
Propionibacterium
Streptococcus
Staphylococcus
Helicobacter pylori

Microbiota normal do intestino delgado:
Lactobacillus
Bacteroides
Clostridium cluster
Mycobacterium
Enterococcus
Enterobacteriaceae
Escherichia
Streptococcus
Veillonella

Intestino: 1,2 kg

Intestinos: mil bactérias diferentes identificadas

Papéis fundamentais do intestino:
- Absorção de nutrientes;
- Produção de substâncias (neurotransmissores, vitaminas);
- Defesa imunológica;
- Equilíbrio emocional;
- Desintoxicação (o intestino é responsável por cerca de 20% da nossa desintoxicação);
- Participação na digestão de nutrientes, como a hidrólise de lípidos não absorvidos.

I.3.2 Trato respiratório

Há uma correlação direta entre disbiose e doenças do trato respiratório. No sistema respiratório, existem mais de 700 bactérias identificadas, cujo equilíbrio mantém a homeostasia nessa área e evita doenças. É evidente que o conhecimento e a possibilidade de intervenção da microbiota do trato respiratório abrem também nesse nicho anatômico novas perspectivas para a prevenção e o tratamento das doenças do aparelho respiratório.

I.3.3 Órgãos urogenitais

O microbioma varia ao longo da vida, dependendo da idade. Durante a puberdade, o início da menstruação, a maternidade, a menopausa e mesmo ao longo de cada ciclo menstrual, o microbioma é diferente. O pH também é responsável por mudanças nesse microbioma, cuja desregulação ocasiona infecções de repetição, por exemplo, vaginoses e a candidíase.

Os *Lactobacillus* constituem aproximadamente 70% das bactérias residentes nos órgãos genitais femininos (vagina, útero, tubas uterinas – ovidutos – e ovários). As espécies mais frequentemente isoladas são o *Lactobacillus crispatus*, o *Lactobacillus rhamnosus*, o *Lactobacillus gasseri*, o *Lactobacillus jensenii*, o *Lactobacillus iners* e o *Lactobacillus paracasei*.

Os bacilos de Doderlein, também chamados de *Lactobacillus*, são bactérias que fazem parte da microbiota normal da vagina e são responsáveis por proteger a região íntima da mulher e evitar a proliferação de microrganismos que podem causar doenças quando em excesso, como é o caso da *Candida* sp. e da *Gardnerella* sp.

No capítulo que dedico à suplementação, explico exatamente quais probióticos fortalecem a sua microbiota urogenital.

Bexiga

Como todas as microbiotas, a que existe na bexiga da mulher é extremamente sensível e vai se perdendo com fatores como idade, alterações hormonais, menopausa, antibióticos, alimentação, relações sexuais e alterações do sistema imune.

Quando a flora residente sofre algum tipo de perturbação, pode permitir o desenvolvimento de algumas bactérias existentes nesse nicho e que supostamente teriam o seu crescimento controlado pela flora comensal equilibrada. Essa situação favorece o crescimento anormal de fungos e bactérias patogênicas, levando ao surgimento de infecção.

Alterações do pH permitem a proliferação de determinadas bactérias, sobretudo as potencialmente patogênicas, como a *E. coli* na bexiga. Na menopausa ou em determinado período do ciclo menstrual, é mais frequente aparecerem infecções urinárias, devido à baixa concentração de estradiol.

Se você sofre de infecções urinárias de repetição, tem de corrigir o microbioma da bexiga usando alguns probióticos, principalmente o *Lactobacillus paracasei*.

Sou Maria, tenho 44 anos e há mais de 5 anos sofro de infecções urinárias de repetição. Por aconselhamento de uma amiga, marquei consulta com a equipe da dra. Alexandra e não quis acreditar quando me disseram que tinha de limpar o intestino e alterar a alimentação para resolver o meu problema das infecções urinárias. Não entendi o que o intestino tinha a ver com a bexiga!

Como o meu intestino também não funcionava bem, fiz o que me propuseram, porque pelo menos tentava melhorar os desconfortos intestinais recorrentes.

O que é certo é que, desde que me submeti ao programa, alterei os meus hábitos e corrigi as bactérias benéficas, nunca mais tive nenhuma infecção urinária. Explicaram-me que era necessário corrigir as bactérias do intestino, da bexiga e da região genital e alterar o ambiente, tornando-o adverso à proliferação das bactérias prejudiciais.

1.3.4 A pele

Residem na pele cerca de dez a doze bactérias, sendo o *Staphylococcus* e o *Corynebacterium* os protagonistas dentre as mais de mil bactérias diferentes. Desequilíbrios e doenças da pele devem ser entendidos como uma enorme desregulação imunológica; por esse motivo, precisam ser tratados no intestino, o órgão com maior poder sobre o sistema imunológico. Dermatites, eczemas, pele atópica e alergias, tudo tem a ver com a disbiose.

Em conclusão, as alterações dos vários microbiomas originam doenças muito frequentes e que normalmente são tratadas apenas levando-se em conta o sintoma e/ou o patógeno, caso seja detectado. Até bem pouco tempo atrás, não se considerava que o desequilíbrio dessas microbiotas poderia ser a causa das doenças, por isso não se estudava e corrigia o respectivo microbioma ou se trabalhavam os fatores agressivos.

> **VOCÊ SABIA QUE...**
> Estudos demonstram uma redução de *Akkermansia* e um aumento de *Enterococcus* e de *Bacteroides* em pacientes com psoríase.

DIVERSIDADE DA MICROBIOTA HUMANA "O GRANDE ÓRGÃO"

Microbiota normal dos olhos
Staphylococcus coagulase-negativos
Haemophilus spp.
Staphylococcus aureus
Streptococcus spp.
Diphtheroids
Propionibacterium

Microbiota normal da boca e orofaringe e nasofaringe
Lactobacillus
Staphylococcus coagulase-negativos
Veillonella spp.
Fusobacterium spp.
Treponema spp.
Porphyromonas spp.
Prevotella spp.
Neisseria spp.
Branhamella catarrhalis
Streptococcus pneumoniae
Streptococcus
Streptococcus beta-hemolítico (não do grupo A)
Candida spp.
Haemophilus spp.
Mycoplasma
Actinomyces spp.

Microbiota normal da uretra
Staphylococcus coagulase-negativos
Lactobacillus
Diphtheroids
Streptococcus
Staphylococcus
Mycobacterium spp.
Bacteroides spp.
Fusobacterium spp.
Peptostreptococcus spp.

Boca, faringe e sistema respiratório: mais de setecentas bactérias diferentes identificadas

Trato urogenital: sessenta bactérias diferentes identificadas. **Vagina:** 20 g de microrganismos

Microbiota normal do nariz e trato respiratório superior
Staphylococcus coagulase-negativos
Streptococcus viridans
Staphylococcus
Neisseria spp.
Haemophilus spp.
Streptococcus
Corynebacterium

Nariz: 10 g de microrganismos

Microbiota normal da orelha interna
Staphylococcus coagulase-negativos
Diphtheroids
Pseudomonas

Microbiota normal da vagina
Lactobacillus spp.
Peptostreptococcus spp.
Diphtheroids
Streptococcus spp.
Clostridium spp.
Bacteroides spp.
Candida spp.
Gardnerella vaginalis

Pele: mil bactérias diferentes identificadas; 200 g de microrganismos

Microbiota normal da pele
Staphylococcus coagulase-negativos
Diphtheroids (incluindo *Propionibacterium acnes*)
Staphylococcus aureus
Streptococcus spp.
Bacillus spp.
Malassezia furfur
Candida spp.
Mycobacterium spp. (ocasionalmente)

1.4 A importância das mucosas

Os epitélios e as mucosas são bons exemplos de barreiras físicas, cuja principal função é a separação do nosso interior do meio externo. É fácil entender que essas mucosas têm um sistema imunológico de defesa próprio, distinto do sistema imunológico sistêmico, capaz de produzir uma resposta imunológica na presença de antígenos patogênicos.

Além das mucosas, existem outras barreiras que nos permitem ficar a salvos dos agentes externos, como os microrganismos patogênicos e as mais variadas substâncias a que estamos expostos no ambiente onde vivemos.

SISTEMA IMUNOLÓGICO: BARREIRAS

A pele, as mucosas e as membranas completamente funcionais representam uma importante barreira protetora contra patógenos e contaminantes.

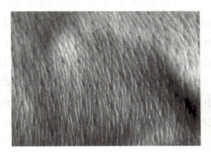
Pele

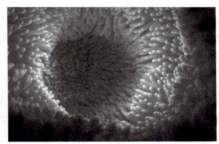
Mucosas

1.4.1 O que nos separa do meio exterior onde vivemos

A primeira linha de defesa que corresponde à resposta inata imunológica está nessas barreiras químicas e físicas. São elas:
– **Fluidos corporais**
Os processos de autolimpeza normais das mucosas, como tosse, saliva, espirros, produção de muco, vômito, diarreia e fluxo urinário, constituem uma linha de defesa bastante eficiente. Esses sintomas incômodos são necessários e fazem parte do processo de autocura do corpo, por isso não os interrompa, pois são mesmo importantes!

– pH – nível de acidez

O pH vai variando de acordo com as diferentes partes do corpo e confere características tão específicas que condiciona a qualidade do microbioma. Contudo, também de forma bidirecional, as diferentes microbiotas equilibradas, bem como os seus metabólitos (substâncias que produzem), são fundamentais para a manutenção dos níveis de acidez corretos nas diversas partes do corpo. O equilíbrio entre essas substâncias produzidas pelas bactérias intestinais determina as características do ambiente, bem como o seu pH.

Enquanto substâncias pró-inflamatórias (como os ácidos graxos de cadeia ramificada, indóis, amoníaco e aminas biogênicas, entre outros) devam existir em quantidades mínimas e controladas, aquelas com efeitos anti-inflamatórios (especialmente os ácidos graxos de cadeia curta [AGCC]), pelo contrário, devem ter uma boa concentração, de forma a manter a inflamação sob controle.

Como veremos, a maioria dos distúrbios gastrintestinais está associada a uma alteração do microbioma e, consequentemente, do pH, e vice-versa. Não se sabe ao certo o que constitui a causa e o efeito, mas muitos fatores estão implicados no desequilíbrio da homeostasia intestinal. Cada conjunto de bactérias tem afinidade para determinados ambientes, sobretudo aqueles mais ou menos ácidos. Se as características do meio se alteram, obviamente a composição do microbioma também e, por consequência, os seus metabólitos serão diferentes, o que contribuirá para a alteração do meio.

Neste livro, vamos entender a causa dos distúrbios gastrintestinais e descobrir como corrigi-los sob a perspectiva do entendimento da causa ou das causas, e não apenas atuar no sintoma.

Para melhor entendimento, analise comigo a imagem a seguir.

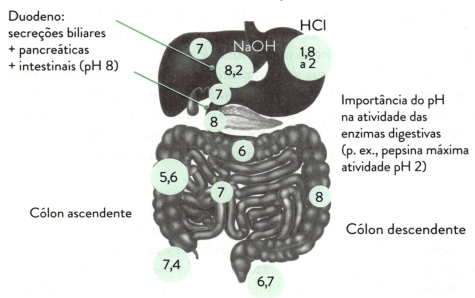

O pH do estômago, como vimos, deve se situar entre 1 e 2, ambiente no qual as enzimas digestivas atuam convenientemente, proporcionando uma digestão correta dos alimentos. Por exemplo, o pH ideal para a pepsina é 2.

O piloro separa o estômago do intestino e, também, duas realidades diferentes em termos de pH. No duodeno (início do intestino delgado), o pH pode chegar a valores já alcalinos, cerca de 8. As secreções biliares, pancreáticas e intestinais elevam assim o pH, permitindo que o microbioma nessa região seja diferente. Se esse pH mudar por qualquer razão, outras bactérias podem vir a ocupar esse espaço, alterando completamente o ambiente. O mesmo acontece com o intestino grosso, que supostamente deveria manter acidez diferente nas distintas partes.

Essas diferenças de pH viabilizam a atuação das enzimas, proporcionando uma digestão adequada dos alimentos, e determinam as diferenças do microbioma nas várias regiões do trato gastrintestinal.

**Tratar as mucosas é fortalecer
o seu sistema imunológico.**

– Mucosas e pele como função de barreira

As mucosas, apesar de estarem fisicamente afastadas, como é o caso do pulmão e do intestino, funcionam de forma interligada e coordenada, constituindo um órgão no seu todo. É por isso que se deve tratar o intestino e todo o sistema gastrintestinal quando se tem asma ou rinite ou mesmo eczema. A mucosa intestinal é a mais importante, não só por sua extensão, como também porque constitui a separação entre o interior e o exterior do nosso corpo. Não podemos nos esquecer de que a boca e o ânus têm contato direto com o ambiente externo.

I.4.2 As mucosas como órgão imunitário

Como já vimos, as nossas mucosas representam a maior área do organismo em contato com o exterior, sendo por isso a primeira linha de defesa, desde as mucosas do intestino, do estômago e dos pulmões até a mucosa urogenital.

Assim, as mucosas desenvolveram mecanismos de defesa, um sistema autônomo e funcionalmente distinto do sistema imune sistêmico. Imagine que o seu corpo é um castelo e que na muralha existem pequenos soldados com potentes binóculos que os ajudam a identificar todas as pessoas que tentam entrar nele, distinguindo os amigos dos inimigos. Esses soldados que nos defendem estão também munidos de armas que eliminam os assaltantes, deixando passar apenas os bem--vindos ao castelo.

> **VOCÊ SABIA QUE...**
> O sistema imune do intestino contém cerca de 80% das reações imunológicas do organismo e reúne a maior concentração de células imunocompetentes do corpo humano.

A saúde das mucosas e a sua integridade asseguram a especificidade das células que a constituem e permitem que as diversas estratégias para defender o corpo de patógenos estejam presentes. As células caliciformes segregam mucinas (glicoproteínas de alto peso molecular), que atuam como uma camada protetora, ajudando na proteção dessas células contra danos exercidos por compostos químicos ingeridos ou a ação mecânica de alimentos ou mesmo contra a ação nefasta de algumas substâncias produzidas internamente.

O intestino delgado tem uma camada espessa e bastante móvel de muco, enquanto o cólon apresenta duas camadas: uma móvel, semelhante à do intestino delgado, e uma segunda camada mais fina, muito mais viscosa e impermeável que a camada mucosa móvel.

Os enterócitos, células intestinais, são unidos por cadeias de proteínas (junções de oclusão) que selam o espaço intracelular e regulam a permeabilidade intestinal.

Embora os microrganismos habitem predominantemente o lúmen do trato gastrintestinal, também estão associados à camada mucosa e podem se aderir às células que revestem determinadas áreas do intestino delgado, caso a camada mucosa esteja comprometida. Aqui, os microrganismos benéficos podem competir com os patógenos.

Outra característica interessante da mucosa do intestino é que algumas células produzem substâncias que ajudam a nos proteger de patógenos. As células de Paneth, localizadas nas criptas do intestino delgado, produzem peptídeos antibacterianos, antifúngicos e antivirais, conhecidos como defensinas, além de enzimas defensoras (como a lisozima) e citocinas que modulam a resposta imunológica.

Como seria de se esperar, uma vez que o intestino reúne 80 a 90% do sistema imune, também estão presentes várias células imunológicas que favorecem a produção de imunoglobulinas e são capazes de distinguir entre bactérias e outros microrganismos bons e ruins.

Caro leitor, desculpe-me por essa descrição mais técnica sobre as mucosas do nosso corpo, mas ela é essencial para compreender a sua importância em nossa saúde, uma vez que exercem um papel fundamental na defesa de patógenos e na tolerância do sistema imunológico, cujas alterações estão associadas a doenças: autoimunes, alérgicas, vários tipos de câncer e mesmo metabólicas (obesidade, síndrome metabólica, doenças cardiovasculares, diabetes, entre outras).

Como veremos ao longo deste livro, a principal causa de doenças está relacionada com desequilíbrios entre os vários "bichos" que vivem dentro de nós. O crescimento abundante deles é favorecido por alterações no ambiente, nas barreiras, nas mucosas e em suas funções, no microbioma e na resposta imunológica. Essas alterações inibem ou destroem colônias de bactérias comensais relacionadas com a defesa e a manutenção da saúde e também têm como função proteger e interromper a multiplicação de "bichos" indesejados.

> ## CONCEITO
> **Defensinas**: são pequenas proteínas produzidas por células intestinais e ativas contra bactérias, fungos e vírus envelopados. Quando não há combate aos patógenos intestinais, estes conseguem penetrar na circulação sanguínea, migrando pelo corpo, até atingirem várias partes dele.

Tecido linfoide associado à mucosa

Além da mucosa intestinal, todas as outras mucosas do nosso corpo são providas de tecidos linfoides e se comunicam entre si. Na figura a seguir, percebe-se a quantidade de tecido linfoide imunológico existente em todas as mucosas com capacidade de defesa e proteção.

Assim, as células do sistema imunológico são encontradas associadas às superfícies das mucosas dos sistemas respiratório, gastrintestinal e urogenital e são chamadas de tecido linfoide associado à mucosa (MALT, do inglês, *mucosa-associated lymphoid tissue*). Além do MALT, pode-se encontrar na lâmina própria das superfícies mucosas um tecido linfoide difuso, constituído por células imunes amplamente distribuídas. Especificamente na mucosa do trato intestinal encontra-se o sistema GALT (do inglês, *gut-associated lymphoid tissue*/tecido linfoide associado ao intestino), com 400 a 600 m² de mucosa gastrintestinal constituída por tecido linfoide denso, representado por folículos linfoides isolados no intestino grosso ou formando agregados como nas placas de Peyer no íleo.

O tecido linfoide é o que determina a resposta imunológica e a tolerância do sistema imune no sentido de distinguir todas as substâncias que existem no lúmen intestinal e saber se devem ser absorvidas ou, pelo contrário, retidas e eliminadas nas fezes.

O sistema imune das várias mucosas, como ilustra a figura, é capaz de reconhecer antígenos estranhos e prejudiciais ao organismo e atacá-los e simultaneamente identificar antígenos próprios e estranhos ao corpo, mas não prejudiciais, e, por isso, tolerá-los. Essa é uma das funções principais das mucosas, a que chamamos de tolerância imunológica, cuja desregulação resulta em doenças autoimunes, alergias ou vários tipos de câncer.

Depois da mucosa do intestino, que é a maior, logo vêm a mucosa da árvore brônquica, com 140 m², a urogenital, com 10 m², e a da pele, com 2 m².

ÓRGÃOS LINFOIDES

Órgãos linfoides primários e secundários
Onde se dão a formação e maturação de células imunes e início da resposta imune

EALT – tecido linfoide associado ao olho

NALT – tecido linfoide associado ao nariz

Adenoides

Amígdalas

Gânglios linfáticos secundários

Timo

BALT – tecido linfoide associado aos brônquios

Baço

Placas de Peyer

GALT – tecido linfoide associado ao intestino

Apêndice

MALT – tecido linfoide associado à mucosa

Medula

SALT – tecido linfoide associado à mucosa da pele

VALT – tecido linfoide associado à mucosa vulvovaginal

**Para mantermos a saúde das mucosas,
é fundamental que a composição do microbioma
seja a mais correta e equilibrada possível,
pois manter a eubiose (o equilíbrio das microbiotas)
é essencial para o nosso bem-estar.**

1.5 Os genes das bactérias

Já sabemos que temos mais bactérias do que células e, por isso, mais material genético das bactérias do que dos nossos genes. Afinal, não são só os nossos genes que codificam quem somos, mas também os das bactérias que vivem dentro de nós.

O nosso microbioma pode produzir enzimas e outras substâncias codificadas em seus genes que nós podemos não conseguir produzir. Por um lado, nosso organismo pode ter mais vias bioquímicas, mas, por outro, precisamos nos conscientizar de que temos de tratar muito bem de todas essas bactérias porque dependemos metabolicamente delas.

A análise metagenômica é uma área que estuda o material genético em determinado ecossistema, sabendo que diferentes organismos são apenas capazes de executar um número limitado de reações químicas.

CONCEITO

Metagenômica: novo campo de pesquisas da genética que tem como objetivo fazer o sequenciamento do genoma de muitos organismos (nesse caso, microrganismos) que vivem em nosso corpo.

Para que serve a metagenômica?
- Aplica-se a várias áreas de investigação, além do microbioma humano, como da biologia, química e produção agrícola;
- Identifica a interação entre as diferentes espécies de microrganismos;
- Identifica os microrganismos envolvidos na saúde e na doença;
- Pode ajudar na descoberta de enzimas de interesse industrial e compostos com interesse farmacológico, por exemplo, antibióticos ou antifúngicos.

1.5.1 Microbioma e mecanismos epigenéticos

Talvez o que ainda não se tenha pensado é que a microbiota também pode modular a nossa expressão genética, uma função muito importante e que muitas vezes não é devidamente esclarecida. Recentemente verificou-se que determinadas bactérias são produtoras de metabólitos capazes de exercer ação epigenética, ou seja, determinam a expressão dos nossos genes. De acordo com o quadro a seguir, foram atribuídas ações a vários metabólitos produzidos pelo microbioma que podem afetar o epigenoma e a expressão gênica do hospedeiro. As bactérias que vivem dentro de nós influenciam misteriosamente os nossos genes. Não há dúvida de que são muito poderosas e estão implicadas em quase tudo o que se relacione conosco. O metabolismo dessas bactérias origina metabólitos de baixo peso molecular, como moléculas de AGCC, betaína, triptofano, bile, álcoois e neuropeptídeos. Os AGCC, como o acetato, o propionato e o butirato, são produzidos pela ruptura das fibras alimentares e dos hidratos de carbono complexos, obtida essencialmente pela ação dos *Firmicutes* (particularmente *Faecalibacterium prausnitzii*, *Bifidobacterium* e *Roseburia*), principais bactérias produtoras de butirato. Além de todos os efeitos benéficos, esses ácidos têm um efeito epigenético na modulação das histonas associado à prevenção de câncer e efeitos anti-inflamatórios.

No quadro a seguir, podemos perceber que os autores do livro *The Human Microbiome Handbook*, de 2016, já correlacionavam determinados metabólitos produzidos por bactérias e seus mecanismos epigenéticos.

Metabólitos	Mecanismos epigenéticos	Efeitos fisiológicos	Grupos bacterianos associados à via metabólica
Betaína, colina e etanolamina	Metilação do DNA	Desenvolvimento e função do cérebro fetal e diminuição de fatores de risco para doenças cardiovasculares	*E. coli*
Ácidos biliares livres: ácido deoxicólico	Hipometilação do DNA e sinalização ß-catenina	Progressão do câncer	Desconhecido: uma mudança introduzida pelo antibiótico
Neuropeptídeos: acido gama--aminobutírico (GABA), serotonina e 4-etilfenilsulfato	Aumento da expressão do receptor GABA	Proteção da depressão e ansiedade	*Bifidobacterium*, *Lactobacillus* spp.
AGCC: butirato, acetato, propionato, fumarato, valerato	Modificações de histonas	Prevenção de câncer e terapia anti-inflamatória	*Firmicutes*, particularmente: *Faecalibacterium prausnitzii*, *Eubacterium rectale* e *Roseburia* spp.

2
CAUSAS E SOLUÇÕES PARA O DESEQUILÍBRIO DO MICROBIOMA

A microbiota é facilmente alterada por fatores externos e internos. A alimentação, a maneira como vivemos, os microrganismos presentes no ambiente diário, o estresse, os agentes químicos, as toxinas, os medicamentos, a qualidade do sono, entre muitos outros fatores, têm um enorme impacto em sua composição. Sabendo que o microbioma é o maestro do organismo, é importante perceber também como podemos reduzir a exposição a esses fatores.

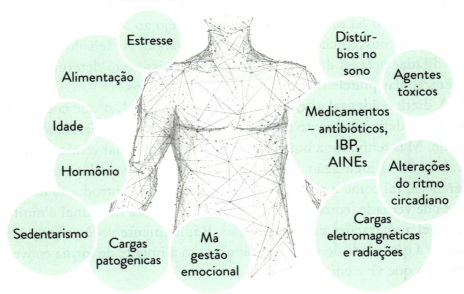

AGRESSORES DO MICROBIOMA

2.1 Idade

À medida que envelhecemos, o microbioma fica mais pobre, tanto em diversidade quanto em quantidade. É fácil entender isso, uma vez que o microbioma depende do grau de toxicidade (emocional, químicos, parasitas, radiações) e, com o tempo, acumulamos mais toxinas e a flora fica mais pobre. Hoje em dia, a exposição ambiental a esse conjunto de agressores é muito maior do que aquela a que estávamos sujeitos há alguns anos. Com a idade, a nossa capacidade de defesa, antioxidante e de desintoxicação também fica reduzida. Tal como nós, o microbioma também envelhece.

2.2 Alimentação

Apesar de sabermos que a má alimentação é causa de doenças crônicas e de degradação da qualidade da saúde das pessoas, parece que não dá muito certo implementar medidas rigorosas de saneamento alimentar se continuarmos a entupir nossas crianças com agentes nocivos, venenos e antinutrientes.

Trabalho nessa área há mais de 15 anos, comecei a escrever meu primeiro livro há mais de 8 anos e o que vejo ao longo de todo esse tempo é a consciência das pessoas funcionando. As leis do mercado são ditadas pela lei da oferta e da procura, e isso tem determinado a alteração das prateleiras dos nossos supermercados.

A dieta ocidental altera a microbiota intestinal, o que comemos modifica definitivamente a nossa flora e, consequentemente, a nossa saúde. Mas tenho uma boa notícia: podemos controlar o microbioma através da alimentação. Se comermos bem, a nossa flora também agradece, tal como a nossa saúde, e isso passa pela introdução de comida de verdade, como legumes, fibras etc. A flora intestinal é muito sensível a alterações na alimentação. Rapidamente você conseguirá mudar a qualidade do seu microbioma caso alimente de forma conveniente o que vive em seu corpo.

A fome emocional e o microbioma

A fome emocional nada mais é que uma vontade de comer. Não é fome! Essa sensação de fome também é condicionada pela flora intestinal, assim como esta o é por hormônios e pelo que comemos. Diferentes fatores podem ser os agentes causadores, como a necessidade de metabolizarmos alguns neurotransmissores que nos induzem prazer, como a dopamina e a serotonina. Alguns alimentos trazem nutrientes que ajudam nessa produção, como o queijo, a banana ou o chocolate. Assim como alterações na dopamina e serotonina, a síndrome de resistência periférica à insulina também pode levar à vontade de comer mais açúcar.

Um dos fatores, e que considero o FATOR, tem a ver com a carga patogênica que vive dentro de nós. Acredito que você vai ler pela primeira vez o que vou lhe contar, mas seguramente esse conceito será difundido nos próximos anos. Alguns microrganismos patogênicos que vivem silenciosamente dentro do nosso corpo vão aos poucos alterar a nossa conduta alimentar. Esses seres produzem substâncias que o nosso sistema neurológico reconhece e consegue interpretar e que são responsáveis por acionar determinados comportamentos, como a compulsão alimentar. Esse é o seu *modus operandi* para assegurar a sua própria sobrevivência. Esses "bichos" nos enviam estímulos que nos levam a comer os alimentos necessários para garantir a vida deles. As "Candidas" (fungo) intestinais em excesso são muito comuns e costumam estar muito concentradas no intestino de pessoas que têm compulsão alimentar, especialmente por doces.

> ### VOCÊ SABIA QUE...
>
> A obesidade e a vontade de comer por impulso sem ter fome indicam, provavelmente, disbiose. Como vimos, as bactérias intestinais têm a capacidade de produzir neurotransmissores. Caso não exista quantidade suficiente dessas bactérias, a nossa tendência é comer, especialmente alimentos que nos satisfaçam emocionalmente, tentando compensar a baixa dos neurotransmissores. Se esse é o seu caso, pense em tratar a sua disbiose.

Se você tem compulsão alimentar, pense que um ou mais dos seguintes fatores podem estar desregulados:

- Resistência à insulina;
- Neurotransmissores;
- Produção da grelina e leptina;
- Eixo intestino-cérebro;
- Microbioma intestinal;
- Fungos;
- Parasitas;
- Outros microrganismos.

O que fazer se sentir compulsão alimentar?
- BioReset (consulte o Capítulo 6);
- Crononutrição;
- Ingerir mais gordura saudável;
- Limpeza intestinal;
- Tratar a disbiose (alteração dos microbiomas);
- Eliminar hidratos de carbono, pelo menos até conseguir manter o equilíbrio;
- Evitar farinhas, mesmo as integrais, e eliminar glúten, pão e hidratos de carbono refinados;
- Não comer mais do que uma de fruta por dia e de preferência na segunda metade do dia;
- Jejum intermitente e dietas que imitam o jejum.

As bactérias gástricas e intestinais também estão envolvidas na produção de hormônios, como a grelina e a leptina, que controlam o nosso apetite. Além disso, a microbiota regula a produção de neurotransmissores, como a serotonina, que comanda o nosso humor e saciedade, provocando muitas vezes uma fome emocional.

Quando os desejos alimentares têm uma rotina, pode ser que essa vontade seja de um "bicho" que vive dentro de você, e não a sua própria vontade. Ter mais fome de manhã ou à tarde indica que um neurotransmissor pode estar em falta, além de podermos saber também como está a nossa flora. Ter fome de manhã pode significar que produzimos pouca dopamina, o neurotransmissor responsável pelo prazer e arranque matinal. Pelo contrário, se tiver mais fome ao fim do dia, poderá significar que tem pouca serotonina.

> ### VOCÊ SABIA QUE...
> Devemos incluir pela manhã alimentos que estimulem a dopamina e que sejam ricos em proteínas e, na segunda metade do dia, aqueles que estimulem a serotonina e evitar carga proteica. Isso de acordo com a crononutrição, que nos explica como adicionar alimentos às diferentes partes do dia, respeitando a produção dos neurotransmissores.

CONCEITO

Dopamina: neurotransmissor produzido essencialmente pela manhã e responsável pela euforia, prazer, vontade de viver e fazer as coisas, entusiasmo.

Serotonina: neurotransmissor produzido essencialmente na segunda metade do dia e responsável pela sensação de tranquilidade, bom humor, calma e mais facilidade em conciliar o sono.

Estimulantes da dopamina:

- Frutos secos (amêndoas e nozes)
- Sementes
- Maçã, banana e chocolate preto com mais de 85% de cacau
- Chá verde
- Ovos
- Exercícios físicos
- Meditação/ioga
- Bom sono
- Música
- Exposição solar

Estimulantes da serotonina:

- Frutos vermelhos (morangos)
- Abacate
- *Kefir*
- Legumes e vegetais (couve-flor, ervilhas)
- Caju, amêndoas, nozes e avelãs
- Queijo
- Cacau e canela
- Arroz selvagem
- Banana
- Exercícios físicos
- Exposição solar

O papel dos hormônios na gestão da fome

Os hormônios influenciam também o nosso sistema digestivo. O funcionamento mais lento do hormônio da tireoide pode comprometer toda a sua saúde.

Níveis baixos de T3 livre, que, afinal, é um hormônio ativo, estão relacionados com perda da homeostasia e saúde metabólicas. Uma das principais consequências é a diminuição de progesterona (hormônio muito importante no equilíbrio feminino) e a constipação. Infelizmente, a maioria das mulheres não se submete à medição dos níveis de T3 rotineiramente.

O equilíbrio hormonal pode ser afetado por vários fatores, como alimentação, cansaço, estresse, sono, saúde intestinal, exercícios físicos, estado emocional, entre outros.

Nas mulheres, na primeira fase do ciclo menstrual, antes do pico ovulatório, o estrogênio aumenta e com ele alguns neurotransmissores, como a serotonina e a dopamina. É a fase do ciclo em que as mulheres se sentem melhor pela influência da maior produção desses neurotransmissores. Nessa fase, há também uma melhor regulação da insulina, que ajuda no equilíbrio e ajuste de todo o metabolismo. A correção da alimentação, a prática do jejum intermitente e os exercícios físicos terão um efeito benéfico na construção de músculo e na melhoria da composição corporal.

Durante esses primeiros 14 dias do ciclo, a maioria das mulheres não sente o efeito dos hormônios. A ovulação ocorre por volta do 14º dia, momento em que se entra na segunda fase do ciclo.

Essa é a fase mais problemática, inacreditável e quase invariavelmente pela mesma razão: diminuição de progesterona. Esse hormônio é o melhor amigo da mulher. É o que nos faz emagrecer, dormir, protege a mama, o útero e os ovários, mantém o ciclo e o fluxo menstrual equilibrados. Aconselho intensamente a pedir ao seu médico a titulação no sangue da progesterona no 21º dia do ciclo menstrual. É por essa razão que muitas mulheres têm alterações emocionais, no humor, no peso, no apetite, na irritabilidade e em outros sintomas característicos. Nessa fase, evite os hidratos de carbono e a alimentação inflamatória, como as carnes, as frituras e o *fast-food*, e deixe de vez o açúcar.

Nessa segunda fase do ciclo, insista também nos exercícios físicos, durma mais e tenha um maior controle do estresse, pela adoção de técnicas relaxantes como o *mindfulness*, a meditação, a respiração, os banhos frios e outras.

Supõe-se que haja um pico de progesterona no 21º dia na fase lútea (depois da ovulação), e é este que mantém a mulher equilibrada. Na grande maioria dos casos, há predominância estrogênica e baixos níveis de progesterona, o que origina um conjunto de sintomas que conhecemos por tensão pré-menstrual (TPM), com edema, irritabilidade, períodos mais longos, sangramento de escape (*spotting*), dores de cabeça e outros sinais associados a esse quadro.

Antes da menstruação, neurotransmissores como a serotonina também diminuem, provocando desânimo, impulsividade, constipação, dificuldade em dormir, ansiedade, irritabilidade, a famosa vontade de comer doces e, no fundo, todos os sintomas associados à TPM.

Alguns alimentos e técnicas que podem ajudar a amenizar a TPM:

- Inhame;
- *Vitex agnus-castus* (planta medicinal);
- Chocolate amargo, linhaça e brócolis;
- Reduzir o consumo de carne e alimentos pró-inflamatórios;
- 5HTP (aminoácido natural);
- Cromo;
- L-tirosina;
- Vitaminas do grupo B, especialmente as B_3, B_6, B_9 e B_{12};
- Jejum intermitente;
- Exercícios físicos;
- Medidas antiestresse;
- Chocolate preto com mais de 85% de cacau;
- Crononutrição.

Relação entre microbioma e hormônios

De acordo com a fase do ciclo menstrual, o intestino também sofre alterações em seu funcionamento. Há mais constipação na fase pré-menstrual, e, depois da menstruação, as fezes normalmente ficam mais moldadas e o intestino funciona melhor.

É muito importante termos consciência de que há muitas mulheres que não dão conta de todas essas alterações ao longo do ciclo menstrual. Isso seria o normal e o desejado, ou seja, sentir alterações mínimas ao longo do ciclo. Mas então o que está acontecendo? Infelizmente, vivemos em um mundo em que a agressão hormonal é brutal, e é essa a principal razão das alterações verificadas durante o ciclo menstrual.

Em todos os meus livros tenho dedicado alguma atenção à problemática da disfunção endócrina. O que são então disruptores endócrinos? Trata-se de substâncias que existem no mundo onde vivemos, cada vez mais e em maiores concentrações, por exemplo, os xeno-bióticos, os pesticidas, os herbicidas, a poluição genérica, os medicamentos, as pílulas, os protetores solares, o bisfenol e os ftalatos dos plásticos e muitos outros. Esses são exemplos de substâncias que mimetizam em nosso corpo a ação dos nossos hormônios, motivo pelo qual alteram toda a nossa resposta endócrina. Eles nos fazem apresentar alterações hormonais, engordar, ter edema e celulite (especialmente nas pernas e nos quadris) e mal-estar.

O microbioma é também composto por um conjunto de bactérias que se encarrega da reabsorção dos estrogênios e dos agentes tóxicos, os disruptores endócrinos, que se comportam em nosso corpo como hormônios, atuando nos receptores estrogênicos. Muitos tipos de câncer, especialmente os que têm correlação ou causa hormonal, poderiam talvez ser evitados com a redução desses disruptores, a melhora da metabolização e a eliminação de estrogênios através de um intestino bem preparado com as bactérias necessárias. Se o microbioma está são e equilibrado, terá uma melhor capacidade para eliminar e reduzir os estrogênios em circulação e não os acumular. É de extrema importância também saber como metabolizamos esses estrogênios e eliminá-los sob a forma de 2-alfa-hidroxiestrona em detrimento da 16-alfa-hidroxiestrona. Todos os laboratórios de análises clínicas disponibilizam essa avaliação.

> ## VOCÊ SABIA QUE...
> As consequências negativas do excesso de estrogênio podem ser melhoradas através de limpezas intestinais, enemas, hidroterapia do cólon, ozonioterapia, ingestão de fermentados, fibras e prebióticos, e, se necessário, suplementar com probióticos ou mesmo fazer um transplante fecal.

Todos os sintomas de constipação e alterações intestinais ocorrem com mais evidência na menopausa, pelas razões já apresentadas. A diminuição de estrogênio e de progesterona provoca inchaço, constipação e alteração da flora intestinal, podendo estar relacionada com alterações do hormônio da tireoide.

Sinais de excesso de estrogênios (hiperestrogenismo):

- Retenção de líquidos;
- Acúmulo de gordura;
  nos quadris e nas coxas;
- Celulite;
- Tensão pré-menstrual;
- Períodos irregulares;
- Mamas com nódulos
  e/ou fibromas;
- Ovários policísticos;
- Endometriose;
- Constipação;
- Alterações intestinais;
- Ansiedade, irritabilidade
  e depressão.

Sinais de déficit de estrogênios:

- Osteoporose;
- Depressão e tristeza;
- Doenças cardiovasculares;
- Secura de mucosas, pele,
  vaginal;
- Alterações (secura e atrofia)
  vaginais.

2.3 Estresse

O estresse é um dos principais agressores do nosso intestino. Sabemos que o intestino é o nosso segundo cérebro e, por isso, sofre quando estamos mais ansiosos e estressados. Estados de estresse crônico acidificam o nosso corpo e nos inflamam, além de prejudicar o sistema imunológico. Essas alterações interferem na motilidade gástrica e no pH, tornando o meio mais adverso para algumas bactérias benéficas. Considero que estados permanentes de estresse são indiscutivelmente um dos nossos maiores inimigos, também por aumentarem a permeabilidade da mucosa intestinal. As pessoas com aumento da porosidade do intestino têm maior passagem para o sangue de detritos, restos de bactérias e microrganismos, toxinas, alimentos não digeridos. Essa alteração na função de filtro nos inflama e intoxica e produz uma alteração da microbiota. Mas, apesar de o estresse ser indiscutivelmente um gatilho para alterações da homeostasia do corpo e um agressor da microbiota, algumas alterações na composição do microbioma, fruto de outros fatores, podem também induzir uma pior adaptação ao estresse. Essa relação é bidirecional e deve ser corrigida de modo simultâneo.

Deixo aqui algumas estratégias para reduzir o estresse no dia a dia:

– Massagens relaxantes e, se possível, com técnicas que incidam na descompressão de pontos de tensão.

– Exposição solar direta pela manhã para aproveitar as radiações solares mais benéficas.

– Meditação

Deixo aqui uma meditação rápida para iniciantes:

• Sente-se confortavelmente;

• Faça algumas respirações mais profundas e essencialmente mais conscientes. Inspire pelo nariz e expire pela boca;

• Prolongue a inspiração contando mentalmente até 6, retenha o ar por 6 segundos e expire também contando até 6. Repita várias vezes e concentre-se em si (durante cerca de 5 minutos).

– Respiração

Os exercícios respiratórios têm efeitos poderosos no corpo e na mente. Como existem várias técnicas, é importante experimentar para ver a que melhor resulta na gestão do seu estresse. Desde respirações profundas (inspirações e expirações), que descrevi na meditação, até respirações seguidas de apneias mais prolongadas. Ari Whitten, criador do método Energy Blueprint, defende que a alternância entre maiores concentrações de oxigênio e dióxido de carbono produz inúmeros efeitos benéficos, não só na gestão do estresse, como também na melhora da atividade da mitocôndria, que consequentemente se refletirá em mais energia e vitalidade.

– Alternância entre banho de água quente e de água fria

O calor relaxa (ativa o parassimpático) e o frio estimula todo o corpo (ativa o simpático). Essa técnica da alternância de banhos com águas com diferentes temperaturas permite um equilíbrio do sistema nervoso simpático e parassimpático (sistema nervoso autônomo que equilibra todo o nosso corpo) e tem um efeito potente no controle dos níveis de estresse e na regulação de neurotransmissores.

– Terapia EFT (*emotional freedom technique*) ou método *tapping*

É uma excelente ferramenta para se recuperar rapidamente de picos de estresse e reduzir níveis de ansiedade. Consiste em bater levemente com seus dedos em alguns pontos de acupuntura em seu corpo, com o objetivo de repor a circulação de energia, muitas vezes interrompida por situações de estresse. Esses estímulos repõem os circuitos energéticos do corpo e provocam uma sensação de bem-estar quase imediata.

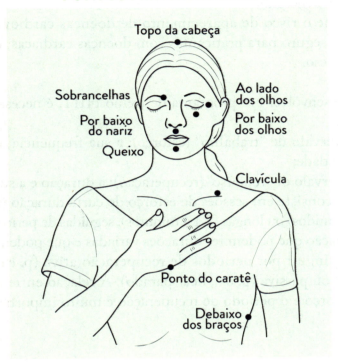

PONTOS PRINCIPAIS DA EFT

– Exercícios físicos pela manhã

Como reúne um número infindável de benefícios, torna-se indispensável para quem quer ter saúde e um excelente intestino. Além de estimular a circulação sanguínea e linfática, ajudando o organismo no processo de desintoxicação, aumenta as enzimas antioxidantes e as citocinas anti-inflamatórias e diminui as citocinas inflamatórias, causando uma redução geral da inflamação intestinal.

Deixo a dica de um treino HIIT (*high-intensity interval training*) composto por uma sucessão alternada entre períodos de esforço e de recuperação.

Esse tipo de treino:

- Melhora a condição cardiorrespiratória (aeróbica e anaeróbica);
- Reduz a porcentagem de massa gorda, mantendo a massa muscular;
- Melhora a pressão arterial;
- Melhora a sensibilidade à insulina (maior utilização da glicose como fonte de energia);
- Previne o risco de aparecimento de doenças cardiovasculares, sendo seguro para praticantes com doenças cardíacas, diabetes e sobrepeso.

Para desenvolver um programa de treino HIIT, é necessário levar em conta:

- O intervalo de "trabalho" (esforço): a sua frequência, duração e intensidade;
- O intervalo de "repouso" (recuperação): a duração e a sua intensidade; consiste em sessões de esforço de curta duração (menos de 45 segundos) ou longas (2 a 4 minutos), seguidas de períodos de recuperação que podem ter durações variadas e que podem também se distinguir por períodos de recuperação ativa (p. ex., corrida lenta) ou passiva (p. ex., ficar parado). A relação entre o período de esforço e o período de recuperação é muito importante.

2.4 Sono

Os desajustes nos ritmos circadianos e o sono deficiente são outros dois fatores que influenciam a qualidade da flora e estão associados a problemas intestinais. Essa é a conclusão de vários estudos. Destaco um deles, muito interessante, feito com base na análise de moscas, realizado por pesquisadores da Harvard Medical School (HMS) e publicado no *Journal Cell* em 2020. Segundo os autores, a falta de horas de sono de qualidade está relacionada com o acúmulo de ROS (espécies reativas de oxigênio), o que leva a um excesso de estresse oxidativo no intestino e contribui para a morte de bactérias intestinais benéficas.

A homeostasia da mucosa intestinal depende dos níveis de ROS que regulam a proliferação de células-mãe e a função imunológica intestinal. Apesar de esse estudo ter sido feito com moscas, ele é bem interessante. Os cientistas as colocaram em privação de sono e perceberam que o órgão mais afetado era o intestino e que os insetos morriam por isso. Quando conseguiam, através de meios externos, neutralizar a oxidação, era possível evitar que alguns animais morressem. A conclusão é de que "os antioxidantes neutralizam o excesso de espécies reativas de oxigênio, que se formam em maior quantidade com a privação do sono. A privação do sono pode afetar diretamente o intestino, mas o gatilho também pode ter origem no cérebro. Da mesma forma, a morte pode ocorrer em decorrência de danos no intestino ou porque altos níveis de ROS têm efeitos sistêmicos, ou alguma combinação dos dois".

A composição do microbioma é alterada quando há danos no ciclo circadiano, alternância entre o estado de vigília/alerta e o estado de relaxamento/sono. O que quero dizer com isso é que a sua flora intestinal sofre quando dorme pouco ou não respeita o ciclo noite/dia. Muitas vezes achamos que, se nos deitamos tarde e acordamos também mais tarde, compensamos o déficit de sono. Infelizmente, as contas não são feitas assim. Se alteramos o nosso ciclo circadiano, a nossa flora fica mais pobre e estamos no caminho para as doenças inflamatórias. O dia e a noite influenciam muito o microbioma. Está provado que as pessoas que trabalham por turnos têm um microbioma intestinal bem diferente daquelas que mantêm o ciclo circadiano e que dormem pelo menos 6 a 8 horas.

Ainda, a microbiota intestinal é sensível à desregulação do ciclo circadiano. A conciliação entre os períodos de sono e de vigília permite a estabilidade da microbiota.

VOCÊ SABIA QUE...

É a luz solar, captada pelos nossos olhos, que fornece ao sistema nervoso central (ao núcleo supraquiasmático) a informação e o estímulo para controlar o nosso ciclo fisiológico e o relógio biológico. Quando há mais luz, há um maior estímulo do sistema nervoso e este, consequentemente, vai estimular os órgãos vitais, potencializando o seu funcionamento. Assim, a exposição à luz solar é essencial para todo o correto funcionamento orgânico.

Algumas regras simples podem surtir efeitos imediatos na qualidade do seu sono:

- Durma 7 a 8 horas diariamente;
- Não coma 1 hora antes de ir dormir;
- Não tome café nem estimulantes após a hora do lanche;
- Mantenha horários de sono regulares;
- Durma sem estímulos luminosos, radiação e sons;
- Mantenha uma rotina antes de dormir – diminua a exposição à luz branca, elimine a exposição a telas de computador, smartphone e televisão, substitua por luz de velas ou luzes amarelas indiretas;
- Ouça músicas calmas e relaxantes;
- Leia antes de dormir;
- Utilize óleos essenciais (como lavanda) em um difusor de aroma ou na sua almofada: aplique três gotas no lado inverso da almofada;
- Faça meditação e encha o seu corpo de paz e gratidão;
- Elimine parasitas, fungos e outros microrganismos que muitas vezes são responsáveis por despertares noturnos, pois eles produzem no meio da noite substâncias que enviam estímulos para o cérebro e que o fazem acordar;
- Reduza o estresse e a ansiedade ao longo do dia;
- Pratique exercícios físicos;
- Tome algumas substâncias que ajudam na regulação dos neurotransmissores:
  - GABA (ácido gama-aminobutírico);
  - 5-HTP e triptofano;
  - Melatonina;
  - L-teanina;
  - Vitaminas do complexo B;
  - Magnésio (bisglicinato, treonato, malato, dimalato);
  - Tome algumas ervas que ajudam a relaxar: valeriana e passiflora;
  - Beba chás, como camomila, hortelã-pimenta, passiflora, valeriana, cidreira, erva-príncipe, cardo-mariano, lúpulo, tília, melissa;
  - Adaptógenos (ajudam a minimizar o impacto do estresse), como *Panax ginseng* (*Ren Shen Jing*), *Eleutherococcus senticosus*

(ginseng siberiano), *Withania somnifera* (*ashwagandha* ou ginseng indiano) e *Rhodiola rosea;*
• CBD (óleo de *cannabis*).

VOCÊ SABIA QUE...

Quem dorme mal não tem saúde. A melatonina, hormônio produzido durante a noite pela glândula pineal, é o melhor modulador imunológico, tendo a capacidade de atuar diretamente nos leucócitos, além de ação anti-inflamatória e antioxidante. Recentemente descobriu-se que também regulariza o metabolismo da glicose. Quem dorme pouco, provavelmente, produz pouca melatonina e, por isso, dizemos que tem uma saúde mais frágil. Considere a suplementação com melatonina.

VOCÊ SABIA QUE...

A descoberta da rede de receptores canabinoides interna abriu espaço para a atribuição de efeitos terapêuticos à *Cannabis*, o que trouxe inúmeros benefícios e apoio em uma série de doenças, além de ter um efeito muito bom na modulação do sono e do estresse. Esses receptores (CB1 e CB2) estão espalhados pelo nosso corpo. O CB1 está localizado no cérebro e a sua ativação está relacionada com a regulação da liberação de neurotransmissores e da atividade neuronal, enquanto o CB2 está presente nos órgãos linfoides, e é responsável pelas respostas inflamatórias e infecciosas. A atividade endocanabinoide pode induzir alterações na microbiota intestinal e no estado anti-inflamatório do tecido adiposo. A ação no receptor CB1 atenua a inflamação e a migração de macrófagos para o tecido gordo. Estudos em ratos mostram que o bloqueio desse receptor aumenta drasticamente a abundância relativa de *Akkermansia muciniphila* e diminui a de *Lachnospiraceae* e *Erysipelotrichaceae* no intestino. No futuro vamos ouvir falar muito mais do óleo de *cannabis*.

2.5 Exercícios físicos

A prática regular de exercício melhora a diversidade da flora intestinal, potencializando o crescimento de bactérias boas. O exercício desempenha um papel no metabolismo energético, reduz a inflamação e por isso ajuda na manutenção de um microbioma equilibrado. Pelo contrário, pessoas sedentárias apresentam um microbioma mais frágil.

Os exercícios físicos beneficiam a saúde intestinal, uma vez que ajudam a diminuir o tempo que as fezes permanecem no intestino, reduzindo assim o tempo de contato entre as toxinas e a mucosa intestinal. Além de melhorar o trânsito intestinal, eles permitem a redução geral da inflamação intestinal:

– A prática de atividades aeróbicas, como caminhar, correr, nadar, andar de bicicleta e dançar, aumenta a abundância de bactérias promotoras da saúde, como *Bifidobacterium*, *Faecalibacterium prausnitzii* e *Akkermansia muciniphila*. Essas bactérias mantêm o ambiente intestinal saudável e estável, reduzindo o risco de disbiose;

– Evitar atividades intensas por mais de 1 hora, uma vez que o fluxo sanguíneo intestinal não permanece normal, e por isso pode haver algum impacto na mucosa e na microbiota intestinais.

2.6 Agentes tóxicos e compostos químicos, os grandes agressores silenciosos

Vivemos em um mundo muito poluído, o que seguramente afeta a saúde dos "bichos" que vivem dentro de nós. A homeostase intestinal é um equilíbrio dinâmico e funcional facilmente alterado, sobretudo se houver impacto nos atores principais do intestino: a mucosa e a microbiota. Os diferentes agentes ambientais xenobióticos, como agentes poluentes, pesticidas, químicos industriais, disruptores endócrinos e todos os compostos químicos, têm um impacto negativo na microbiota e, em situação de disbiose (desordem), dão origem a metabólitos que também vão se comportar como agentes tóxicos.

CONCEITO

Xenobióticos (*xeno* = estranho): compostos químicos estranhos a um organismo ou sistema biológico. Podem ser encontrados em um organismo, mas não são normalmente produzidos ou não se espera que existam nele.

Estes são os xenobióticos com maior impacto e maior presença no ambiente:

– Metais pesados;
– Parabenos;
– Bisfenóis;
– Ftalatos;
– Agrotóxicos;
– Aditivos alimentares;
– Sulfitos;
– Hidrocarbonetos aromáticos;
– Retardantes de chama (aditivos halogenados como bromados ou clorados);
– Aminas heterocíclicas;
– Policlorobifenilos (PCB);
– Dioxinas e furanos.

Esses xenobióticos podem ser encontrados em alimentos, cremes vegetais, maioneses e margarinas contaminadas com hidrocarbonetos policíclicos aromáticos, produtos de higiene, produtos químicos, solventes, tintas, vernizes, fumo, fumaça de churrasco, repelentes de insetos, produtos concentrados no ar, na água e no solo, resultantes da incineração de resíduos, da produção de substâncias químicas, do branqueamento de papel, entre muitas outras fontes.

Metais pesados

Consideram-se metais pesados os elementos da tabela periódica situados entre o cobre e o chumbo e com massa atômica entre 63,546 e 207,2 e densidade superior a 4 gramas por centímetro cúbico. O antimônio, o cádmio, o cobre, o chumbo, o mercúrio, o níquel, o selênio, o telúrio, o tálio e o estanho são alguns exemplos.

Os seres vivos necessitam de pequenas quantidades de alguns desses metais para a sua sobrevivência, como o cobalto, o cobre, o manganês, o molibdênio, o vanádio, o estrôncio e o zinco, os quais realizam funções vitais no organismo. Porém, níveis excessivos desses elementos podem ser extremamente tóxicos. Outros metais pesados, como o mercúrio, o chumbo e o cádmio, não têm nenhuma função dentro dos organismos e seu acúmulo pode provocar doenças graves, como câncer, doenças degenerativas ou metabólicas. O arsênico e o alumínio, apesar de não pertencerem ao grupo dos metais pesados por não terem peso molecular suficiente, são metais muito relevantes do ponto de vista toxicológico, havendo mesmo estudos que relacionam o câncer de mama com a exposição ao alumínio contido nos desodorantes. Esses metais não são biodegradáveis e se acumulam no ambiente durante longos períodos, expondo a população de forma crônica.

A relação entre a intoxicação por metais e a microbiota humana é bidirecional. Significa que se, por um lado, a microbiota intestinal afeta a absorção e o metabolismo dos metais pesados, por outro esses metais também alteram a composição, a função e o perfil da microbiota intestinal. A esse desequilíbrio damos o nome de disbiose intestinal induzida por metais pesados.

Os metais pesados contribuem para o desenvolvimento de doenças metabólicas, neurodegenerativas, entre outras, e há evidências que mostram que decorrem de alterações da microbiota intestinal induzidas por metais. A microbiota tem uma função muito importante na desintoxicação, ajuda na redução da absorção de metais pesados no intestino e, também, produz substâncias que antagonizam o efeito tóxico desses metais.

Segundo estudos científicos, a exposição a metais como o cádmio, o chumbo, o mercúrio e o alumínio diminui a quantidade de *Firmicutes* e de *Proteobacteria* e aumenta os *Bacteroidetes*. E em experiências com ratos percebeu-se que a exposição sistemática a esses quatro metais causa alterações na abundância de *Akkermansia*, bactéria determinante para todos os processos do ecossistema intestinal.

Os probióticos em geral, mas especialmente os *Lactobacillus*, podem proteger de quadros disbióticos, alterando a expressão das proteínas transportadoras de metais e ajudando a manter a função de barreira intestinal.

A microbiota intestinal pode bioacumular, quelar (unir os metais a outras substâncias com o objetivo de ser possível eliminá-los) ou transformar metais pesados por meio de diversas reações enzimáticas, processo que facilita a sua excreção.

Um exemplo: os sideróforos são moléculas quelantes de alguns íons de metais como ferro, chumbo, cádmio, mercúrio, cromo e arsênico e são produzidos pela *Pseudomonas*, uma espécie da microbiota intestinal. Nesse processo, formam-se complexos insolúveis que, em vez de serem absorvidos, são excretados pelas fezes.

Outro trabalho, publicado em 2020 na revista *Scientific Reports*, estudou o efeito da exposição a metais pesados durante um longo período e concluiu que há alterações na composição do microbioma, sobretudo o aumento relativo de várias cepas como *Lachnospiraceae, Eubacterium eligens, Ruminococcaceae UGG-014, Erysipelotrichaceae UCG-003, Tyzzerella 3, Bacteroides, Slackia* e *Roseburia* e diminuição de *Prevotella*. Essa pesquisa é mais uma que concluiu que existe uma correlação entre a exposição a metais a longo prazo e a saúde intestinal para pessoas que vivem em áreas contaminadas.

In vitro, sabemos que a microbiota intestinal metaboliza os metais pesados, principalmente por metilação ou desmetilação, como no caso do metilmercúrio. Estudos mostram inúmeras espécies bacterianas que existem na nossa flora intestinal e que nos ajudam a nos proteger dos metais tóxicos.

As bactérias intestinais produzem substâncias que ajudam na eliminação de metais pesados e na redução da sua absorção.

Assim, caro leitor, se quisermos nos desintoxicar de metais, é fundamental pensar no intestino, limpá-lo, desinflamá-lo e repor as bactérias benéficas. Ao longo deste livro falaremos muito sobre como corrigir esse órgão tão precioso e como essa missão pode constituir uma estratégia importante na desintoxicação de metais pesados.

VOCÊ SABIA QUE...

É possível descobrir se há metais pesados no organismo medindo-os através da urina, do sangue, das fezes ou, o mais adequado, do cabelo. O mineralograma com determinação de metais tóxicos usando uma amostra de cabelo é o método atualmente mais prescrito e que traz maior precisão no que diz respeito a metais acumulados no corpo.

O grupo de enzimas do citocromo P450 é um dos envolvidos na desintoxicação de xenobióticos no fígado. É pela mesma via de desintoxicação que são eliminados os medicamentos, também considerados xenobióticos. Por isso, insisto sempre no cuidado no uso de medicamentos, fazendo-o apenas quando estritamente necessário. Por experiência própria, sei que a maioria dos medicamentos é necessária para resolver situações de doença aguda, mas que na maioria das situações crônicas podem ser dispensados se as pessoas alterarem o estilo de vida.

Todos os agentes tóxicos têm um enorme impacto no microbioma. Vejamos:

– Alteram o metabolismo das bactérias intestinais, produzindo diferentes metabólitos capazes de alterar a expressão gênica. Acumulam-se compostos de enxofre, fenólicos e ésteres que modificam e inflamam a mucosa intestinal. Os xenobióticos vão desestruturar a parte lipídica das células do intestino (enterólito);

– Ação específica na microbiota, favorecendo o crescimento de bactérias proteolíticas (*Enterobacteriaceae*) e diminuindo as bactérias de fermentação e sacarolíticas (as que sintetizam os AGCC, a gordura que mais estabiliza o meio intestinal). Esse desequilíbrio provoca profundas alterações no ambiente intestinal;

– Se os xenobióticos têm uma ação importante na microbiota e a microbiota vai determinar a resposta do GALT, então os xenobióticos vão alterar a nossa resposta imunológica com perda da tolerância imunológica, o que significa que o nosso corpo deixa de distinguir as substâncias tóxicas dos nutrientes;

– Um estudo muito recente publicado na *Nature Reviews Microbiology* concluiu ainda que "os xenobióticos podem afetar o crescimento e o metabolismo bacteriano, e as bactérias, por sua vez, são capazes de bioacumular ou modificar quimicamente esses compostos. Essas interações recíprocas podem se manifestar por relações complexas xenobiótico-microbiota-hospedeiro que ainda estão por ser decifradas".

Os agentes tóxicos promovem o estado inflamatório do intestino com a liberação de interleucina, especialmente a IL-8, envolvida na cronicidade da inflamação intestinal.

De forma geral, os xenobióticos modificam os processos biológicos, metabólicos e imunológicos do intestino, comprometendo toda a nossa saúde.

Como eliminar metais pesados e agrotóxicos:
- Adicionar 5 mL de tintura de iodo a 2% para cada litro de água. Cobrir a solução para evitar a oxidação. Funciona bem para quelar metais;
- Adicionar bicarbonato de sódio (1 colher de sopa para cada litro de água). Ideal para retirar agrotóxicos;
- Adicionar 1 colher de sopa de arginina para cada litro de água. Para retirar metais pesados.

Os microplásticos

Ingerimos microplásticos que impregnam muitos alimentos que atualmente fazem parte da nossa dieta, como peixes, bebidas e outros elementos da cadeia alimentar. Esses agentes tóxicos alteram a composição da comunidade de bactérias intestinais. Acredita-se que algumas bactérias possam se aderir à superfície desses microplásticos, promovendo a formação de biofilmes. De acordo com o que sabemos até hoje, acreditamos que os microplásticos são realmente capazes de provocar efeitos nefastos em nível gastrintestinal e na saúde em geral.

Medicamentos que mais prejudicam a flora intestinal

Estes são alguns dos medicamentos de uso comum que mais prejudicam a sua flora intestinal e o seu sistema imunológico e que, por isso, só devem ser tomados em situações absolutamente essenciais. Você pode substituí-los pelas versões naturais apresentadas.

– Antibióticos

Na maior parte das vezes, tomamos antibióticos por prevenção, e não apenas para situações de infecções agudas, o que não me parece fazer sentido. Dores de garganta, estados gripais e cistites são casos típicos em que, quando aparecem, de imediato se utiliza o antibiótico como primeira opção, sem que se entenda se existe ou não infecção bacteriana, por exemplo, em algumas cistites.

Os antibióticos não deixam de ser xenobióticos, uma vez que são substâncias estranhas ao nosso organismo. Mas, além do impacto no intestino e na microbiota enquanto xenobiótico, atuam também na morte de uma grande quantidade de bactérias, sobretudo as benéficas. É por esse motivo que frequentemente surgem candidíases vaginais após o uso de antibióticos, uma vez que ocorre um empobrecimento de algumas espécies de bactérias benéficas que controlam o crescimento dos fungos.

Existe uma necessidade urgente de reduzir o uso de antibióticos, não só pela questão da diminuição da quantidade de bactérias benéficas, como também pelo aumento da resistência aos antibióticos. Como consequência do mau uso desses medicamentos, há também uma proliferação maior das bactérias resistentes (que não foram eliminadas com o antibiótico), o que prejudica ainda mais toda essa desregulação.

Não há dúvida de que o uso indiscriminado de antibióticos provoca resistências e alterações na homeostasia e nos microbiomas e diminui a resiliência contra as doenças. Como os antibióticos não diferenciam os patógenos das bactérias comensais, eles alteram drasticamente a estrutura do microbioma humano.

A principal causa do câncer colorretal, o de maior incidência atualmente, são os antibióticos.

É importante racionalizar o uso desses medicamentos e sensibilizar as pessoas para a abordagem integrativa, fundamental no equilíbrio do terreno e do desempenho do sistema imunológico.

O papel vital da capacidade do hospedeiro de repelir e inibir o crescimento de invasores com base na homeostasia interna e em um sistema imunológico com funcionamento eficaz tem sido negligenciado. Talvez seja necessário pensar em matar menos bactérias e aumentar as defesas, tornando o nosso corpo um aliado nesse processo de controle viral e de bactérias patogênicas.

Apesar de muitos estudarem o microbioma humano e seu papel em quase todos os aspectos da nossa saúde, ainda poucos se debruçam sobre como intervir no microbioma de forma a aumentar a eficácia imunológica e melhorar a resiliência das pessoas para controlar as infecções.

– Anti-inflamatórios não esteroides

São medicamentos tomados em situações de dor, inflamação, dores pré-menstruais, enxaquecas, dores crônicas e musculares. Esse grupo inclui, entre outros, o ibuprofeno, a nimesulida e o piroxicam.

Os usuários crônicos desses medicamentos podem sofrer alterações das mucosas gástricas e intestinais e desenvolver inflamações crônicas no trato gastrintestinal, causa principal de alteração da permeabilidade intestinal, comum em todas as doenças autoimunes.

Opte pelas versões naturais, como:

- *Boswellia;*
- Cúrcuma;
- Gengibre;
- Alho;
- Quercetina;
- Enzimas: bromelaína, papaína, serrapeptase;
- Garra-do-diabo;
- Salgueiro-branco;
- Sabugueiro;
- Ômega-3;
- Onagra;
- Unha-de-gato;
- *Tea tree.*

– Inibidores da bomba de prótons

São prescritos para neutralizar o ácido estomacal pela inibição do mecanismo de produção de ácido clorídrico. Têm consequências catastróficas para o corpo quando usados de forma crônica. A manutenção de um estômago não ácido, em hipocloridria, condiciona a saúde. Esse ambiente, não ácido, é desfavorável à absorção de alguns nutrientes, como o ferro e as vitaminas do complexo B, e não permite uma boa digestão dos alimentos. Baixos níveis de vitaminas do complexo B estão relacionados com o aumento do risco de depressão, tornando deficientes inúmeros processos metabólicos dependentes dessas vitaminas, como os processos de desintoxicação, as alterações na metilação e outros processos metabólicos. O uso crônico de IBP permite o crescimento de bactérias indesejadas no estômago e no intestino por tornar o pH do ambiente favorável ao seu desenvolvimento. Essa é uma das principais causas de SIBO (do inglês, *small intestinal bacterial overgrowth*), presente em quase todas as pessoas com doenças autoimunes e deficiência imunológica. Estudos recentes relacionam o uso crônico desses medicamentos com o câncer gástrico.

Substitua os IBP (como o omeprazol, o pantoprazol etc.) por:

– Corrija a alimentação;
– Beba água com limão antes das refeições;
– Tome bicarbonato de sódio e potássio 20 minutos após as refeições;
– Use vinagre de sidra.

– Paracetamol

O medicamento usado para tudo e a toda hora, considerado extremamente seguro por muitos, é também um verdadeiro gatilho para o nosso intestino e sistema imunológico. Ainda que não muito divulgado, o paracetamol também está envolvido na agressão à parede do estômago e na alteração das mucosas que condicionam a absorção de nutrientes. Interfere em uma das principais vias de conjugação hepática que asseguram uma boa desintoxicação do corpo, por esgotar a glutationa (proteína e poderoso antioxidante que protege as células contra os radicais livres e participa na desintoxicação hepática).

Existem analgésicos naturais, como:

– Equinácea;
– Sabugueiro;
– Cúrcuma;
– Lúpulo;
– Garra-do-diabo;
– Salgueiro-branco;
– Consolda;
– Arnica;
– Erva-de-são-joão.

– Ácido acetilsalicílico (aspirina)

Usado como analgésico e antipirético, essa substância também é irritante das mucosas, principalmente a do estômago. Opte pelos analgésicos naturais anteriormente enumerados.

– Anticoncepcionais

O uso de hormônios exógenos não naturais, por alterar a resposta imunológica (também controlada por hormônios), poderá causar um impacto negativo no intestino. Já sabemos que o microbioma intestinal não está somente na base da imunidade, mas também é por ela influenciado. Assim, é fácil entender que tudo o que possa alterar a correta resposta imunológica poderá modificar também a microbiota intestinal. Além disso, o uso de contraceptivos hormonais (pílulas anticoncepcionais) altera e modula todo o ciclo menstrual. Por ser administrada uma concentração de hormônios exógenos, há uma alteração na produção dos hormônios habituais e não ocorre a ovulação (por isso também se chamam anovulatórios), impedindo a gravidez. Todo o ciclo menstrual natural é interrompido e, além de não ocorrer ovulação, a menstruação que desce não resulta da descamação normal do endométrio que acontece nos ciclos normais, mas sim da privação dos hormônios exógenos que resulta da queda rápida que acontece nos 7 dias de período de descanso da pílula. Podemos dizer que a pílula provoca uma menopausa química, uma vez que há interrupção de todo o ciclo menstrual e o corpo emula um período pós-menopausa.

Como eliminar agentes tóxicos da sua vida:
- Retire as amálgamas dentárias, mas sempre de forma segura, de acordo com o protocolo instituído pela International Academy of Oral Medicine and Toxicology e o protocolo SMART (*Safe Mercury Amalgam Removal Technique*). Se as retirar sem seguir esse protocolo, a possibilidade de se recontaminar é enorme. As amálgamas liberam mercúrio, que volatiliza por ação bacteriana (metilação) e pode invadir e se acumular em várias partes do corpo;
- Reduza os medicamentos ao estritamente necessário;
- Selecione convenientemente os produtos de higiene, prefira as versões bio, opte por produtos de higiene, como cremes dentais, hidratantes, perfumes, maquiagem e gel de banho sem parabenos, compostos químicos, conservantes, derivados do petróleo, álcool, corantes, flúor e metais pesados (principalmente alumínio);
- Evite os aditivos alimentares;
- Evite comer com frequência alimentos como: chicletes, gomas, refrigerantes, álcool, produtos de confeitaria, padaria e charcutaria, aperitivos, sobremesas, sorvetes, comida pronta, alimentos processados, industrializados e pré-cozidos, sopas e molhos desidratados, molhos prontos e condimentos;
- Selecione bem os produtos cosméticos;
- Leia os rótulos e escolha os produtos que contenham menos aditivos;

- Evite produtos de cores muito intensas e vivas, que revelam a presença de corantes;
- Não utilize edulcorantes (adoçantes artificiais). Use estévia ou açúcares integrais (escuros) e reduza a quantidade de açúcar (sacarose) no geral;
- Faça sauna seca: esse tipo de sauna permite eliminar através da transpiração agentes tóxicos, aumentando a desintoxicação do organismo, além de estimular a circulação sanguínea e linfática, diminuindo a retenção de líquidos, sem nos expor ao excesso prejudicial de cloro que existe nas saunas úmidas. Também melhora a reparação muscular e diminui a tensão e o estresse, limpa e desobstrui as vias respiratórias, hidrata a pele e desobstrui os poros, alivia as dores reumáticas e na coluna, relaxa os músculos e melhora o sono.

Radiações e cargas eletromagnéticas

Apesar de ainda serem muito polêmicos, talvez porque não haja muitos estudos a respeito, os campos eletromagnéticos provocados por radiações, aparelhos celulares, Wi-Fi, linhas elétricas e outras cargas estão muito associados a alterações em nosso DNA. A Oceania Radiofrequency Scientific Advisory Association (ORSAA), uma organização independente e sem fins lucrativos de cientistas e profissionais de saúde, compartilha informações e estudos sobre o impacto das radiações artificiais eletromagnéticas em seres humanos, nos animais e no ambiente em geral. Esse observatório não se cansa de reunir todas as pesquisas e publicações sobre o tema, que nos mostram que a exposição a radiações não é inofensiva.

As radiações provocadas pela chegada atual do 5G provavelmente vão provocar danos irreversíveis em nossas células. Retomando o nosso tema do microbioma, é também fácil perceber que as pessoas mais sujeitas a radiações e campos eletromagnéticos terão um microbioma que se tornará cada vez mais pobre, tanto em diversidade como em quantidade de bactérias benéficas.

Celulares, Wi-Fi e outros dispositivos que vivem perto de nós 24 horas por dia criam os modernos campos eletromagnéticos, que constituem uma ameaça potencial à saúde. Embora o efeito direto de um smartphone e a sua radiofrequência na saúde dos seres humanos ainda sejam indescritíveis, o efeito nos organismos unicelulares é bastante evidente. De acordo com um estudo recente, publicado no *Journal of Microbiology*, acredita-se que os níveis de radiações emitidas pelos aparelhos celulares e dispositivos eletrônicos pessoais possam perturbar a microbiota da nossa pele.

Também observou-se como duas bactérias, *Listeria monocytogenes* e *Escherichia coli*, foram afetadas pela radiação emitida por um roteador Wi-Fi comum de 2,4 GHz e um celular GSM de 900 MHz. Outro trabalho conduzido por pesquisadores da Baylor University também constatou como certas bactérias respondem a campos eletromagnéticos de radiofrequência. Além de estudar a resposta da *E. coli*, os autores analisaram a *Pseudomonas aeruginosa* e a *Staphylococcus epidermidis*. Todos esses trabalhos deixam claro que os campos eletromagnéticos podem perturbar a microbiota da pele humana.

Como minimizar a exposição a radiações eletromagnéticas:
- Afaste o celular;
- Desligue o Wi-Fi pelo menos durante a noite;
- Proteja-se com pedras como a shungita, a turmalina negra ou o orgonite;
- Tome banhos com sal frequentemente;
- Use frequências moduladoras que antagonizem os campos eletro-magnéticos perturbadores.

Cargas patogênicas

A relação entre patógenos (microrganismos) e microbioma se estabelece nos dois sentidos. Aplica-se a regra de quem veio primeiro: o ovo ou a galinha?

Ao longo deste livro já vimos que, se as várias microbiotas estiverem equilibradas, as proliferações de microrganismos patogênicos serão controladas. O mesmo se aplica aos vários nichos de colônias espalhados por nosso corpo. No fundo, o que permite o controle do crescimento de bactérias e outros organismos nocivos é a qualidade e quantidade do microbioma e a funcionalidade das barreiras, sobretudo pH e do MALT. Mas, agora, vou lançar um desafio! Sabia que o inverso também é verdadeiro? Ou seja, contaminações por patógenos também podem ser causa de disbiose? Imagine que você come uma salada, carne de porco, mariscos, água ou outro alimento que esteja contaminado. Supostamente a resposta imunológica inata detectaria e eliminaria esse organismo patogênico. Normalmente esses microrganismos são altamente invasores e conseguem se multiplicar contra tudo e todos. Rapidamente invadem tecidos e chegam ao intestino e, se este apresentar alterações na permeabilidade, os patógenos podem mesmo chegar a outras partes do corpo. O seu intestino pode ter parasitas, situação muito frequente, cuja existência contribui para a alteração das características do meio, o que implica desequilíbrio na manutenção de algumas bactérias comensais imprescindíveis para a microbiota intestinal. O mesmo acontece com os vírus. O rotavírus, por exemplo, nos contamina e se multiplica mais rapidamente em pessoas com disbiose ou outros problemas intestinais, tomando conta do ambiente. Cólicas, inchaço, enjoo, diarreias e outras indisposições gástricas podem ter relação com esse vírus. Por consequência, a microbiota intestinal é altamente danificada. Outro caso muito comum são as bactérias que, por vezes, contaminam mariscos, ovos, produtos lácteos e outros alimentos. As salmonelas, por exemplo, podem dar sinais de intoxicação aguda, como diarreias, vômitos e intoxicação alimentar, mas, se não temos uma boa flora ou se existe permeabilidade do intestino, podem manter seus resíduos dentro de nós (haptenos) e provocar outro tipo de doenças, principalmente as autoimunes. Como é possível ver, esse mundo dos "bichos" não tem fim e cada vez mais sabemos que o desequilíbrio provocado pelas agressões do mundo atual é, sem dúvida, a causa de todas as doenças. No Capítulo 7, vou revelar o grande segredo e você vai descobrir a causa de todos os nossos males.

Como eliminar patógenos dos alimentos:
Deixar os alimentos durante 20 minutos em uma solução de água com vinagre (4 colheres de sopa de vinagre para cada litro de água). Ou juntar 4 colheres de água oxigenada para cada litro de água.

2.7 A genética

A genética de cada pessoa influencia e predispõe ao desenvolvimento de determinadas doenças, no entanto sabemos que o ambiente é que determina a expressão dos genes que transportamos. O microbioma funciona como regulador epigenético. Você já sabe que o ambiente determina a expressão dos nossos genes relacionados com doenças ou aqueles que as evitam. O mecanismo de silenciamento ou expressão de genes é modulado pelo ambiente.

Todos os fatores que causam desequilíbrios no microbioma têm um impacto enorme também em todo o nosso corpo, porque nos inflamam, oxidam, intoxicam, alteram o pH, criam déficits micronutricionais e, por isso, todo o corpo fica mais vulnerável. Todas essas alterações levam ao surgimento de doenças, como:

- Obesidade;
- Síndrome metabólica;
- Resistência à insulina;
- Disfunção mitocondrial;
- Doenças inflamatórias;
- Doenças autoimunes;
- Autointoxicação;
- Encefalopatia hepática;
- Dores;
- Fadiga;
- Depressão e alterações neuropsiquiátricas;
- Doenças degenerativas do sistema nervoso;
- Dermatites;
- Alergias e asma;
- Problemas respiratórios;
- Vasculites;
- Artropatias;
- Artrite;
- Vários tipos de câncer;
- Proliferação de microrganismos.

Falaremos sobre essas doenças nos próximos capítulos. Mas agora volto a citar Hipócrates, que há quase 2.400 anos afirmou que as doenças começavam no intestino. Milhares de anos foram necessários para todos lhe darmos razão. A medicina convencional trata ou controla os sintomas da expressão máxima do desequilíbrio intestinal, que é a doença aguda. A medicina integrativa olha para as pessoas como um todo e entende que o sintoma é o reflexo de alguma ou várias disfunções e tenta incessantemente descobri-las. E o mais impressionante (espero que você retenha o que vou dizer porque é importante) é que, independentemente do estado assintomático do seu intestino, ele pode silenciosamente condicionar seu envelhecimento e sua alegria de viver sem doenças.

PARA FIXAR

O que desestabiliza o organismo e permite que "bichos" cresçam e nos provoquem doenças:

- Má alimentação, os antinutrientes, comida processada;
- O excesso de açúcar e de hidratos de carbono refinados, que dificultam a resposta inata do sistema imunológico, permitindo o crescimento desses seres;
- Além da comida, que nos acidifica, as águas, o estresse constante, a pressão, a irritabilidade e a sensação de que não damos conta da nossa vida alteram o pH, tornando-o mais benéfico para o bem-estar dessas criaturas;
- Os medicamentos, especialmente os antibióticos, que muitas vezes são tomados sem necessidade e prescritos para prevenção (não devia ser essa a sua função), vão empobrecendo o microbioma e toda a flora do nosso corpo, favorecendo o crescimento desses microrganismos indesejados;
- A exposição prolongada a mofo, bolor dentro de casa ou nos locais onde passamos mais tempo;
- Amálgamas dentárias, que são constituídas por uma liga de metais (níquel, mercúrio, prata, estanho). O mercúrio, sempre presente nessas ligas, volatiliza-se através da ação de bactérias que existem na boca (*Streptococcus mutans*) e se transforma em metilmercúrio, que é volátil, podendo entrar na corrente sanguínea e atingir qualquer órgão, especialmente onde existe maior concentração de gordura;
- Déficit de zinco, o que permite uma multiplicação mais rápida dos vírus;
- Deficiência de vitaminas do complexo B e déficit de vitaminas D e C;

- Pesticidas, herbicidas e outros venenos;
- Choques emocionais, como falecimentos, rancor, estresse contínuo, falta de gestão emocional, situações que deprimem o sistema imunológico, permitindo que os microrganismos indesejados se proliferem;
- A epigenética, ou seja, o ambiente onde vivemos, permite e influencia o acúmulo desses microrganismos clandestinos;
- A poluição eletromagnética (radiações, 5G) estimula o crescimento de alguns vírus e bactérias;
- Alterações hormonais na puberdade, menopausa ou gravidez, fases da vida em que pode haver mais crescimento bacteriano, viral e fúngico. Esses "bichos" adoram os nossos hormônios;
- Insônia e despertares noturnos. Os transtornos prolongados do sono debilitam o sistema imunológico e, por isso, podem dar lugar ao crescimento indesejado desses microrganismos.

3

AS BACTÉRIAS INTESTINAIS

3.1 Funções da microbiota intestinal

As bactérias intestinais contribuem para a absorção correta de nutrientes, síntese de vitaminas, enzimas, digestão, função de barreira contra invasores, manutenção da integridade da parede intestinal, função imunológica e muitas outras funções ainda desconhecidas. A manutenção do intestino saudável se deve também a essa microbiota, que depois influencia uma série de situações, uma vez que o intestino também é considerado parte do sistema endócrino (o maior órgão endócrino do corpo), produz hormônios que regularizam a digestão e a forma como se utiliza a comida, além de estimular e reduzir o apetite. Cada vez mais acreditamos que essas bactérias controlam toda a nossa saúde.

As bactérias intestinais são responsáveis pelo equilíbrio do intestino através das funções que exercem, que são basicamente cinco: protetora, muconutritiva, metabólica, imunomoduladora e psiconeuromoduladora.

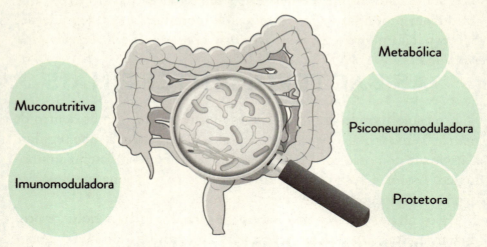

Função protetora

As bactérias da flora intestinal podem contrariar a fixação e a multiplicação de bactérias exógenas potencialmente patogênicas. Elas têm um efeito protetor ao formar uma verdadeira barreira contra agentes patogênicos, inibindo também o seu crescimento. São os estabilizadores do meio intestinal e as mais numerosas. A esse grupo pertencem os *Lactobacillus, Bifidobacterium* e *Bacteroides*.

> **VOCÊ SABIA QUE...**
> Se tiver cãibras musculares, fadiga, dores de cabeça, dificuldade em dormir e de concentração, pode, sem saber, sofrer de uma deficiência de vitaminas B_1, B_3, B_5, B_6, B_7, B_9 e B_{12}. Esses déficits podem ter muitas causas, mas uma delas poderá ter relação com a absorção e problemas digestivos. Nesse caso, é possível que tenha a bactéria *Faecalibacterium prausnitzii* em baixas concentrações, a qual é essencial para a produção e assimilação dessas vitaminas.

Função muconutritiva

São as bactérias que mantêm a camada de muco da parede do intestino com características normais e que permitem o equilíbrio e a saúde dessa mucosa. Essa camada precisa ser estável e fixa para dar estabilidade ao meio e permitir a manutenção das bactérias, que produzem proteínas (glicoproteínas) e modulam a sua degradação. São especialmente a *Faecalibacterium prausnitzii* e a *Akkermansia muciniphila*.

Função metabólica

É mesmo incrível como os 2 kg de bactérias que temos dentro de nós são verdadeiras máquinas produtoras de substâncias que regulam a atividade do nosso corpo e dão inteligência ao nosso sistema imuno- lógico. Assim, é possível a seguinte conclusão: o sistema imunológico depende das bactérias que vivem dentro de nós.

Esses nossos amigos não param de trabalhar, dia e noite, e pro- duzem muitas substâncias necessárias ao equilíbrio do nosso corpo. No entanto, por vezes também podem produzir substâncias que nos fazem mal, assunto sobre o qual falaremos mais para a frente.

Uma das substâncias principais que se obtêm pela ação das bac- térias intestinais são os AGCC. Eles são produzidos no cólon as- cendente pela ação da microbiota sacarolítica na fibra alimentar, que funciona como substrato. Desses AGCC, o que tem maiores efeitos benéficos, ainda que constitua apenas 10 a 15% dos AGCC produzi- dos, é o butirato, o combustível para as células do cólon com inúmeras funções e ações no equilíbrio intestinal, especialmente a importante ação anti-inflamatória. Outros AGCC (propionato, acetato) e a vi- tamina K também são produzidos pelas bactérias intestinais e muito valiosos para a sua saúde, mas apenas uma flora intestinal saudável pode fornecê-los.

Nessa parte do intestino, o cólon ascendente, são também pro- duzidas outras substâncias reguladoras, como acteriocinas, IgG, defensinas, DAO, MAO (diamina oxidase e monoamina oxidase, neutralizadores de elementos endobióticos), e a serotonina, mediador do humor. É interessante ter esse conhecimento para percebermos, de acordo com os nossos sintomas, qual grupo de bactérias pode estar em falta ou com um crescimento desordenado. O butirato é, talvez, o produto resultante do metabolismo bacteriano de maior interesse para o ecossistema intestinal e sistêmico. Existem algumas bactérias produtoras de butirato, como *Faecalibacterium prausnitzii*,

Bifidobacterium, Roseburia spp., *Clostridium leptum, Eubacterium rectale* e *Eubacterium hallii.*

Efeitos dos AGCC (butirato, propionato e acetato):
- Suportam 90% de aporte nutricional ao enterócito do epitélio (célula da mucosa do intestino) e aumentam o fluxo sanguíneo do cólon;
- Suportam 10 a 15% das necessidades energéticas do organismo;
- Acidificam o ambiente, impedindo o crescimento de patógenos (vivem melhor em um meio ligeiramente alcalino);
- São um reforço antipatogênico;
- Estabilizam o pH;
- Neutralizam produtos metabólicos alcalinos tóxicos, como amoníaco, compostos fenólicos e amina;
- Modulam a inflamação da parede intestinal;
- São o principal nutriente da barreira;
- Diminuem a expressão do HDAC3 (receptor das histonas desacetilases 3, enzimas que desempenham um papel crucial em inúmeros processos biológicos, principalmente por meio da sua característica repressiva na transcrição), que deteriora a função de barreira e favorece o desenvolvimento de inflamação intestinal;
- Regulam o metabolismo dos ácidos biliares;
- Contribuem para a regeneração da mucosa e do muco;
- Têm uma ação apoptótica (morte celular) nas células cancerígenas do cólon;
- Têm um efeito epigenético na modulação das histonas, que está associado à prevenção de câncer e a efeitos anti-inflamatórios;
- Melhoram o peristaltismo (motilidade do íleo).

"O câncer colorretal (CCR) é a maior causa de morte por câncer no mundo. O risco aumentado desse tipo de câncer tem sido associado a alterações na microbiota intestinal com diminuição da produção de ácidos graxos de cadeia curta (AGCC) [...]. A manipulação na produção de AGCC através de alterações na microbiota do cólon pode constituir uma estratégia para a prevenção e/ou terapia do CCR."
Sara Daniela Gomes *et al.*, 2020

São também as bactérias do cólon que, além das vitaminas B9 e B12, ajudam na produção da vitamina PP (ou nicotinamida). A vitamina PP é a mais importante para uma longevidade saudável, pois protege o corpo de muitos ataques.

Algumas bactérias produzem indol, uma substância que se acredita aumentar a mobilidade intestinal em 90% e o período de fertilidade em 120% (estudo em camundongos, moscas-da-fruta e vermes). Mas, claro, o indol não pode atingir maiores concentrações por ser inflamatório.

Esses nossos amigos microscópicos, que vivem dentro de nós, passaram a assumir uma importância cada vez maior quando descobrimos que 30% de tudo o que circula no sangue é produzido pela microbiota.

CONCEITO

Endobióticos: a microbiota intestinal também pode se converter em substâncias tóxicas, os chamados endobióticos. As próprias substâncias das membranas, lipopolissacarídeos (LPS), podem ser tóxicas para o nosso intestino, agressivas para a mucosa e, em determinadas situações de alteração da porosidade da parede intestinal, até entrar na corrente sanguínea e desencadear reações sistêmicas, como reações de autoimunidade. Alimentos derivados da dieta também podem acionar a liberação de fatores inflamatórios intestinais, como interleucinas pró-inflamatórias e TNF-α. Esses endobióticos provocam inflamação silenciosa no intestino e sobrecarga hepática.

Função imunomoduladora

Alguns estudos mostram também que os antígenos microbianos derivados da microbiota intestinal e do ambiente têm um papel primordial na maturação do tecido linfoide.

Esse conjunto de bactérias tem uma função determinante na resposta imunológica, pois mantém a estrutura da camada de muco que reveste, como se fosse um escudo do epitélio intestinal, e estimula a proliferação de células imunológicas e a correta função do GALT, tecido linfoide associado ao intestino, como vimos anteriormente.

Essas bactérias também ajudam e aumentam a atividade fagocitária dos macrófagos (o que permite estimular as defesas contra antígenos) e induzem a produção de determinadas substâncias, as citocinas, que funcionam como se fossem mensageiros do sistema imunológico, e todas juntas constituem a maneira como as células imunológicas comunicam e ditam as diversas ações da nossa imunidade.

Essa microbiota estimula também a síntese de anticorpos, especialmente IgA, que são tão importantes porque a sua concentração na mucosa é supereficaz, já que inibe a fixação de patógenos na superfície da mucosa. Os patógenos não se aderem a uma boa cobertura de IgA.

A *Escherichia coli* e a *Enterococcus faecalis*, com maior ação no sistema imunológico e que induzem os fenômenos de imunotolerância, estimulam a produção de anticorpos e são imunoestimulantes e anti-inflamatórias. Identificam e reconhecem as substâncias que entram no intestino e determinam se devem ou não ser absorvidas e, caso as cataloguem como substâncias estranhas, induzem sinais de alerta imunológico.

Função psiconeuromoduladora

Além do efeito na modulação do sistema imunológico, a microbiota exerce um papel fundamental na psiconeuromodulação, tendo sido identificadas bactérias com um papel único na saúde mental e neurológica.

> **VOCÊ SABIA QUE...**
>
> O intestino tem um sistema nervoso próprio, que conhecemos por sistema nervoso entérico (SNE). É composto por uma rede de cem milhões de neurônios, os mesmos que os da medula espinhal e, inacreditavelmente, a milésima parte dos que existem no cérebro. O cérebro humano tem 86 milhões de células neuronais. Noventa e seis por cento da serotonina (neurotransmissor que regula o humor) está no intestino, e não no cérebro. Está triste e não sabe por quê? Pensou que o seu intestino não fosse o culpado? O intestino contém mais de 30 tipos de neurotransmissores. Por isso, é também chamado de segundo cérebro e condiciona todo o nosso estado emocional.

Para sintetizar, o quadro a seguir mostra as principais funções da microbiota intestinal.

Microbiota	Funções	Cepas
Protetora	Proteção física contra patógenos. Cobrem a mucosa e asseguram a integridade	*Lactobacillus, Bifidobacterium* e *Bacteroides*
Muconutritiva	Protegem a mucosa. Induzem a síntese de mucina (glicoproteína) e modulam a sua degradação. Mantêm a homeostase estrutural e funcional da parede	*Faecalibacterium prausnitzii* e *Akkermansia muciniphila*
Metabólica	Fermentação de substratos não digeríveis como a fibra para obtenção de AGCC. Sintetizam vitaminas e aminoácidos essenciais	*Microbiota sacarolitica, Bifidobacterium adolescentis, Ruminococcus bromii* e *Roseburia*
Imunomoduladora	Modulam o funcionamento do sistema imune no intestino e no organismo em geral	*Enterococcus faecalis* e *Escherichia coli*
Psiconeuromoduladora	Intervêm no eixo intestino--cérebro. Produzem ácido gama-aminobutírico (GABA), serotonina e outras substâncias que atuam sobre os receptores neurológicos do intestino	*Lactobacillus plantarum* e *Bifidobacterium adolescentis*

3.2 Bactérias predominantes no intestino

Bactérias proteolíticas

Colonizam especialmente a zona descendente do cólon e provocam sintomas intestinais caso cresçam em excesso. Permanecendo dentro dos limites normais, são saprófitas, importantes para a digestão das proteínas e, consequentemente, fundamentais para a degradação das proteínas em aminoácidos. A digestão proteica origina também substâncias como as aminas biogênicas (histamina, putrescina, cadaverina), escatol, amoníaco, indóis, que, em quantidades mínimas, são toleradas, mas, se houver aumento da concentração, inflamam o intestino e são potencialmente perigosas. As bactérias proteolíticas são necessárias, mas não podem crescer acima de determinada concentração porque implicam uma produção maior dessas substâncias irritantes. É por isso que chamamos as bactérias proteolíticas de patógenos facultativos.

Proteolítica (potencialmente patogênica)	As bactérias proteolíticas colonizam principalmente a parte descendente do intestino grosso, vivendo em nosso organismo sem causar danos desde que o seu crescimento esteja controlado. Se crescerem além de determinadas concentrações, podem ser patogênicas	*Proteus, Klebsiella, Enterobacter, Citrobacter, Hafnia, Bacteroides, Escherichia, Pseudomonas, Clostridium,* entre outras	Ácidos graxos de cadeia ramificada ou substâncias potencialmente tóxicas, como amoníaco, aminas, indóis, fenóis e sulfuretos

CONCEITO

Comensal: espécie que se utiliza de indivíduos de outra espécie para facilitar a obtenção de alimentos, porém sem prejuízo para a outra espécie.

Simbionte: quando dois ou mais organismos vivos de espécies diferentes estabelecem uma relação mutuamente vantajosa.

Saprófita: ser que se nutre de dejetos presentes nos organismos e não causa doença.

Por que essas bactérias crescem acima da concentração ideal?
– Alterações do pH;
– Alimentação rica em produtos de origem animal e déficit de legumes e vegetais;
– Déficit na ingestão de fibra;
– Má digestão;
– Alteração das concentrações das bactérias que regulam a homeostase intestinal.

Sintomas de sobrecrescimento de bactérias proteolíticas:
– Má digestão;
– Inchaço abdominal;
– Dores de cabeça;
– Sonolência logo após a refeição;
– Gases com mau odor;
– Constipação ou diarreia;
– Dores abdominais, especialmente do lado esquerdo.

Como diminuir as bactérias proteolíticas?
– Reduzir o consumo de carne, leite, embutidos;
– Aumentar a ingestão de proteínas vegetais, legumes e saladas de uma forma geral;
– Manter o consumo de frutas em duas a três por dia (caso não haja contraindicação);
– Corrigir o pH ao longo do tubo digestivo (consultar o tópico "3.5 Distúrbios digestivos", no Capítulo 3);
– Corrigir disbiose, inflamação, permeabilidade intestinal (como veremos a seguir).

Bactérias sacarolíticas e fermentativas

São as bactérias presentes e em maior quantidade na parte ascendente do cólon e que se ocupam de processos fermentativos. Pertencem ao grupo funcional das bactérias metabólicas ou produtoras de substâncias por degradação da fibra, que descrevi anteriormente. Essas bactérias hidrolisam hidratos de carbono para produzir açúcares (fermentação sacarolítica), uma reação também aproveitada no dia a dia para a produção de diversos produtos. Na produção do chucrute, as bactérias naturalmente presentes no repolho fermentam os açúcares, transformando-os em ácido láctico na ausência de oxigênio e na presença de sal. Muitos microrganismos metabolizam hidratos de carbono e fibras alimentares, incluindo polissacarídeos (como pectinas, hemiceluloses, gomas, inulina e amidos resistentes), oligossacarídeos (como rafinose, estaquiose, FOS, GOS e dextrinas resistentes), açúcares (lactulose, lactose e frutose não absorvidas) e polióis (como manitol, lactitol, maltitol e isomalte). As principais espécies da microbiota fermentativa e sacarolítica pertencem aos gêneros *Bacteroides*, *Bifidobacterium*, *Ruminococcus*, *Eubacterium* e *Lactobacillus*. Essa ação microbiana resulta essencialmente na produção de AGCC.

Sacarolíticas	Colonizam o cólon ascendente e utilizam a fibra e os hidratos de carbono no substrato	*Bacteroides, Bifidobacterium, Ruminococcus, Eubacterium* e *Lactobacillus*	AGCC

Conselho:
Introduza produtos fermentados na sua alimentação para aumentar a flora fermentativa, tão importante para a saúde intestinal. Chucrute, missô, *kimchi* e *kefir* são alguns exemplos. Consulte todas as receitas do Capítulo 5.

3.3 Quais bactérias existem?

Existem cinco grandes grupos de bactérias que habitam o nosso corpo. A concentração dos diferentes grupos é muito diferente, sendo os *Bacteroidetes* e os *Firmicutes* os mais representativos. A figura a seguir mostra a representatividade de cada grupo no corpo humano.

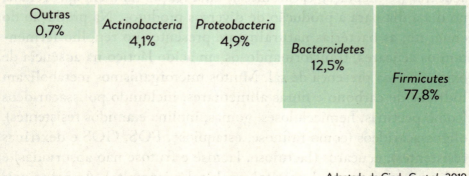

Adaptado de Cindy G. et al., 2019

I – Firmicutes

São mais de 200 tipos de bactérias, que incluem várias espécies de *Lactobacillus*, *Enterococcus* e *Clostridium*. Ao contrário dos *Bacteroidetes*, a maioria dos *Firmicutes* é gram-positiva.

CONCEITO

Gram-positivo e **gram-negativo:** forma de classificar, identificar e diferenciar as bactérias em dois grandes grupos de acordo com a sua coloração de Gram. O método de coloração de Gram recebeu esse nome em homenagem ao patologista dinamarquês Hans Christian Joachim Gram, que realizou a descoberta em 1884, continuando até hoje a ser a mais utilizada nos laboratórios de análises clínicas e microbiologia.

Os *Firmicutes* se encarregam fundamentalmente da fermentação dos hidratos de carbono. Quebram grandes moléculas presentes nos alimentos e aumentam a nossa capacidade de absorver calorias e armazenar as gorduras. Mas nesse grupo incluem-se tanto gêneros com atividade imunomodulatória benéfica, como *Clostridium* e *Lactobacillus*, quanto gêneros relacionados com a indução da inflamação, que estão diretamente associados a algumas doenças crônicas, como algumas espécies de *Clostridium* e de *Enterococcus*.

As espécies de *Lactobacillus* fazem parte da microbiota regulatória estável e obrigatória. São produtoras de ácido láctico precursor de AGCC e bactericidas. Também têm a função de acidificar o meio de tal modo que inibem o crescimento de bactérias putrefativas (proteolíticas). Algumas espécies neutralizam os componentes tóxicos produzidos por outras bactérias e que ajudam a reduzir a formação de substâncias cancerígenas.

Como aumentar os níveis de *Lactobacillus*?
Normalmente, utilizam-se probióticos e prebióticos. Alguns alimentos são aconselhados, como *kefir*, chocolate amargo, fermentados e amido resistente.

> **VOCÊ SABIA QUE...**
> A detecção precoce de grandes colônias de *Clostridium symbiosum* e *Enterococcus* pode servir de marcador prévio de câncer colorretal, o câncer com maior incidência. Outras espécies bacterianas e fúngicas, como *Talaromyces islandicus* e *Clostridium saccharobutylicum*, têm sido encontradas com maior prevalência nesses pacientes. Essa descoberta permite atuar na prevenção ativa desse tipo de câncer.

2 – Bacteroidetes

Esse grupo, formado principalmente por bactérias gram-negativas, tem características fermentativas e capacidade de modular o sistema imune de forma benéfica. Dentro desse grande grupo encontramos os identificados atualmente:

– *Bacteroides*: os microrganismos mais importantes e com maior representação no nosso corpo. Aparentemente têm função no controle do peso e na inflamação. Essa cepa aumenta em dietas com grande consumo de carne e outras proteínas de origem animal e gorduras hidrogenadas e é pró-inflamatória;

– *Prevotella*: associada a dietas com maior conteúdo em fibras prebióticas de origem vegetal e relacionadas com efeito anti-inflamatório e protetor. Tem também um papel importante na manutenção da saúde intestinal e prevenção de doenças.

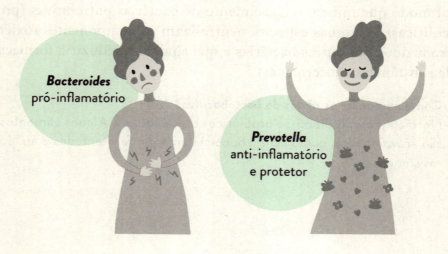

> ### VOCÊ SABIA QUE...
> A maior presença de *Prevotella* é associada ao maior consumo de hidratos de carbono, fibras e açúcares simples, enquanto a abundância de *Bacteroides* normalmente está correlacionada com dietas ricas em proteínas e gorduras saturadas.

O índice *Firmicutes/Bacteroidetes* fornece uma indicação geral da biodiversidade da microbiota e serve como um indicador de tendência para a obesidade.

Um valor positivo (aumento do filo *Firmicutes*) está associado a:
– Uma tendência para a obesidade (geralmente há aumento de *Lactobacillus* e *Roseburia*, diminuição de *Faecalibacterium prausnitzii* e aumento de *Bacteroides* à custa de outras bactérias do filo *Bacteroidetes*);
– Um aumento de AGCC benéficos, causando aumento da mucina intestinal e diminuição da permeabilidade intestinal.

Um valor negativo (aumento do filo *Bacteroidetes*) está associado a:
– Uma tendência inflamatória;
– Um aumento na resistência à insulina, que aumenta o risco de diabetes tipo 2;
– Um aumento em AGCC putrefativos.

A ingestão de fibra solúvel aumenta o nível de *Firmicutes*, pois favorece o crescimento da microbiota regulatória e muconutritiva.

> **O que devemos comer para manter uma relação equilibrada entre *Firmicutes* e *Bacteroidetes*?**
> Pelo fato de os *Bacteroidetes* e os *Firmicutes* representarem a grande carga microbiótica, deve haver equilíbrio entre a sua representação e a sua concentração. Para tanto, deve-se aumentar o consumo de:
> • gorduras saudáveis, como frutos secos, peixes gordos, abacate, azeite, óleo de coco, sementes;
> • verduras cruas ou cozidas no vapor;

> • polifenóis, como frutos vermelhos, framboesas, mirtilos, morangos, romã, cranberry, cacau, sementes;
> • quercetina, presente no alho, cebola, aspargos, maçã*.
>
> * Atenção: se tiver síndrome do intestino irritável (SII) ou inchaços abdominais, deve fazer uma dieta com redução de FODMAP. Uma vez que alguns desses alimentos são ricos em FOMAP, a ingestão deles deve ser restringida.

3 – Actinobacteria

As *Bifidobacterium* pertencentes a essa classe apresentam funções benéficas para a saúde, pois são capazes de produzir vitaminas, estimular o sistema imunológico e inibir o crescimento de algumas bactérias patogênicas, além de ajudar na digestão e manutenção da barreira intestinal e na defesa contra patógenos. Esses são os microrganismos conhecidos por *Bifidum*, bactérias que representam entre 2 e 14% do microbioma. Produzem acetato e lactato, que funcionam como substrato a outras cepas intestinais na produção do butirato, o AGCC mais importante no controle do ecossistema intestinal. São um dos principais componentes da microbiota reguladora e estão distribuídas por todo o intestino. Sua concentração vai sendo reduzida ao longo dos anos.

Algumas bactérias pertencentes a esse grupo aumentam as defesas e regulam o trânsito intestinal.

4 – Proteobacteria

São bactérias potencialmente patogênicas e um grupo heterogêneo, com algumas podendo causar doenças, como a *E. coli*, e constituem perto de 5% do microbioma intestinal. A *Escherichia coli*, da família Enterobacteriaceae, é considerada uma bactéria comensal, cuja presença em indivíduos assintomáticos pode ser comum, mas, se as colônias aumentarem muito, pode estar associada a alterações funcionais e doença inflamatória intestinal (DII). Todas as bactérias desse grupo estão presentes e relacionadas quando proliferam muito com várias doenças, como veremos ao longo deste livro.

A *E. coli*, apesar de associada a infecções urinárias, vive normalmente no intestino e tem funções muito diversas:

- Sintetiza substâncias antibacterianas;
- Estabiliza a barreira intestinal devido à presença de lipopolissacarídeos na sua parede;
- Produz AGCC benéficos;
- Produz gases (H_2, CO_2) na presença de hidratos de carbono. Isso dá origem a uma diminuição da absorção de nutrientes e a alguns distúrbios digestivos.

5 – Verrucomicrobia

A principal representante dessa classe é a *Akkermansia muciniphila*, a bactéria que todos queremos ter em maior quantidade porque é a que vai ajudar no crescimento e equilíbrio das várias populações. É um dos membros mais abundantes da microbiota intestinal, podendo representar entre 1 e 5% do total das bactérias.

Está correlacionada também com a integridade da mucosa intestinal e nos protege contra a obesidade induzida pela alimentação. Recentemente foram identificados mecanismos que mostram que essa bactéria está relacionada com inúmeros aspectos de estabilidade do microbioma e da mucosa intestinais, e alguns autores acreditam mesmo que ela pode constituir uma terapêutica interessante na obesidade e no diabetes.

TIPOS DE MICRORGANISMO

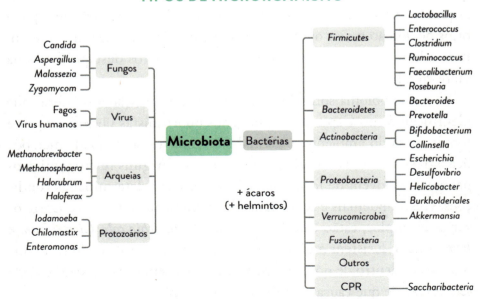

3.4 Homeostasia intestinal

Temos plena consciência de que o intestino – órgão para o qual ninguém dava valor antes – é o principal pilar da nossa saúde e o responsável por obesidade, alergias, depressões, eczemas e praticamente todas as doenças. Mas, ao mesmo tempo, não sabemos o que fazer para equilibrá-lo e, mais grave, muitas vezes o desequilíbrio é silencioso ou se manifesta por sinais extraintestinais, que, na maioria das vezes, não relacionamos com problemas intestinais. Por exemplo, há associações menos óbvias entre sintomas e doenças e alterações intestinais, como cansaço, eczema, dores de cabeça, depressão, alterações de comportamento, câncer e doenças autoimunes. E esses são alguns exemplos muito comuns. Por isso, dirijo-me também neste capítulo aos meus leitores e pacientes que não sentem grandes alterações no trato gastrintestinal e ficam sempre na dúvida se o seu microbioma está equilibrado. Vou deixar algumas dicas capazes de indicar problemas intestinais e que muitas vezes não associamos aos sintomas.

Hoje há muita informação que nos permite afirmar que em todas as doenças há uma desorganização das porcentagens qualitativas e quantitativas dos microrganismos que vivem dentro de nós. Bactérias, arqueias, vírus, fagos, protozoários, fungos e leveduras com desequilíbrios devido ao maior ou menor crescimento das suas colônias alteram toda a homeostasia intestinal, levando a inúmeros desequilíbrios na saúde geral.

Se o microbioma sofre distúrbios por alta exposição aos fatores que identificamos no Capítulo 2, patógenos oportunistas podem crescer e tomar conta do ambiente intestinal com toda a sua atividade metabólica agressiva e inflamatória para o intestino. Alguns microrganismos patogênicos vivem de forma silenciosa, mas, em determinadas condições, crescem demais e se tornam silenciosamente agressivos. Entre os vários exemplos, estão *Candida albicans*, *Escherichia coli*, *Clostridium* e *Enterococcus*. Existem muitos outros "bichos" que, não sendo simbióticos, vivem dentro de nós, sem pedir licença e sem se fazer sentir. Pode ter certeza de que causam milhares de distúrbios.

Conselho:
Mesmo sem queixas intestinais ou gástricas, equacione se o seu intestino e o microbioma estão equilibrados, pois eles são o centro da sua saúde e, portanto, você deve dar a eles uma atenção especial. Muitas vezes há queixas ou sintomas extraintestinais que nos remetem a um desequilíbrio das microbiotas. Meu conselho é: mesmo sem sintomas gastrintestinais, tente associar sinais extraintestinais com o seu intestino.

O intestino é o órgão mais longo do organismo, e está encarregado de finalizar a digestão e a absorção dos nutrientes essenciais ao bom funcionamento geral do corpo. Sendo o órgão final do sistema digestivo, é fundamental relacioná-lo com todos os processos antecedentes, como a ingestão de alimentos, o processo de mastigação, a acidez gástrica e a função do fígado e da vesícula.

As funções do intestino e do microbioma intestinal são inúmeras, como esclarecemos anteriormente. Ter um intestino saudável não se traduz só na regularidade diária da sua função, ou seja, evacuar todos os dias.

Quando pensamos em intestino, é essencial levar em conta por que o equilíbrio intestinal (homeostasia) é interrompido e surgem os distúrbios gastrintestinais ou, muitas vezes, essas alterações podem se manifestar por sintomas fora do intestino. Como vimos anteriormente, todas as nossas mucosas estão interligadas metabolicamente, apesar de muitas delas nem terem contato físico umas com as outras. É por essa razão que muitos sintomas de alteração da homeostasia intestinal podem se fazer sentir fora do intestino.

Seis aspectos para ter um intestino feliz:
• Microbiota intestinal;
• Estabilidade da camada de muco da mucosa;
• Barreira intestinal;
• Equilíbrio ácido-base;
• Sistema nervoso entérico;
• Sistema imune das mucosas.

3.5 Distúrbios digestivos

Quando ocorrem distúrbios digestivos, normalmente é porque existem alterações no equilíbrio do ecossistema intestinal que devem ser corrigidas. Má digestão, constipação, inchaço, gases, diarreia e SII são talvez os distúrbios mais comuns, acometendo mais pessoas, independentemente da idade e do sexo.

Por que esses distúrbios são cada vez mais frequentes? Talvez reflitam um sistema gastrintestinal afetado pelo ambiente onde vivemos. Com o aprendido até aqui, é possível perceber que não faz sentido a abordagem clássica, que se preocupa apenas com o tratamento e a eliminação dos sintomas, sem averiguar as causas que os originaram. Sabemos que desequilíbrio intestinal vai afetar a nossa saúde em toda a sua expressão.

Não posso deixar de dar exemplos do que diariamente constatamos em consulta. Pessoas que chegam com constipação de anos e anos e uma vida inteira tomando laxantes, porque lhes disseram que a cura do sintoma – ir ao banheiro todos os dias – era a solução. Infelizmente, quando chegam à consulta, já trazem uma série de problemas associados que nunca relacionaram com a constipação antiga.

A conversa em consulta invariavelmente é assim:

— Como funciona o seu intestino? Está constipada?

— Não, doutora, o meu intestino funciona todos os dias.

— Ótimo, que bom! Então, me diga que medicamentos toma.

— Tomo um laxante diariamente, um antidepressivo, mais o comprimido para dor, e agora tenho de tomar o do colesterol, e ainda tomo um à noite para dormir, mais o do estômago, porque não faço bem as digestões.

Você, caro leitor, que já sabe muito sobre o intestino e o impacto que o microbioma causa na nossa saúde, já adivinhou o final da história!

Distúrbios gastrintestinais mais frequentes:
- Alterações do pH;
- Disbiose;
- Crescimento excessivo de bactérias no intestino delgado;
- Alterações da permeabilidade intestinal;
- Distúrbios do trânsito (constipação/diarreia);
- Intolerâncias digestivas;
- Inchaços, gases e estufamento;
- Má digestão;
- SII;
- Insuficiência digestiva ou hepatobiliar;
- Candidíase;
- Parasitoses.

3.5.1 Alterações do pH do aparelho digestivo

Quando queremos tratar uma pessoa, a primeira coisa que precisamos fazer é corrigir o pH da boca, do estômago, do intestino e do corpo em geral, uma vez que é ele quem comanda as características da microbiota, influenciando o equilíbrio entre as várias populações de bactérias e outros microrganismos do nosso microbioma. O pH correto em cada nicho anatômico permite a sobrevivência das espécies necessárias nas partes específicas do corpo, tornando o microbioma forte e eficaz contra a multiplicação de bactérias, vírus, fungos, parasitas nefastos e desestabilizadores, além de cumprir convenientemente a sua função de órgão produtor de substâncias.

Complicações frequentes se o pH do estômago não for suficientemente ácido:
- Dificuldade na digestão;
- Diminuição da atividade das enzimas gástricas;
- Dor e azia;
- Refluxo gastresofágico;
- Halitose (mau hálito);
- Alteração do microbioma gástrico;
- Sintomas histamínicos pós-prandiais (alergias após a refeição);
- Proliferação da bactéria *Helicobacter pylori* (associada a câncer gástrico), que cresce em ambientes menos ácidos;

- Crescimento descontrolado de bactérias, fungos, parasitas e protozoários;
- Má absorção de fármacos e outros nutrientes cuja solubilidade depende do pH do estômago;
- Diminuição da produção do fator intrínseco, imprescindível para a absorção de vitamina B12;
- Má absorção de minerais como ferro, zinco, selênio, cálcio, cobre, entre outros;
- Alterações intestinais, inchaço e gases;
- Alteração do microbioma e da permeabilidade intestinais;
- Todas as queixas que têm a ver com desmineralização e déficit vitamínico, como queda de cabelo, cansaço, unhas fracas, problemas de pele e transtornos imunológicos;
- Alterações emocionais, déficit na produção de neurotransmissores.

Como já vimos, é imperativo e fisiologicamente correto manter o estômago ácido. As células parietais da mucosa gástrica estão preparadas para esse pH, e essa acidez permite manter as enzimas digestivas ativas, bem como as válvulas cardíacas e o piloro funcionais, para que o conteúdo gástrico se mantenha durante a digestão e se consiga uma correta absorção de vitaminas e de alguns minerais. O meio ácido evita que microrganismos passem para o intestino e funciona como uma barreira física anti-intrusos, como vimos anteriormente. Agora precisamos saber como manter o estômago ácido, para que os alimentos possam chegar ao intestino já devidamente digeridos e não provocar desequilíbrios no intestino delgado.

Como aumentar a acidez do estômago (diminuir o pH) e melhorar a mucosa gástrica:
- Água morna com limão ao acordar;
- Água morna com limão em menor quantidade imediatamente antes de comer ou acompanhar a comida com limão;
- Infusão de gengibre e/ou limão;
- O mamão papaia e o abacaxi possuem enzimas digestivas que podem facilitar a digestão e corrigir o pH;

- Suplementação com cloridrato de betaína, 400 mg antes de cada refeição;
- Uma colher de vinagre de maçã ou de sidra em jejum;
- Não abusar dos líquidos, incluindo a água, durante as refeições, pois diluem os sucos gástricos;
- Uma colher de bicarbonato de sódio e de potássio 20 minutos depois da refeição;
- Fazer jejum intermitente de forma a deixar que o sistema digestivo se recupere e se regenere;
- Retirar açúcares, adoçantes, alimentos industrializados;
- Incluir alimentos fermentados (ver o Capítulo 5), se tolerados;
- Sumo de aipo em jejum (ver receita no Capítulo 5);
- Tomar probióticos, fórmula especialmente rica em *Lactobacillus reuteri* e *Lactobacillus pentosus;*
- Introduzir *kefir,* que pode ajudar a melhorar a parede do estômago em caso de gastrite e lesões. Opte pela versão vegana (receita no Capítulo 5);
- Incluir caldo de ossos (receita no Capítulo 5);
- Incluir vitamina B_{12} sob a forma metilada (metilcobalamina), glutamina e cogumelo juba-de-leão em suplementos;
- Controlar os níveis de estresse;
- Enzimas digestivas como pepsina, amilase, protease, lactase, lipase, bromelaína e papaína;
- A alcachofra, o alecrim e a bardana também podem ser úteis na inflamação gástrica;
- Dieta *low* ou *free carb.*

É claro que aquilo que comemos é o que mais influencia o meio e, por isso, sem corrigir a alimentação, não é possível ter um estômago ótimo. Tente reduzir ou mesmo eliminar essas opções mais agressivas para o seu estômago, sobretudo por alterarem drasticamente o pH.

O que eliminar da alimentação?
- Alterar a alimentação de acordo com todas as regras que aparecem neste livro, mais detalhadamente nos Capítulos 5 e 6;
- Retirar açúcares, edulcorantes e bebidas açucaradas;

– Não beber refrigerantes e outras bebidas gaseificadas;
– Frituras e comida industrializada;
– Excesso de álcool e de café;
– Produtos processados;
– Aditivos alimentares;
– Suco de laranja;
– Lácteos.

3.5.2 Eubiose e disbiose, o que são?

Eubiose significa equilíbrio entre as várias populações de bactérias e microrganismos e o meio onde vivem, representando a situação desejável e presente em pessoas saudáveis.

Disbiose é um termo que se aplica quando existe desequilíbrio qualitativo e quantitativo das diversas bactérias que constituem a nossa microbiota. Pode se aplicar o termo disbiose às várias microbiotas, desde a oral à do estômago, da parte intestinal, da pele, da vagina e de todos os outros nichos bacterianos cujas cepas se encontrem em desequilíbrio.

Essencialmente ocorrem uma perda da homeostasia da microbiota e um desequilíbrio entre o crescimento dos diferentes grupos de bactérias: as protetoras, as imunomoduladoras, as muconutritivas, as potencialmente patogênicas e as de degradação. A biodiversidade é reduzida e verifica-se um maior crescimento de algumas espécies em comparação a outras. Muitas vezes, essa perda de homeostasia tende ao crescimento maior de espécies patogênicas facultativas (as que somente se tornam perigosas em determinadas condições). É nesse contexto disbiótico que surgem a inflamação e a maioria das doenças.

O que acontece quando há disbiose?

A disbiose tem várias causas, não existindo apenas um fator, mas sim um conjunto de situações que vão promovendo a alteração do equilíbrio entre as várias bactérias do microbioma. Contudo, genericamente, podemos associá-la a:

- Processos de putrefação no cólon resultantes de dietas ricas em proteínas e gorduras e pobres em fibras;
- Processos de fermentação resultantes de dietas ricas em hidratos de carbono, que aumentam muito o metabolismo sacarolítico e alteram a natureza da flora;
- Déficit da flora intestinal por fatores externos como medicamentos, falta de fibras, estresse, toxinas e outros fatores já descritos anteriormente, considerados agressores do microbioma;
- Processos de sensibilização da flora intestinal, como aumento da resposta imunológica em face da flora normal, associada a algumas doenças, como artrites, autoimunes, alergias, entre outras.

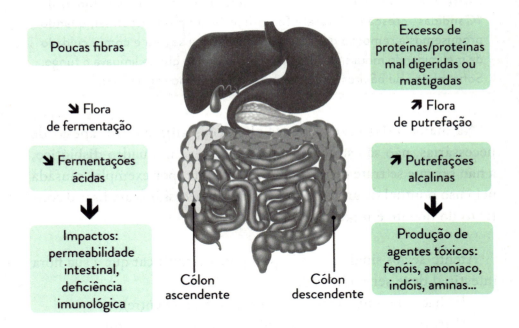

Causas de disbiose

As causas da disbiose são todas aquelas que contribuem para a agressão do nosso microbioma, já abordadas no Capítulo 2, que podem ser simplesmente o envelhecimento normal, problemas hepáticos, gástricos, parasitoses, toxicidade, entre muitos outros. Por isso, não existe uma forma de tratar a disbiose, tampouco um protocolo. Cada pessoa com o problema deve ser analisada. A avaliação deve ser integrativa, no sentido de tentar encontrar o que está acontecendo. Vou deixar um exemplo muito comum.

Sofia chegou ao meu consultório com diagnóstico de disbiose e já vinha suplementada com probióticos. Acontece que ainda não tinha conseguido resolver o problema, mantendo as queixas de inchaço intestinal e constipação. Estudamos o caso de Sofia, tentando encontrar as causas da desregulação do seu intestino. Identificamos a existência de algumas amálgamas dentárias na boca. Pedimos um estudo de fezes e vimos que existe *Candida albicans* em crescimento acelerado, situação também muito normal quando existe mercúrio. A presença desse metal permite que as colônias de "Candidas" cresçam. A tarefa foi insistir na limpeza intestinal, quando propusemos a remoção das amálgamas de forma segura e com o cuidado de ir eliminando metais do corpo ao mesmo tempo que se limpava o fungo. Sofia mudou de hábitos e rapidamente seu intestino regularizou.

Na maioria das vezes, apenas alterações alimentares, apesar de necessárias, não são suficientes para reverter um quadro disbiótico, a não ser que se trate de uma situação recente, por exemplo, causada pelo uso pontual de antibióticos. É sempre necessário analisar o contexto do doente e modificar o meio.

Atente-se aos sinais a seguir, pois podem significar que a sua flora intestinal deve ser melhorada:
- Inchaço abdominal (especialmente no baixo-ventre);
- Perturbações do trânsito intestinal (acelerado ou lento);
- Fadiga crônica, gases, dores, irritabilidade intestinal;
- Constipação e/ou diarreia;
- Má absorção de nutrientes, déficits nutricionais;
- Digestões difíceis;
- Distúrbios inflamatórios intestinais;
- Insuficiência digestiva ou hepatobiliar;
- Síndrome do cólon irritável;

– Parasitoses, candidíases e infecções bacterianas intestinais;
– Deficiência imunológica.

Como saber se tenho disbiose intestinal?

A melhor forma seria fazer um estudo completo das fezes sob o ponto de vista quantitativo e qualitativo. A seguir, enumero alguns dados importantes que podemos coletar e que nos permitem fazer um diagnóstico mais correto:

- Mapeamento do microbioma intestinal através de análises das fezes, que devem ser por microscopia, mas sempre por detecção de DNA e PCRus (PCR ultrassensível).

VOCÊ SABIA QUE...

Com as devidas mudanças alimentares e comportamentais, é possível restabelecer a função do seu intestino em apenas 14 dias? Neste livro apresento um plano especial no Capítulo 6.

Fique atento hoje para ter saúde para sempre!

O que fazer para corrigir a disbiose:

- Cuidar do estômago;
- Alterar a alimentação;
- Limpar o intestino;
- Desintoxicar e desinflamar;
- Eliminar ou reduzir todos os fatores que perturbam o microbioma, como descrito no Capítulo 2;
- E, por fim, repor a microbiota pelo uso de prebióticos e probióticos.

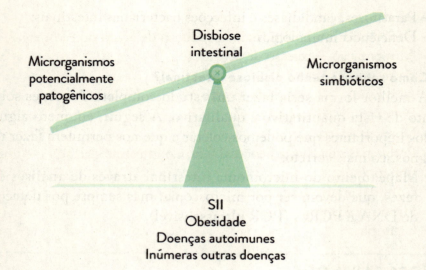

3.5.3 SIBO

O acrônimo inglês SIBO refere-se a *small intestinal bacterial overgrowth*, ou seja, um crescimento excessivo de bactérias no intestino delgado. Em situações de SIBO, o intestino delgado é invadido por bactérias alojadas no intestino grosso, em consequência de disfunção no complexo motor migratório intestinal. Essa migração é favorecida por várias razões, que identifico a seguir, e provoca uma alteração significativa na composição desse nicho bacteriano.

A invasão dessa área por essas bactérias provoca desconforto, inchaço e dor, sintomas característicos de SIBO, que se devem ao aumento de concentração de alguns produtos tóxicos para a mucosa, como o amoníaco, o D-lactato e o etanol, resultantes do metabolismo dessas bactérias. Esses produtos permitem também o crescimento de algumas leveduras e fungos, sobretudo "Candidas". Além disso, o processo de fermentação dá origem à formação de gases de hidrogênio, metano e sulfato de hidrogênio, que provocam desconforto e, muitas vezes, dor.

As causas de SIBO são inúmeras, podendo ter a ver com má mastigação, hipocloridria (estômago pouco ácido) e grau de digestão dos alimentos, uma vez que, se chegarem mal digeridos ao intestino delgado, alteram o meio e viabilizam a subida de bactérias do cólon.

Causas
- Hipocloridria gástrica (baixa produção de ácido no estômago);
- Alimentação – excesso de açúcares;
- Estresse;
- Alterações da motilidade intestinal;
- Presença de *Helicobacter pylori*;
- Doenças gástricas;
- Problemas na válvula ileocecal (entre o intestino delgado e o intestino grosso);
- Comidas muito fracionadas;
- Hipotireoidismo;
- Cirurgias.

Como identificar?
Fique atento aos seguintes sinais:
- Inchaço abdominal elevado, normalmente 60 a 120 minutos depois de comer;
- Cólicas;
- Diarreia/constipação;
- Gases/flatulência;
- Barriga maior durante a noite do que pela manhã todos os dias;
- Estresse relacionado com o funcionamento intestinal sem outras causas;
- Indigestão;
- Candidíase;
- Rosácea;
- Inchaço e agravamento do quadro com a administração de probióticos;
- Déficit de vitaminas;
- Má absorção;
- Perda ou ganho de peso;
- Agravamento com a ingestão de fibras.

Uma forma fácil de diferenciar SIBO de outra disbiose é perceber se o quadro piora com a introdução de probióticos, já que as pessoas que têm SIBO costumam inchar muito, com a intensificação de todos os sintomas com o uso desses microrganismos.

Como diagnosticar?

A forma correta de diagnóstico seria a realização de testes respiratórios que possam detectar os produtos de fermentação bacteriana no intestino (hidrogênio e metano). Trata-se de um método simples, não invasivo e fácil para diagnosticar o crescimento bacteriano excessivo.

Como tratar?

Para reverter um SIBO, é necessário corrigir o meio; para isso, é fundamental rever os cinco grandes grupos de agressores à nossa saúde em geral e que descrevi no Capítulo 2. Além de alterações alimentares, é importante reduzir ou eliminar toxinas, corrigir o estilo de vida, evitar a exposição a radiações e eletromagnetismo e controlar os microrganismos patogênicos, como já falamos, mas nunca é demais enumerar esses agressores.

No caso de uma avaliação de SIBO positiva, é necessário reduzir o crescimento bacteriano desordenado, podendo por vezes ser útil, para isso, o uso de antibióticos químicos, apesar dos efeitos nefastos em toda a microbiota remanescente. Como alternativa, há óleos essenciais com ação antibacteriana que conseguem deter o crescimento desses organismos. Para saber quais óleos e outras substâncias com efeito antibacteriano podem ser usados, consulte o Capítulo 6.

O que fazer para tratar SIBO:

1. Limpar o excesso de bactérias existentes no intestino delgado. Consulte o protocolo de limpeza no Capítulo 6;
2. Corrigir o pH do estômago, da boca e a mastigação;
3. Corrigir a alimentação de acordo com as regras que constam nos Capítulos 5 e 6;
4. Reduzir o consumo de frutas;
5. Eliminar açúcares e adoçantes não reabsorvíveis, como o sorbitol, a sacarina e o aspartame;
6. Introduzir 2 colheres de sobremesa de óleo de coco (fora das refeições);
7. Retirar durante 6 semanas os alimentos ricos em FODMAP (tabela presente nos anexos deste livro);
8. Uma maçã cozida por dia. A pectina, substância que existe nessa fruta, estimula a produção da FAI (fosfatase alcalina intestinal). Essa enzima é capaz de se ligar aos lipopolissacarídeos (LPS – restos de bactérias) e eliminá-los pelas fezes!

As bactérias patógenas que ficam alojadas no trato gastrintestinal de um indivíduo são do tipo gram-negativas, cuja membrana celular tem, entre outros componentes, lipopolissacarídeos. No caso de alteração da permeabilidade do intestino, esses componentes podem atravessar a parede intestinal e invadir o sangue, provocando grandes problemas de saúde, sobretudo imunológicos;

9. Alguns suplementos que podem ajudar (consulte também o Capítulo 6):
   - Fibras;
   - Inulina;
   - Cloridrato de betaína;
   - Enzimas digestivas;
   - Glutamina;
   - Bérberis;
   - Orégano.
10. Fazer enemas ou hidroterapia do cólon (consultar o Capítulo 6 – limpeza intestinal);
11. Retirar intolerâncias alimentares;
12. Iniciar o jejum intermitente e, se possível, incluir períodos maiores de jejum ou dieta que imite o jejum.

Conselho:
Mesmo com tratamento com antibiótico (químico ou natural), deve-se obrigatoriamente corrigir a alimentação e adotar as regras que enumerei. Caso contrário, o crescimento exagerado vai reaparecer porque continua alimentando as bactérias ruins.

O tratamento de um SIBO não é fácil e implica várias fases de intervenção de acordo com o doente; por isso, deve-se sempre pedir ajuda a um profissional de saúde com experiência na área.

VOCÊ SABIA QUE...
O jejum intermitente constitui uma boa ferramenta para prevenir SIBO. Períodos maiores de jejum permitem que os restos de alimentos sejam conduzidos para o intestino grosso, deixando o delgado limpo e sem comida, o que favorece a reposição do pH e da flora intestinal normal.

3.5.4 Permeabilidade intestinal

A permeabilidade da mucosa intestinal é alterada se o intestino ficar mais poroso para substâncias que não poderiam passar para o sangue. Talvez, esse seja o distúrbio gastrintestinal com maiores consequências na saúde em geral, visto que a função de barreira e outras da parede ficam alteradas.

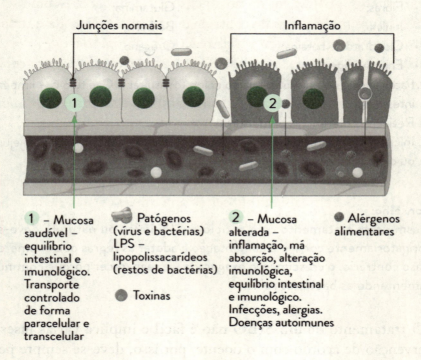

Os mecanismos de transporte de substâncias para dentro do sangue são distintos, mas os mais importantes são aqueles regulados por estruturas existentes entre os enterócitos (células da mucosa intestinal) e que determinam a abertura ou o fechamento dessas oclusões. As zonas de oclusão entre os enterócitos abrem ou fecham de acordo com a necessidade de entrada ou não de nutrientes no sangue.

A zonulina é a substância que controla os mecanismos que fazem abrir as zonas de oclusão e, por isso, é um biomarcador de permeabilidade intestinal.

O *leaky gut*, termo em inglês muito usado para essa disfunção intestinal, talvez seja a consequência de todos os distúrbios que temos visto ao longo deste livro. As causas podem ser todas as anteriores e, quando são mantidas situações de desequilíbrio, o intestino fica poroso depois de algum tempo.

A gliadina e a glutenina, proteínas existentes no glúten, estimulam a zonulina, que, por sua vez, deixa aberto esse portão gigante que separa o interior do exterior do nosso corpo. Na verdade, é como se não houvesse um mecanismo de controle de entrada e de saída e tudo vai para o sangue, provocando várias reações inflamatórias.

Mesmo nas pessoas saudáveis e que não sofrem de doença celíaca, as proteínas do glúten têm uma função imunogênica (capazes de alterar a resposta imunológica) e podem também modificar a permeabilidade intestinal na maioria das pessoas.

Como identificar?

Os sinais de *leaky gut* podem ser muito distintos, apesar de a medição da zonulina em laboratório ser a forma mais correta de identificar um intestino poroso. Existem vários sinais clínicos que podem indicar alteração da permeabilidade intestinal, como:
- Névoa mental;
- Distúrbios cognitivos;
- Cansaço e fadiga;
- Doenças autoimunes;
- Olhos inchados.

Como tratar?

Para ter um intestino saudável, é importante eliminar o que faz mal, mas fique alerta porque é necessário prestar atenção ao todo e não perder o contexto:
- Alimentação: aditivos alimentares, conservantes, álcool, transgênicos, carnes na brasa (queimadas), embutidos etc;
- Agentes tóxicos, pesticidas etc.;
- Medicamentos;
- Metais pesados;
- Estresse.

Desse modo, é importante haver cuidados essenciais no dia a dia para potencializar e se beneficiar de uma boa saúde intestinal, como:

- Detectar e eliminar infecções silenciosas – parasitas, fungos, bactérias patogênicas;
- Ingerir prebióticos e probióticos;
- Aumentar a ingestão de fibras alimentares;
- Uma boa e equilibrada ingestão de água ao longo do dia;
- Reduzir o consumo de carnes e de açúcares;
- Eliminar o glúten e os lácteos;
- Praticar uma atividade física de forma regular;
- Diminuir os níveis de estresse;
- Atentar e cuidar no caso de consumo de antibióticos e outros medicamentos;
- Ter uma boa mastigação e um pH estomacal ajustado para uma boa digestão.

3.5.5 Inchaço e gases

Antes de tudo, é necessário distinguir gases fisiológicos de gases que podem significar disfunções. Muitas vezes nos esquecemos de que os gases são fisiológicos e saudáveis.

As bactérias sacarolíticas transformam as fibras da alimentação em AGCC. Os gases são provocados pela degradação desses AGCC, como o acetato, o butirato e o propionato, que liberam energia e, como produtos resultantes desse processo, há liberação de água e CO_2. Esses são gases fisiológicos, desaparecem rapidamente e não têm cheiro.

O problema surge quando há desequilíbrio das floras fermentativa e proteolítica, ou seja, se a fibra, em vez de encontrar uma flora sacarolítica fermentativa, encontra uma flora proteolítica, que deveria existir no cólon descendente. Mais uma vez, se houver aumento do pH dessa região do intestino, as bactérias proteolíticas, que supostamente estariam no cólon descendente, invadem essa parte e dão lugar a um quadro disbiótico.

Se a flora fermentativa estiver em excesso, há produção de mais gases, que normalmente também não têm cheiro, mas o intestino incha mais do lado direito. Nesse caso, temos de corrigir a alimentação e talvez reduzir um pouco a ingestão de fibra e hidratos de carbono.

Se, por sua vez, os gases têm cheiro, isso se deve normalmente a fenômenos putrefativos e aumento de patógenos. Nesse caso, normalmente o desconforto é no lado esquerdo, zona correspondente ao cólon descendente.

Como identificar?

Em um contexto fisiológico, os gases não provocam dor nem têm cheiro. Mas, pelo contrário, se os gases tiverem cheiro e provocarem dor, isso pode decorrer do aumento da produção de ácido sulfídrico e de metano, que promove dor e irritação no intestino. Nesse caso, há disbiose e crescimento especialmente de *Bilophila wadsworthia* ou *Desulfovibrio piger*, bactéria grande produtora de gás irritante que aumenta a sensibilidade da mucosa. Outro exemplo são as arqueias metanogênicas, como a *Methanobrevibacter*, produtora de metano (CH_4), presente na SII e no SIBO.

> ## VOCÊ SABIA QUE...
> Os gases são fisiológicos e saudáveis. E é normal cada pessoa produzir e expelir cerca de 1 a 1,5 litros de gases por dia. O problema não existe por causa do volume, mas sim pelo tipo de gases.

Conselho:
Se a sua barriga incha mais do lado esquerdo, pode significar que você tem alteração na flora de putrefação e deve ter cuidado com a ingestão de proteínas animais e algumas gorduras. Se, contudo, sentir mais incômodos do lado direito, pode-se dizer que está com alteração na flora fermentativa, caso no qual deve reduzir a ingestão de hidratos de carbono e açúcares.

Como tratar?

- Corrigir a alimentação;
- Melhorar a digestão;
- Corrigir a disbiose de acordo com a sensibilidade do lado direito ou esquerdo do intestino e com o tipo de gases;
- Reduzir alimentos ricos em FODMAP provisoriamente;
- Reduzir a ingestão em excesso de fibra ou de açúcar;
- Identificar e reduzir a ingestão de alimentos que provocam intolerâncias alimentares.

3.5.6 Constipação crônica

A constipação crônica pode ser uma consequência de milhares de desregulações corporais. Infelizmente, as pessoas não têm essa noção e, por desconhecimento, acreditam que o uso de laxantes e a reposição do trânsito intestinal são suficientes para resolver o problema.

Mas, na realidade, não é assim que funciona!

A constipação, tal como todas as disfunções, é um sinal que o corpo nos dá e para o qual devemos ficar atentos. Focar apenas o problema e perder o contexto da situação normalmente não resolve nada.

Se você tem constipação crônica, deve entender o motivo e analisar o que o seu corpo quer lhe dizer.

Como identificar?

Aqui estão alguns aspectos a se levar em conta que podem estar relacionados com a constipação:

- Outros distúrbios gastrintestinais (pH do estômago, disbiose, SIBO, *leaky gut*, entre outros);
- Existência de patógenos, como protozoários, parasitas, fungos e leveduras;
- Ingestão reduzida de água;
- Intolerâncias alimentares;
- Ingestão de pouca fibra alimentar;
- Estresse;

– Problemas de tireoide;
– Alterações hormonais, sobretudo diminuição de progesterona;
– Menopausa e tensão pré-menstrual;
– Níveis baixos de magnésio, suplementação com sulfato ferroso;
– Sedentarismo.

Para corrigir a constipação crônica, é necessário identificar todos os aspectos que estamos abordando.

Não se esqueça de que na maioria das vezes há razões metabólicas não relacionadas de forma direta com o trato gastrintestinal. Pessoas com hipotireoidismo, ainda que subclínico e/ou baixos níveis de progesterona, normalmente têm maior propensão a constipação crônica.

Levando-se em conta todos os diversos fatores que originam constipação, deixo aqui alguns truques que podem ajudar.

Como tratar?

- Aumentar a ingestão de água;
- Limpar o intestino;
- Introduzir amido resistente (receita no Capítulo 5);
- Aumentar o consumo de fibra e de fermentados (ver o Capítulo 5);
- Aumentar o consumo de gorduras saudáveis, legumes e frutas;
- Reduzir açúcares de rápida absorção, glúten e lácteos (consultar o Capítulo 5);
- Corrigir a postura na altura de defecar. Coloque os pés em um banco, de forma a manter um ângulo de 35° entre o tronco e os pés;
- Fazer exercícios físicos de forma regular. Incluir as massagens abdominais do ioga;
- Ingerir 1 colher de óleo de coco ao deitar ou em jejum;
- Antes de ir para a cama, beber mucilagem, se possível;
- Fazer enemas de forma regular (ver o Capítulo 6);
- Se não for sensível à fibra, o *psyllium* pode ajudar a resolver o problema. É uma fibra que, começando por pequenas quantidades, é suportável e benéfica para as pessoas mais sensíveis. Iniciar com 1 colher de chá em um copo de água e aumentar a dose progressivamente;
- Não tomar laxantes durante períodos longos, pois, além de irritarem a mucosa intestinal, alteram a microbiota e a absorção de uma série de nutrientes, principalmente minerais;

- Tomar probióticos. Apesar de haver quase sempre alteração da microbiota, há algumas cepas associadas à constipação crônica, como o *Lactobacillus gasseri*, o *Lactobacillus rhamnosus*, o *Bifidobacterium lactis*, o *Lactobacillus plantarum* e o *Bifidobacterium animalis*;
- Se for justificado, pensar em transplante fecal (explico-lhe esse procedimento ainda neste capítulo).

Mucilagem

Coloque 1 colher de sementes de linhaça em 4 colheres de água morna e deixe inchar durante 6 a 8 horas. Depois disso, verá que a água se transforma em um gel, que é a fibra hidrossolúvel da linhaça. De preferência, beba a mucilagem ao deitar. As mucilagens são ótimas para problemas de digestão, úlceras e constipação, além de ter um efeito desintoxicante no organismo.

Diluído nesse gel poderá haver vestígios de ácido fítico, que, respeitando um máximo de 2 colheres de sementes de linhaça por dia, terá um efeito antioxidante.

3.5.7 Diarreia

Ao contrário da constipação crônica, a diarreia é normalmente associada a disfunções, inflamação e, muitas vezes, infecções intestinais. No entanto, muitas pessoas têm diarreia crônica e, apesar de não ser normal, não procuram investigar a causa. Seguindo a lógica de sempre, acreditam que a solução é tomar o medicamento para a diarreia, que, em geral, a diarreia é consequência ou causa da SII, de que falaremos a seguir.

Como devem ser as nossas fezes

As características das fezes mudam de acordo com o que comemos e com a quantidade de água e líquidos que ingerimos.

As fezes devem ser em forma de banana, consistentes, não muito secas nem muito duras e de cor castanha.

O QUE DIZ A COR E A FORMA DAS NOSSAS FEZES

FORMA (escala de Bristol)	
	• Bolinhas pequenas duras e separadas – constipação severa
	• Moldadas, mas duras
	• Normal – em forma de banana e consistentes
	• Normal
	• Bolas maiores e mal definidas e moles – falta de fibra
	• Pastosas
	• Líquidas

COR
- Castanho – normal
- Preto – pode haver sangue proveniente do trato gastrintestinal ou em caso de suplementação de ferro
- Verde – rápido trânsito intestinal. As verduras também podem dar essa cor às fezes
- Amarelo – excesso de gordura ou de glúten; normalmente essas fezes boiam e não vão rapidamente para o fundo do vaso sanitário
- Branco – falta de bile ou medicamentos

Como tratar?
- Controlar os níveis de estresse;
- Limpar o intestino, pois normalmente existem parasitas, bactérias patogênicas, fungos ou protozoários que provocam inflamação crônica e diarreia;
- Retirar glúten e lácteos;
- Retirar intolerâncias alimentares;
- Fazer dieta com baixos FODMAP durante 6 semanas e ir introduzindo alimento por alimento;
- Tratar a SII;
- Usar probióticos, especialmente com as cepas em falta. O ideal seria fazer um exame de fezes. As mais usadas são o *Lactobacillus casei*, o *Lactobacillus rhamnosus*, o *Lactobacillus reuteri*, o *Streptococcus thermophilus* e o *Saccharomyces boulardii*.

3.5.8 Síndrome do intestino irritável

A SII se manifesta por um conjunto de sintomas gastrintestinais e está associada a alterações da flora intestinal, inflamação e má absorção. Essa síndrome atinge mais de 25% da população adulta, mas, em minha opinião, muitas vezes se deve a qualquer outra disfunção gastrintestinal ou neuroendócrina, e, quando identificamos e atuamos na causa, conseguimos rapidamente devolver qualidade de vida aos nossos pacientes. Infelizmente chegam à consulta pessoas que sofrem há anos de SII e que acreditam que precisarão viver assim para o resto da vida.

José Antônio, de 34 anos, sofre do intestino há alguns anos. Eis o seu depoimento: "Tinha muitas alterações do trânsito intestinal, tanto tinha diarreias quanto ficava constipado durante alguns dias. Meu trabalho me exige muito e me obriga a fazer muitas viagens de avião e de trem. Tenho entendido ao longo dos anos que essa alteração constante do meu dia a dia e o imenso estresse que o trabalho me provoca alteram ainda mais o funcionamento do meu intestino". Quando chegou à consulta, estava desesperado e tomava mil coisas para o intestino, tanto produtos para interromper a diarreia quanto laxantes. A abordagem foi completamente diferente do que havia feito antes. Identifiquei a causa da inflamação constante do intestino, associada a alterações da flora intestinal e ao estresse imenso, e, nesse caso, a relação entre intestino e cérebro era bem evidente. O resultado do exame de fezes identificou um protozoário, muito provavelmente relacionado com a inflamação intestinal. Alguns marcadores de inflamação intestinal também apresentaram valores alterados, por isso comer alimentos com glúten estava mesmo fora de questão. Com o início de várias alterações na sua rotina, sobretudo na alimentação, o intestino foi tratado e rapidamente José Antônio começou a se sentir melhor. Passados alguns meses, continua sem sintomas e temos certeza de que ficará bem para sempre!

Uma fermentação excessiva pode conduzir a um aumento da proliferação da flora indesejada, o que provoca os sintomas associados à SII. Acaba por ser um círculo vicioso, isto é, os alimentos ricos em FODMAP vão alimentar a flora fermentativa, que, por sua vez, inibe e desequilibra todo o microbioma intestinal.

Questões emocionais, associadas à ingestão de alguns alimentos com alto teor de açúcares (oligo, di e monossacarídeos e polióis – FODMAP) e que são muito fermentáveis pelas bactérias intestinais sacarolíticas, podem provocar esses desconfortos gastrintestinais.

As pessoas que sofrem de SII devem, por isso, retirar provisoriamente os alimentos ricos em FODMAP e pensar no seu equilíbrio emocional. Estudos mostram que a redução da ingestão desses alimentos diminui em mais de 86% os sintomas de SII. Depois, na fase de manutenção, pode-se e deve-se começar a introduzir alimento a alimento, pois sabemos da importância da flora fermentativa, desde que equilibrada.

Como identificar?
– Dor abdominal e/ou desconforto abdominal;
– Alternância entre diarreia e constipação;
– Inchaço e gases.

Como tratar?
- Corrigir os transtornos gastrintestinais anteriormente descritos. A disbiose pode estar correlacionada com a SII;
- Analisar muito bem se a SII é provocada por: parasitoses, bactérias com efeito patogênico, crescimento fúngico (p. ex., *Candida albicans*);
- Controlar o estresse e o eixo cérebro-intestino;
- Dieta com baixo FODMAP;
- Retirar lácteos e glúten;
- Retirar intolerâncias alimentares (à histamina, à frutose, aos lácteos, ao glúten, entre outras).

3.5.9 Candidíase intestinal

Quando falamos em candidíase, a maioria das pessoas a associa às infecções ginecológicas ou urogenitais, mas esse é um problema endêmico e altamente relacionado com o ambiente onde vivemos e com a alimentação moderna.

Das mais de 150 espécies, existem algumas "Candidas" que podem nos causar doenças, como a *albicans*, a *glabrata*, a *parapsilosis*, a *krusei*, a *tropicalis,* entre outras. A *albicans* é a levedura mais presente no corpo humano, na pele, nas mucosas e no intestino, podendo viver de forma saprófita, isto é, sem criar doença ou desconforto.

Em determinadas circunstâncias, como alterações do pH, baixa da resposta imunológica, alterações alimentares, períodos de estresse, disbiose, entre outros fatores, esses fungos podem alterar a sua morfologia (dimórfica) e começar a crescer, convertendo-se em micélios com capacidade de infecção, motivo pelo qual apelidamos a *Candida* de oportunista.

A mucosa intestinal funciona como reservatório da *Candida*; 98% das pacientes com candidíases vaginais têm um aumento acentuado de *Candida* na mucosa intestinal.

Sabendo que 75% das mulheres saudáveis tiveram ou terão pelo menos um episódio de candidíase na vida, é fácil imaginar a quantidade de mulheres com candidíase intestinal. Em comparação aos homens, a incidência também é grande, especialmente os que ingerem mais bebidas alcoólicas e que apresentam distensão abdominal.

As "Candidas" podem também se desenvolver e provocar infecções nas regiões vulvovaginal, oral e geniturinária. De forma secundária, também podem afetar a pele, as unhas, a cavidade oral, a laringe, o esôfago, a glande, a zona perianal etc.

As formas patogênicas da *Candida* sintetizam mais de 80 substâncias tóxicas, responsáveis por processos inflamatórios, intoxicação, alergias, alterações de respostas imunológicas e muitos outros desequilíbrios no nosso corpo.

Alguns metabólitos produzidos por esses fungos são tóxicos e responsáveis por uma série de doenças:

- A arabinose, o metabólito mais presente quando há *Candida*, é capaz de inibir algumas enzimas;
- Muitas micotoxinas já estão associadas a transtornos do sistema neurológico, como a doença de Alzheimer, transtornos do espectro autista, alterações cognitivas, doenças autoimunes, asma e alergias;
- Ácido tartárico – provoca problemas digestivos e dores e é tóxico para os músculos e rins;
- As substâncias "hormônio-*like*" atuam como disruptores endócrinos, interferindo na função endócrina;
- Acetaldeído – geralmente só se torna um problema durante o crescimento excessivo de *Candida* ou quando ingerimos muito álcool. Tem uma ação tóxica, bloqueia os neurotransmissores, a

adrenalina e a DAO (diamina oxidase), favorecendo a histaminose (incremento da histamina com maior sensibilização a diferentes estímulos – alimentos, cheiros, ruídos, pneumoalergênios, químicos), bloqueia as enzimas metabólicas, aumenta a depleção das vitaminas B_1, B_3 e B_6 e de NAD, diminui a oxigenação dos tecidos e é oxidativo;
- Fosfolipases – enzimas que atuam destruindo os fosfolipídios das membranas celulares;
- Indol – produzido especialmente pela *Candida glabrata*, pode degradar o triptofano, bloqueando a produção de serotonina (o neurotransmissor que regula o humor).

Causas principais
- A disbiose é a principal causa de candidíase, tanto intestinal quanto genital. Normalmente, a perda de *Lactobacillus*, *Enterococcus* e *Akkermansia* está associada ao crescimento da *Candida*;
- Excesso de metais pesados, como mercúrio, chumbo, alumínio, cádmio, entre outros;
- Dieta rica em hidratos de carbono de absorção rápida, açúcares refinados, comida processada, adoçantes, entre outros;
- Alterações do pH gástrico e do meio intestinal;
- Estresse;
- Diabetes;
- Alguns fármacos, como antibióticos, corticosteroides, anticoncepcionais, anti-inflamatórios não esteroides (AINEs), e o uso de antissépticos ou enxaguantes bucais;
- Diminuição das secreções digestivas: como o ácido clorídrico, os sais biliares, as enzimas pancreáticas;
- Deficiência imunológica.

Como identificar?
O impacto do crescimento das formas patogênicas das "Candidas" na nossa saúde está bem esclarecido. No entanto, muitos sintomas, na maioria das vezes, não são correlacionados com candidíases crônicas, e essa levedura continua a crescer dentro de nós e a fazer muitos estragos.

Alguns sintomas são mais genéricos e podem ser confundidos com milhares de outras situações e sinais mais específicos de candidíase.

Fique atento se tiver os seguintes sintomas:
- Vontade de comer doces;
- Fadiga crônica e dores de cabeça;
- Distensão abdominal e gases;
- Alteração da permeabilidade intestinal;
- Diarreias e/ou constipação;
- Náuseas;
- Intolerâncias alimentares;
- Acidez, ardor e mal-estar gástrico;
- Dores musculoarticulares;
- Retenção de líquidos;
- Alterações de humor (ansiedade, depressão, irritabilidade, intolerância ao estresse);
- Excesso de mucosidade vaginal e mesmo excesso de muco intestinal visível nas fezes;
- Alterações menstruais e de humor (irritabilidade e vontade de comer doces);
- Excesso de sensibilidade a produtos químicos (de limpeza, ambientadores, entre outros);
- Compulsão por comer hidratos de carbono (açúcar, doces, chocolate, massa, pão etc.);
- Síndrome hiperestrogênica (desequilíbrio entre estrogênio e progesterona com predominância estrogênica);
- Hipotireoidismo subclínico.

Como diagnosticar?

Os exames de fezes identificam alguns metabólitos das "Candidas", sobretudo a arabinose e outros metabólitos. A *Candida albicans* produz arabitol, que leva ao aumento da arabinose. Consequentemente, altos níveis de arabinose na urina podem indicar infecções por *Candida*, sendo os métodos não invasivos e confiáveis normalmente utilizados para a identificação de candidíases.

Como tratar?

- A maior parte das "Candidas" é sensível a alguns óleos essenciais, como o de orégano, de *grapefruit* ou de canela;
- Micoterapia – uso de cogumelos medicinais com efeito antifúngico;
- A alteração do meio é fundamental para evitar reativações futuras;
- É essencial uma abordagem integrativa com alterações da dieta, eliminando hidratos de carbono refinados, açúcares e excesso de fruta, já que a *Candida* se alimenta de açúcar;
- Correção da disbiose, uso de prebióticos e probióticos, desintoxicação intestinal e hepática, correção da permeabilidade intestinal;
- A limpeza intestinal por meio da hidrocolonterapia tem uma ação muito benéfica nas candidíases intestinais e até ginecológicas, bem como ozonioterapia (tratamentos com ozônio) localizada e sistêmica;
- Desintoxicar-se de metais pesados, os quais as leveduras adoram. Normalmente, quando há candidíases intestinais, existem metais pesados.

As "Candidas" e seus metabólitos tóxicos estão atualmente correlacionados com inúmeras doenças sistêmicas, como explicarei no Capítulo 7.

Avaliações laboratoriais

Pode-se solicitar ao seu médico exames laboratoriais para identificar alteração da permeabilidade e das funções intestinais, como:

- Citrulinemia – marcador de alteração da permeabilidade intestinal;
- Exame urinário de manitol e de lactulose – para identificação de hiperpermeabilidade intestinal, inflamação e síndrome da má absorção;
- Proteína eosinofílica – quando alta, pode indicar parasitoses, inflamação, alergias mediadas por IgE, IgG e IgA, doença celíaca, colite;
- Zonulina – além de identificar hiperpermeabilidade intestinal, indica doença celíaca, hipersensibilidade não celíaca ao glúten, alergias e hipersensibilidades, estresse (mastocitose);
- Elastase pancreática – quando baixa, indica baixa secreção do pâncreas exócrino (baixa liberação de enzimas);

- Calprotectina – quando alta, indica proteína dos neutrófilos, que mostra inflamação, infecção ou pode aumentar com o uso dos AINEs;
- Betaglucuronidase – quando alta, indica maior reabsorção de medicamentos, anticoncepcionais, estrogênio, maior risco de câncer de mama e predominância estrogênica, endometriose, adenomiose;
- Butirato – quando baixo, indica hiperpermeabilidade intestinal, inflamação, falta de bactérias benéficas, resistência à insulina e aumento da fome, bem como déficit em fibra;
- AGCC – quando baixos, indicam hiperpermeabilidade intestinal, falta de fibras e fenólicos. Quando altos, podem indicar aumento de lipogênese, distensão abdominal, excesso de fibras e SIBO;
- Amoníaco – se estiver alto, indica aumento de protobactérias, hipocloridria, excesso de proteínas;
- IgA secretora – quando baixa, pode indicar alterações imunológicas, déficit de vitaminas A, C e D, zinco, butirato (fibras), infecções crônicas e presença de patógenos, como vírus, fungos, estradiol alto;
- Lactoferrina – se estiver alta, pode indicar infecções e parasitoses;
- Alfa-1-antitripsina – é um marcador de processos inflamatórios intestinais. Os níveis ficam maiores em situações de alteração da permeabilidade intestinal e perda de proteínas por via entérica;
- pH – reflete a atividade metabólica geral do cólon, a composição microbiana do intestino e os hábitos alimentares. A acidificação das fezes é o resultado da transformação de carboidratos em ácidos graxos pela flora sacarolítica. Em vez disso, a alcalinização das fezes é produzida pela estimulação da flora proteolítica em dietas ricas em proteínas (associadas à produção de amoníaco).

4

ALTERAÇÕES DO MICROBIOMA COMO CAUSA DE DOENÇAS

As alterações intestinais, que incluem uma série de desequilíbrios do trato gastrintestinal, apesar de muitas vezes originarem sintomas, são causa ou de alguma forma estão relacionadas com a grande maioria das doenças crônicas. Você pode pensar que essa afirmação é bastante simplista ou fundamentalista. Mas esse pensamento não me sai da cabeça nos últimos anos. Dedico-me ao entendimento da causa ou das causas das doenças. Enquanto para as doenças agudas normalmente é atribuída uma causa, o mesmo não se aplica às crônicas, cuja compreensão não vai além da estatística e da correlação com alguns fatores de risco genéricos. Mas, afinal, cada vez mais estamos convencidos de que quase tudo se resume aos "bichos" que vivem dentro de nós!

Pergunto sempre aos meus pacientes em consulta: e o seu intestino? Funciona bem? Tem queixas digestivas? Como são as suas fezes? Na maioria das vezes, as respostas são afirmativas: "Sim, funciona". Contudo, é sempre necessário investigar e descobrir se existem outros sintomas extraintestinais que nos remetam a alterações do sistema gastrintestinal.

Alguns sintomas e sinais extraintestinais podem indicar problemas intestinais que, na maioria das vezes, não são sentidos no intestino. Contudo, constato que a maioria das pessoas com sintomas intestinais acredita que a ausência desses sinais, muitas vezes alcançada pelo uso de medicamentos antissintomas, é suficiente para resolver o problema e coloca inadvertidamente um ponto-final no assunto.

> **VOCÊ SABIA QUE...**
> Independentemente de sentirmos ou não, todos sofremos do intestino, e essa é a principal causa de doenças, especialmente porque é disruptivo para o sistema imunológico das mucosas e permite que "bichos" silenciosamente patogênicos criem doenças, muitas delas misteriosas.

Quando pesquisamos, por exemplo, no *PubMed*, base de dados de artigos científicos, por doenças associadas ao microbioma (*all disease and microbiome*), surgem mais de 47 mil estudos que chamam a atenção para a importância de cuidar do intestino. Meu objetivo neste capítulo não é descrever todas as doenças associadas a alterações do microbioma, pois seria uma tarefa impossível, mas sensibilizá-lo para a maneira como você pode prevenir doenças no futuro e, caso já sofra de alguma situação patológica, saber o que fazer para melhorar sua vida.

4.1 Microbioma e a nossa imunidade

Quando falamos de intestino e microbioma intestinal, temos obrigatoriamente de pensar em imunidade. Sabemos que 80% do nosso sistema imunológico está no intestino e nas mucosas. É no intestino que o sistema imune ganha ou perde tolerância. As células imunológicas aprendem a distinguir o amigo do inimigo; quando se perde essa capacidade, dizemos que há alterações na tolerância e o sistema imune responde de forma desajustada.

A imunotolerância permite que a exposição contínua a antígenos da dieta não desencadeie uma resposta imune inflamatória, o que significa que os recursos intestinais conseguem neutralizar e manter a homeostasia e, ao mesmo tempo, distinguir o que é patogênico do que é bom. Isso seria a resposta imunológica normal no intestino e em outras mucosas.

O aumento da tolerância permite que algumas células danificadas atravessem a mucosa, atinjam a corrente sanguínea e permaneçam no nosso corpo, sem que o sistema imunológico atue no sentido de eliminá--las. Ao ficar mais tolerante, o sistema imunológico pode permitir infecções e a proliferação de células carcinogênicas. Ao contrário, a perda de tolerância faz com que o sistema imunológico, por alterações do sistema linfoide das mucosas, ataque quase indiscriminadamente o que entra em contato com a mucosa, provocando reações alérgicas crônicas e autoimunes. Os anticorpos produzidos pelos plasmócitos podem atacar partes do nosso corpo semelhantes ao antígeno (patógeno) para o qual foram produzidos. Esse é o processo que está na origem das doenças autoimunes.

A imunotolerância, mediada por células T reguladoras, regula então a exposição contínua a antígenos da dieta, microbiota saprófita e outros elementos que não fazem parte dos nossos órgãos, sem desenvolver uma resposta imunológica inflamatória. Não reagir quando não é para reagir e, pelo contrário, atuar quando estamos sendo atacados – isso se chama imunotolerância, ou homeostase imunológica, que deve ser mantida.

São os microrganismos intestinais que regulam a imunotolerância, o que torna obrigatório mantermos um cenário de eubiose.

4.2 Microbioma e inflamação

A inflamação de baixo grau, crônica ou silenciosa é o estado favorito do corpo para o desenvolvimento de todas as doenças. A inflamação crônica se caracteriza por uma desregulação da resposta imune, que resulta em uma inflamação dos tecidos excessiva e descontrolada. É claro que múltiplos fatores podem estar envolvidos, como variantes genéticas, ambiente, infecções, toxicidade, entre tantos outros que contribuem para a inflamação e a doença.

Evidências científicas confirmam que a microbiota é um dos fatores na progressão e mesmo iniciação dessas doenças. Várias revisões sistemáticas relacionam alterações do microbioma que poderão também promover a permeabilidade intestinal e a liberação de moléculas nocivas de origem microbiana, com o desencadeamento de uma resposta inflamatória por parte do sistema imunológico. Assim, para manter a inflamação crônica controlada, é determinante ter um sistema imune competente e uma relação saudável entre o nosso corpo e as bactérias intestinais.

A inflamação é modulada no intestino.

Alessio Fasano, médico italiano, professor na Harvard Medical School e um dos pesquisadores mais conceituados no estudo da permeabilidade intestinal e inflamação, diz que não nascemos predestinados a desenvolver doença inflamatória crônica. Para Fasano, "a carga genética com que nascemos é como um piano e a microbiota é o pianista que toca as suas teclas, ordenadamente gerando uma bonita música (seria a saúde) ou desordenadamente produzindo um som desastroso (doença)". No contexto da inflamação, quem determina a nossa microbiota não é a carga genética, mas sim a epigenética.

4.3 Doenças autoimunes e microbioma

As pessoas com doenças autoimunes têm quase sempre alterações intestinais, como disbiose (alteração do microbioma intestinal), SIBO e alteração da permeabilidade intestinal. Todas essas situações condicionam verdadeiramente a absorção de nutrientes essenciais (substrato), provocando déficits muitas vezes graves.

A autoimunidade resulta de uma falha nos mecanismos regulatórios da resposta imunológica, criando um desequilíbrio e perda de imunotolerância, o que faz o sistema imunológico começar a atacar o próprio corpo. É no sistema imune do intestino que se regula essa tolerância.

A hiperpermeabilidade intestinal, presente na maioria dos casos de doenças autoimunes, permite a passagem de patógenos, alérgenos e toxinas para o sangue, dando origem a um ciclo inflamatório incontrolável, ficando a mucosa ainda mais permeável à medida que se torna mais inflamada. Seu corpo precisa de substratos orgânicos para concluir o processo de reparação das mucosas e dos diferentes níveis de acidez que promovam a absorção correta dos nutrientes da alimentação. A manutenção de níveis ótimos de oligoelementos e minerais é tarefa fundamental nessa fase. Vamos abordar esse tema mais para a frente.

São várias as doenças autoimunes que relacionamos com as microbiotas e mucosas:

- Artrite reumatoide;
- Lúpus eritematoso sistêmico;
- Esclerose múltipla e esclerose lateral amiotrófica;
- Síndrome de Sjögren;
- Espondilite anquilosante;
- Tireoidite de Hashimoto;
- Psoríase e artrite psoriática;
- Diabetes tipo 1;
- Doença de Crohn e colite ulcerativa;
- Esclerose sistêmica;
- Vitiligo.

A abordagem da medicina clássica relativamente às doenças autoimunes limita-se ao uso de medicamentos que permitem melhorar a qualidade de vida dos doentes, reduzir a dor e deter os processos inflamatórios e degenerativos. A solução terapêutica passa pela prescrição de anti-inflamatórios, corticosteroides e medicamentos imunossupressores que permitem "acalmar" o sistema imunológico e mascarar os sintomas exacerbados que normalmente estão associados a essas doenças. Mas, se esse tipo de medicamentos contribui para proporcionar alguma qualidade de vida, também pode favorecer o agravamento da doença, no caso de haver uma infecção associada, por exemplo. Se o sistema imunológico estiver suprimido pelos imunossupressores, a doença subjacente pode se agravar, o que facilitará o surgimento de outras infecções que vão piorar o quadro. Além disso, os efeitos secundários inerentes ao uso contínuo e crônico desses medicamentos são assustadores e, muitas vezes, implicam acrescentar um ou outro medicamento para combater os efeitos adversos da medicação inicial. Esse ciclo continua... todos sabemos que, em alguns anos, a lista de substâncias químicas ingeridas será infindável.

> ### VOCÊ SABIA QUE...
> Se é portador de uma doença autoimune, é altíssima a probabilidade de sofrer de uma segunda doença autoimune?

Na fase aguda, fica claro que os medicamentos constituem medidas eficazes e necessárias. Mas não entendo por que a abordagem enfatiza apenas enfraquecer o sistema imunológico e controlar a inflamação. Na medicina integrativa, a doença autoimune ou qualquer alteração da imunidade deve ser analisada sob várias vertentes, estudando a pessoa como um todo, para entender o que provocou o aparecimento da doença. O objetivo consiste sempre em encontrar uma ou as várias causas e aumentar o poder de autocura e de homeostasia do organismo.

Como em todas as doenças autoimunes, a predisposição genética é ativada por fatores ambientais. Em quase todas as doenças autoimunes, existe alteração da permeabilidade intestinal. Quando o intestino não está bem, as macromoléculas mal digeridas e provenientes da alimentação, as toxinas, os patógenos e os alérgenos entram nos capilares que existem na parede intestinal e chegam à circulação sanguínea.

Nosso organismo vai reconhecer essas moléculas como invasoras e vai reagir, produzindo anticorpos de defesa. O problema é que esse ataque por parte dos anticorpos pode não ser dirigido apenas contra os invasores, mas também contra algumas estruturas e órgãos com semelhanças moleculares, como células articulares, células do sistema nervoso, da pele, do pâncreas, da tireoide e muitas outras.

Assim, tem início um círculo vicioso do qual, muitas vezes, é difícil sair. Essa permeabilidade da mucosa intestinal provoca ainda mais inflamação crônica, que, por sua vez, empobrece e altera a flora, com diminuição de espécies essenciais como *Lactobacillus*, *Bacteroides* e *Enterobacteriaceae*.

A abordagem integrativa visa vários aspectos que conduzem à normalização dos níveis de inflamação e equilíbrio da resposta imunológica, como:

– Correção da alimentação e de necessidades micronutricionais, por exemplo, de selênio, iodo, ferro, zinco, vitaminas, aminoácidos, intolerâncias alimentares, medicamentos (antiácidos, IBP);

– Controle do estresse, ansiedade e desregulação do eixo hipotálamo--pituitária-adrenal (neuroimunoendocrinologia – conceito que relaciona as áreas neurológica e endócrina com a resposta imunológica);

– Detecção de metais pesados, principalmente o mercúrio, muitas vezes proveniente das amálgamas dentárias, e o alumínio dos produtos de higiene, entre tantos outros metais tóxicos;

– Diminuição de xenoestrogênios – químicos que mimetizam o efeito dos estrogênios que funcionam como disruptores endócrinos. Incluem-se nesse grupo os BPA (bisfenol A), os parabenos, os ftalatos que existem nos pesticidas, alguns produtos de higiene, os protetores solares, os plásticos, o fumo, os fertilizantes etc. A exposição contínua a esses produtos influencia negativamente a nossa saúde, especialmente o sistema imune;

– Identificação de microrganismos, os quais podem assumir um papel de "gatilho" ou mesmo estar na origem da maioria das doenças autoimunes. Identificar organismos patogênicos em memória ou "adormecidos" em pessoas com doenças autoimunes é importante porque muitas vezes ocorre uma resposta tardia ou a reativação de alguns microrganismos.

CONCEITO

Mimetismo celular: mecanismo pelo qual as infecções podem induzir autoimunidade e ocorre quando antígenos estranhos compartilham sequências ou semelhanças estruturais com antígenos do próprio corpo. É também muito comum as doenças autoimunes estarem associadas a reativações virais ou a bactérias, provavelmente relacionadas com o mimetismo celular.

Disbiose intestinal relacionada com a maioria das doenças autoimunes

Há muitas informações publicadas sobre a relação entre a microbiota intestinal e as doenças autoimunes, que normalmente se traduz por um desequilíbrio na relação entre *Firmicutes/Bacteroidetes* (baixo ratio). Esses pacientes têm um padrão único de disbiose diferente do encontrado em pessoas saudáveis. Os estudos mostram que existe uma forte relação entre as doenças autoimunes e as alterações intestinais, como disbiose e alterações da permeabilidade intestinal, que provocam alteração da homeostase imune e desequilíbrio de bactérias produtoras de ácidos graxos de cadeia curta e de cadeia média e aumento da resposta Th17 (a resposta imunológica relacionada com doenças autoimunes). A relação das doenças autoimunes com a disbiose intestinal constitui um grande avanço na compreensão dessas doenças. De acordo com muitos autores, os mecanismos propostos para essa relação incluem a ativação de células que apresentam antígeno por meio de um efeito nos receptores *toll-like* (TLR) ou NOD-*like* (NLR), a capacidade de produzir citrulinização de peptídeos por ação enzimática (modificação pós-traducional de uma proteína), o mimetismo antigênico (que voltarei a explicar por ser de suma importância), alterações na permeabilidade da mucosa intestinal, controle do sistema imunológico do hospedeiro (desencadeando a diferenciação de células T) e aumento de inflamação da mucosa mediada por T *helper* tipo 17. Todos esses termos parecem complicados e muito técnicos, mas não é possível falar de doenças autoimunes sem fazer referência a esses mecanismos, ainda que de forma superficial.

CONCEITO

Receptores *toll-like* (TLR) e NOD-*like* (NLR): duas formas principais de sensores imunes inatos, que fornecem respostas imediatas contra invasão patogênica ou lesão de tecido. A ativação desses sensores induz o recrutamento de células imunes inatas, como macrófagos e neutrófilos, e dá início a processos de reparação de tecidos e consequente ativação da resposta imune adaptativa.

4.4 Microbioma e alergias e eczemas

A prevalência de doenças alérgicas é cada vez maior, estimada em mais de 30% nos países industrializados. Esse aumento constante da incidência está relacionado com os fatores agressores sobre os quais temos falado ao longo do livro, como o modo de vida, o ambiente tóxico e a alimentação. A palavra alergia provém do grego *allos* e *ergon* e significa "uma outra maneira" de responder a um estímulo externo. Nas alergias, há uma resposta imunológica exacerbada, na qual o sistema imune perdeu tolerância e "ataca" substâncias estranhas (alérgenos).

Em função dos tipos de citocinas produzidas, existem linfócitos de tipos Th1, Th2 e Th17 e linfócitos chamados de reguladores (Treg) que determinam a resposta. No caso das alergias, há um excesso de resposta Th2. O GALT (mucosa intestinal) e as bactérias intestinais são o ponto de partida para essa resposta e o surgimento de alergia. As pessoas alérgicas têm sempre um compromisso com seu microbioma intestinal e, por isso, quando há alergias ou se pretende preveni-las, o intestino precisa ser tratado.

Pessoas alérgicas têm sempre alteração da resposta imunológica nas mucosas e na microbiota intestinal, sendo bem diferente da flora de pessoas não alérgicas. Esse conceito abre um enorme campo de ação para o tratamento das pessoas alérgicas. O que se faz hoje em dia é apenas modular as crises alérgicas, quando os doentes necessitam tomar anti-histamínicos, broncodilatadores ou corticosteroides de forma contínua, caso contrário a crise se manifesta.

Vários estudos correlacionam a alteração das microbiotas, especialmente a intestinal, com asmas, alergias, eczemas e dermatite atópica. Muitos autores verificam de forma unânime uma abundância relativa maior de *Bacteroides*, *Clostridium* e *Enterobacteriaceae* e uma menor concentração de *Bifidobacterium* e *Lactobacillus*, desproporcionalidade essa associada ao desenvolvimento de sensibilização alérgica. O aumento da *Lachnospira* e a redução da *Veilonela*, *Falcalibacterium* e *Rothia* também estão associados a asma em crianças.

Evidências recentes reforçam o conceito de que o sistema imunológico da pele e a sua microbiota específica têm um papel determinante na proteção contra o crescimento excessivo de patógenos oportunistas. A disbiose pode ser a origem da dermatite atópica, por exemplo, tanto pela quantidade maior do *Staphylococcus* na pele quanto pela diminuição dos efeitos benéficos da microbiota da pele. Esse desequilíbrio tem de ser corrigido e os antibióticos usados normalmente para inibir o *Staphylococcus aureus*, apesar da eficácia a curto e médio prazo, podem aumentar esse desequilíbrio por matar também microrganismos fundamentais e que mantêm o equilíbrio das microbiotas. O uso contínuo desses medicamentos pode aumentar o risco a longo prazo, causando disbiose, promovendo resistência aos antibióticos e agravando a situação causada pela própria disbiose.

Não se esqueça de que asmas, alergias, eczemas e pele atópica são situações que devem ser tratadas no intestino e nas respectivas microbiotas.

4.5 Microbioma e doenças pulmonares

Infecções respiratórias, pneumonias e asma estão correlacionadas com disbiose no trato respiratório, que permitem um crescimento de bactérias patogênicas e a disseminação destas, resultando em sintomas infecciosos como a pneumonia. Por isso, as doenças pulmonares, tanto na fase aguda como em doenças crônicas (asma, bronquite, alergias), devem ser sempre acompanhadas com intervenção nas microbiotas pulmonar e intestinal.

A pneumonia em idosos e adultos jovens pode estar associada à disbiose do microbioma do trato respiratório superior com o crescimento bacteriano de uma única espécie e ausência de bactérias anaeróbicas distintas.

Apesar de não se saber ainda o mecanismo, um estudo de 2022, publicado na revista *Nature*, relaciona o microbioma pulmonar com doenças autoimunes do sistema nervoso e valoriza um eixo ainda pouco falado: o do cérebro-pulmão. Esses autores identificaram em ratos uma estreita relação entre disbiose pulmonar (alteração do microbioma pulmonar) e o desenvolvimento de doenças autoimunes no sistema nervoso central.

4.6 Microbioma e obesidade

A obesidade é uma situação pandêmica mundial. Estamos mais pesados, com maior percentagem de gordura corporal, mais inflamados e mais doentes. Embora as causas subjacentes sejam multifatoriais, as desregulações no sistema cérebro-intestino-microbioma (BGM) desempenham um papel central no processo da obesidade.

Todos os aspectos capazes de contribuir para a obesidade são também causa de desregulação do microbioma intestinal. Existem grandes diferenças entre a composição da microbiota intestinal de pessoas magras e obesas, pois indivíduos com sobrepeso apresentam padrões de disbiose em comparação a indivíduos saudáveis.

A captação de energia dos alimentos depende da composição da flora bacteriana. Por isso, alimentos com exatamente as mesmas calorias podem ter impactos diferentes em cada pessoa. As bactérias intestinais captam energia, sendo as responsáveis por um maior ou menor consumo de energia da dieta. Esse pode ser um dos mecanismos que justificam a relação entre a obesidade e o microbioma intestinal. Alguns hidratos de carbono e fibras, convertidos pela microbiota intestinal em AGCC, que, por sua vez, correspondem a 10% da dose energética diária humana, são fundamentais para as células do cólon e do fígado.

É claro que os fatores relacionados com o hospedeiro e a dieta podem afetar a microbiota e esta, por sua vez, pode afetar o hospedeiro. A relação é bidirecional. Ainda falta saber muito mais sobre esses mecanismos, mas talvez o intestino tenha também um papel importante no aumento do número de obesos.

> **Relação entre *Firmicutes* e *Bacteroidetes* na obesidade**
> Se você não consegue perder peso, pense em corrigir o seu microbioma regulando a relação entre *Firmicutes* e *Bacteroidetes*. Apesar de na literatura encontrarmos conclusões contraditórias, são identificadas diferenças no microbioma entre pessoas obesas e com peso adequado, verificando-se maior abundância de *Firmicutes* e menor de *Bacteroidetes*. A relação *Firmicutes/Bacteroidetes* é comumente usada como um marcador de disbiose, como já vimos. Em indivíduos obesos, essa relação é maior, e menor em indivíduos com menos peso. >

Contraditoriamente, encontramos na literatura estudos em animais que demonstram menor abundância de *Firmicutes* e *Fusobacteria* e maior prevalência de *Proteobacteria* nos obesos, contrariamente ao que era aceito anteriormente. Mas ambas as correntes relacionam alterações nas proporções desses grupos de bactérias com a obesidade.

Existem bactérias, muito promissoras em termos de tratamento, encontradas em quantidades reduzidas no microbioma de pessoas obesas e que parecem assumir um papel interessante no controle da obesidade e doenças metabólicas, como as decritas a seguir.

– **Akkermansia muciniphila**

Uma revisão sistemática publicada em 2021 teve o objetivo de avaliar a eficácia e os mecanismos de ação da suplementação de *Akkermansia muciniphila* no tratamento da obesidade e concluiu que esse é um micróbio promissor para controlar a obesidade, o diabetes tipo 2 e a aterosclerose.

A *Akkermansia* é uma bactéria muconutritiva que existe em pequenas quantidades, mais concentrada em pessoas magras, e é simbiótica da mucosa intestinal. Tal como o nome sugere, ela é degradadora de mucina, uma glicoproteína que protege a mucosa contra agentes infecciosos e que permite a adesão de bactérias benéficas. Essas bactérias podem degradar o muco que reveste o intestino, usando a mucina como a sua fonte de carbono, nitrogênio e energia. Foi isolada em 2004 e agora já é considerada a nova geração de probióticos. Tem sido muito estudada nos últimos anos, inclusive com estudos que a associam não só ao controle da obesidade e do diabetes tipo 2, mas também à modulação do sistema endocanabinoide. Trata-se de uma bactéria reguladora do metabolismo energético, de doenças metabólicas e inflamação. Alguns autores pensam que também pode ter um efeito imunológico anticancerígeno, prevenir aterosclerose e doenças autoimunes. As pessoas obesas têm também uma mucosa intestinal mais fraca por falta dessa estirpe.

Apesar de ainda não estar disponível no mercado, podemos regular a concentração de *Akkermansia* por meio da introdução de amido resistente na alimentação ou outros prebióticos. Essas alterações alimentares permitem atingir maiores quantidades dessa bactéria reguladora de todo o meio.

Como aumentar a concentração de *Akkermansia muciniphila*?
- Introdução de amido resistente e produtos fermentados (ver receita no Capítulo 5);
- Polifenóis (frutos vermelhos e outros);
- Betaglucanos (substâncias existentes nos cogumelos);
- Capsaicina, presente na pimenta e no pimentão;
- Alteração da alimentação, especialmente redução da ingestão de açúcares.

– *Christensenella*

A essa família de bactérias intestinais identificada em 2012, é atribuído um enorme potencial na obesidade e outras alterações metabólicas. Essa bactéria é mais comum em pessoas magras e tem demonstrado uma redução no ganho de peso em camundongos. Vários estudos têm também mostrado que a presença de *Christensenella*, equilibrada com a bactéria benéfica *Oscillospira*, está associada a uma maior diversidade da microbiota intestinal e pode mesmo constituir um novo marcador de saúde.

– *Lactobacillus gasseri*

É uma das poucas cepas probióticas que comprovadamente ajudam na perda de peso. Essa bactéria ajuda na redução dos níveis de leptina, hormônio que desempenha um importante papel na regulação da ingestão alimentar, no controle da saciedade e no gasto energético, promovendo um aumento da combustão de energia e diminuindo a ingestão alimentar. Outro benefício é a sua ação no controle dos níveis de glicose no sangue e a redução de insulinemia.

4.7 Gastrites, úlceras

Há 50 anos, as úlceras gástricas eram tratadas com cirurgia no estômago, processo com repercussões muitas vezes irrecuperáveis, além de as recidivas serem uma realidade muito comum. Mais para a frente, pensando-se que a causa estava no aumento do estresse, a forma de tratar consistia na prescrição de medicação como antidepressivos, ansiolíticos e espasmolíticos (medicamentos que atuam na motilidade gástrica). Lembro-me bem em meus anos de farmácia que as úlceras eram "tratadas" com calmantes, *Librax* (medicamento espasmolítico que reduz os espasmos intestinais) e muito leite. Na década de 1970, surgiram as primeiras medicações para inibir a produção de ácido clorídrico do estômago, os IBP, dos quais já falamos neste livro. Eu mesma, ainda estudante, além de trabalhar na época como delegada de informação médica em um conceituado laboratório norte-americano, recordo-me com nitidez dos estudos que apresentávamos aos médicos sobre ranitidina, cimetidina e, mais tarde, famotidina e omeprazol. Ainda mantenho essas brochuras. Os estudos mostravam que em um universo de pessoas que nunca ultrapassava 30 havia melhora dos sintomas. Nenhum deles se refere à cura da úlcera a longo prazo e muito menos o que aconteceria se os voluntários deixassem de tomar o químico sem introduzir outras alterações. Apenas é citado o alívio dos sintomas durante o período em que o fármaco é administrado, porque na realidade essas substâncias inibem a produção de ácido. Não sabemos o que acontece depois.

É importante estabelecer uma relação entre alterações gástricas e a microbiota gástrica, porque hoje sabemos que a desregulação do meio e da microbiota provoca esses distúrbios.

Infecções pela *Helicobacter pylori* estão associadas à disbiose do estômago, e a suplementação com probióticos específicos dessa microbiota é necessária e muito benéfica não só no tratamento como na prevenção dessas infecções. Os probióticos se aderem à mucosa do estômago e produzem substâncias bactericidas que impedem a colonização de *Helicobacter pylori* e, também, por regularem o sistema imunológico, reduzem a inflamação da mucosa do estômago e do intestino.

4.8 Doenças degenerativas do sistema nervoso central

Há muito tempo que relacionamos alterações do microbioma com doenças degenerativas do sistema nervoso central.

Parkinson

O Parkinson é uma das doenças neurodegenerativas mais frequentes no mundo. Um estudo que saiu recentemente na conceituada revista internacional de referência na área da gastrenterologia *Gut*, publicada por um grupo da Universidade de Coimbra, em Portugal, revelou como a doença de Parkinson pode ser desencadeada no intestino e daí progredir para o cérebro. Essa equipe da Universidade de Coimbra descobriu que os efeitos de uma toxina ambiental (o BMAA) produzida por bactérias levam à destruição seletiva de um grupo de bactérias existentes no microbioma intestinal e à alteração da resposta imunológica no íleo. Essa toxina tem uma ação antibiótica que mata bactérias comensais, cuja função é manter a integridade da mucosa, bem como a resposta imunológica normal, mas também tem uma ação nefasta nas mitocôndrias (fábrica de energia da célula). A alteração da mucosa leva à progressão até o sistema nervoso com degeneração específica dos neurônios que produzem dopamina no cérebro. Alguns marcadores comuns no Parkinson foram detectados primeiro no intestino. Parece que essa alteração afeta as mitocôndrias dos neurônios doentes, que acabam morrendo.

A toxina citada nesse estudo tão interessante é o β-N-metilamino-L-alanina (BMAA), um aminoácido (nesse caso, mais concretamente um diaminoácido natural não proteinogênico) produzido por cianobactérias ou outros microrganismos, e detectado com mais frequência em produtos alimentares aquáticos, que pode estar envolvido na neurodegeneração. O BMAA foi inicialmente descoberto nas sementes da cicadácea e o seu consumo foi proposto para causar complexos amiotróficos na esclerose lateral/parkinsonismo-demência (ALS-PDC). Essa toxina tem, então, um efeito prejudicial na flora intestinal e na mitocôndria.

As conclusões desse estudo mostram aquilo que observo em consulta há anos e anos. Existem toxinas dentro do nosso corpo que, por não induzirem sintomatologia aguda, não são identificadas. Explicando melhor: a ação de muitas toxinas ambientais, que passam despercebidas por não darem sinais agudos de toxicidade, pode ser prejudicial ao microbioma humano, contribuindo, sem dúvida, para o surgimento de doenças por diferentes mecanismos.

Doença de Alzheimer

Infelizmente, a doença de Alzheimer é a demência mais comum em idosos. Sabemos que o tratamento, e mesmo a sua prevenção, ainda é uma tarefa difícil. Os resultados apresentados na bibliografia científica destacam o papel da neuroinflamação promovida pela disbiose intestinal na progressão da doença. Todos os doentes com Alzheimer apresentam um microbioma com características diferentes das pessoas saudáveis.

Alguns estudos concluíram que algumas famílias de bactérias estão em maior número no cérebro de doentes com doença de Alzheimer em comparação aos grupos de controle (sem doença), como a *Burkholderiaceae* e a *Staphylococcaceae*. A variedade de espécies microbianas em cada paciente pode constituir uma base para uma melhor compreensão da evolução e gravidade dos sintomas clínicos em cada paciente.

Alguns trabalhos de pesquisa em camundongos sugerem que a *Akkermansia* poderia retardar as alterações patológicas no cérebro e aliviar o comprometimento da aprendizagem e da memória, podendo ser interessante atuar na concentração dessa bactéria como uma nova estratégia para a prevenção e o tratamento da doença de Alzheimer.

Recentemente surgiram evidências mais robustas entre microbioma e Alzheimer. De acordo com uma revisão sistemática publicada em março de 2021, no jornal *Clinical Oral Investigations*, por um grupo de pesquisadores brasileiros, a infecção por *Porphyromonas gingivalis*, bactéria que vive na boca de pessoas que sofrem de gengivite ou periodontite, pode estar relacionada com a patogênese da doença de Alzheimer. Essa bactéria foi encontrada no cérebro de doentes com Alzheimer e parece estar relacionada com a produção de beta-amiloide (Aβ) e o aumento da expressão de citocinas pró-inflamatórias, causando inflamação cerebral, neuroinflamação e neurodegeneração a depender da idade.

4.9 Microbioma e doenças cardiovasculares

As bactérias intestinais podem produzir metabólitos que estão associados a essas doenças. Falamos da trimetilamina (TMA), que se oxida em N-óxido de trimetilamina (TMAO), correlacionada com a formação de coágulos e a atividade plaquetária. Essa molécula é formada pelas bactérias do intestino ao metabolizar a L-carnitina, a colina e a lecitina presentes nos produtos de origem animal, sobretudo nas carnes.

Existem várias relações entre a saúde intestinal e a prevenção de doenças cardiovasculares. O microbioma pode produzir AGCC, que, além de modularem a resposta imune, melhoram a sensibilidade à insulina e diminuem os níveis de LPS (lipopolissacarídeos presentes nas membranas de bactérias mortas), o que se traduz em um claro benefício para a prevenção dessas doenças. Contudo, a disbiose leva à disfunção da barreira intestinal e ao acúmulo de toxinas, acelerando a inflamação das células endoteliais aórticas, a aterosclerose e a trombose.

VOCÊ SABIA QUE...

Os cálculos biliares (pedras na vesícula) também podem ter a ver com alterações da microbiota intestinal? Em um estudo sobre a relação entre microbiota e cálculos biliares, foi encontrado um enriquecimento da microbiota intestinal (especialmente *Desulfovibrionales*) em pacientes com litíase biliar. Nesse trabalho foram transplantadas fezes de pacientes com cálculos biliares para camundongos resistentes à formação desses cálculos. A conclusão é de que o microbioma contido nas fezes pode induzir à formação de cálculos biliares. O transporte de *Desulfovibrionales* está associado ao aumento da produção cecal de ácidos biliares secundários e da hidrofobicidade dos ácidos biliares, facilitando a absorção intestinal de colesterol. Esse estudo demonstra o papel da microbiota intestinal, sobretudo as *Desulfovibrionales*, como um desregulador ambiental que contribui para a formação de cálculos biliares por sua influência no metabolismo dos ácidos biliares e do colesterol.

4.10 Microbioma e comportamento

Como o nosso comportamento é condicionado por inúmeras situações, somos todos diferentes. Desde a genética ao ambiente onde vivemos, à exposição a agressores ambientais, à maneira como nos alimentamos, tudo influencia o que somos e nosso comportamento.

Mas o intestino e seus trilhões de moradores desempenham um papel fundamental. Esses microrganismos intestinais assumem um papel inacreditável no eixo intestino-cérebro. É verdade que são também responsáveis pela comunicação bidirecional entre o intestino e o sistema nervoso central. Além disso, este está intimamente interconectado com o sistema endócrino para regular muitos processos fisiológicos.

A questão é: será que esse microbioma também é responsável pelas diferentes manifestações e respostas comportamentais? Muitos estudos apontam para essa relação. Os microrganismos intestinais interagem com o nosso sistema neuroendócrino e condicionam diferentes comportamentos, como estresse, compulsão alimentar, comportamentos sexual e social, cognição e dependências.

Apesar de ainda não estar completamente esclarecido, estudos sugerem que as próprias bactérias que compõem o microbioma humano atuam produzindo diretamente metabólitos semelhantes aos nossos hormônios, como AGCC, neurotransmissores, precursores de compostos neuroativos, como triptofano e quinurenina, e, indiretamente, como modulador de respostas inflamatórias e imunológicas.

Ainda há muito para entender e descobrir sobre a relação entre o microbioma intestinal e o nosso comportamento, mas acredita-se que influencia a produção de hormônios e metabólitos neuroativos no trato gastrintestinal, o que se faz sentir em órgãos locais e extraintestinais, como no sistema nervoso central. Mas mais interessante é entender que essa relação pode ser bidirecional, ou seja, substâncias produzidas pelo nosso corpo podem influenciar o microbioma.

Depressão e ansiedade

Na maior parte das vezes, atribuímos os problemas da vida que não conseguimos resolver à depressão, mas há uma pergunta que se impõe: por que algumas pessoas passam por situações difíceis, ficam tristes e depressivas, mas se recuperam após algum tempo? Pelo contrário, outras estão deprimidas há anos, e em consulta dizem: "Tenho depressão crônica, acho que desde que me conheço por gente. Não consigo melhorar com esses desabafos. Tem de haver alguma coisa que provoque esse estado de espírito".

João Pedro pediu ajuda porque nos últimos anos tem passado por sintomas de depressão, tristeza e desânimo, e que têm aumentado, apesar de ter iniciado o uso de antidepressivos já há algum tempo. Como não queria aumentar a dose ou acrescentar um novo medicamento, decidiu investigar de outra forma. Encontrou nas redes sociais um artigo meu sobre o psicobioma. Quando tentou descobrir do que se tratava, achou que podia ser a solução para o seu caso. Sentia-se deprimido sem razão, o que ainda o deprimia mais. Começou os tratamentos, pedimos um exame de fezes completo e, entre várias medidas que implementei, a suplementação com probióticos foi determinante. Tenho certeza de que João Pedro jamais vai esquecer as espécies *Bifidobacterium infantis*, *Bifidobacterium longum* e *Lactobacillus rhamnosus*...

Uma das primeiras revisões sistemáticas sobre o tema foi publicada em 2021 na revista *Clinical Psychology Review*. As conclusões foram consistentes: havia diferenças no microbioma das pessoas que apresentam sintomas de depressão e ansiedade. O estudo indicou que esses distúrbios podem ser caracterizados por uma maior abundância de espécies pró-inflamatórias (p. ex., *Enterobacteriaceae* e *Desulfovibrionales*) e um menor número de bactérias produtoras de AGCC (p. ex., *Faecalibacterium*, que pode ter um papel importante na inflamação cerebral). A modificação da composição da microbiota intestinal, incluindo alteração da alimentação, estilo de vida e adoção de suplementação com prebióticos e probióticos, constituiu uma medida terapêutica importante, especialmente no caso de cepas pertencentes ao psicobioma (bactérias intestinais que podem influenciar as funções cerebrais) ou transplante fecal.

E as conclusões sucedem-se, afirmando que tratamentos e estudos da microbiota humana podem ser promissores tanto no entendimento como no tratamento da etiopatologia das doenças neurológicas, especialmente em situações de depressão e de esquizofrenia. A flora intestinal dos doentes com esquizofrenia, déficit de atenção, demência e outras doenças mentais é muito diferente da de pessoas saudáveis. Hoje já sabemos qual o conjunto de bactérias que falta nesses doentes, que denominamos psicobioma, com cepas específicas como o *Lactobacillus helveticus* e o *Lactobacillus plantarum* ou o *Bifidobacterium longum* e o *Bifidobacterium infantis*, entre outras.

Comportamentos sexuais

A relação entre o microbioma e os hormônios parece ser bidirecional, isto é, o nosso microbioma é influenciado pelos hormônios sexuais, assim como o próprio microbioma influencia a produção e a concentração de hormônios. É incrível sabermos que os níveis de estrogênio e de progesterona (hormônios sexuais) podem ser alterados pelo microbioma. É cada vez mais comum mulheres de qualquer idade sofrerem de desregulações hormonais, não só ligadas à menopausa – que, sendo uma situação fisiológica, aparece cada vez mais cedo –, mas também em plena idade fértil.

Essa descoberta não é recente. Há mais de 60 anos, Karlson e Lüscher lançaram o termo "feromônio", que definiram como "substância segregada para o exterior de um indivíduo e recebida por um segundo indivíduo da mesma espécie que desencadeia uma reação específica, por exemplo, um comportamento definido ou processo de desenvolvimento" (Karlson e Lüscher, 1959).

Comportamentos sociais

Muitos pesquisadores querem respostas para a diferença de comportamentos sociais que encontramos nas sociedades atuais. Recentemente, estudos sugeriram que as bactérias intestinais podem afetar os resultados neurológicos – alterando o comportamento e potencialmente afetando o início e/ou a gravidade dos distúrbios do sistema nervoso.

Alguns estudos sugerem também que microrganismos endossimbióticos compartilhados na vida em grupo influenciaram a evolução do comportamento social e a microbiota tem sido associada ao status social em uma variedade de espécies, incluindo a *Drosophila*. Um estudo publicado em 2021 na revista *Current Biology* demonstra que a mosca-da-fruta (*Drosophila*) apresenta estruturas sociais complexas e dinâmicas capazes de modular o comportamento. Para que não haja confusão, a *Drosophila* não faz parte do nosso microbioma. A mosca-da-fruta *Drosophila melanogaster* é um organismo modelo muito versátil que tem sido usado em pesquisas biomédicas por mais de um século para estudar uma ampla gama de fenômenos.

Dependências

O estresse e determinadas características do microbioma têm maior suscetibilidade para desenvolver comportamentos dependentes. Alterações no eixo HPA (hipotálamo-pituitária-adrenal) fazem parte de todo o processo. Esses microrganismos intestinais também são componentes-chave do eixo intestino-cérebro, a via de comunicação bidirecional entre o intestino e o sistema nervoso central.

As evidências vão dando robustez à teoria de que o microbioma pode nos manipular e desempenhar um papel crucial na manifestação de respostas comportamentais específicas reguladas por vias neuroendócrinas. A expressão genética das bactérias intestinais é cem vezes maior do que o genoma humano. Se pensarmos bem, é fácil entender por que esses bichinhos microscópicos, menores do que nossas células, têm mais impacto no nosso corpo do que nós mesmos. Se você for dependente de alguma substância ou comida, pense que a vontade pode ser a de alguma bactéria malandra que existe dentro do mundo secreto que é o seu intestino.

Comportamentos alimentares

O comportamento alimentar, o apetite e a saciedade são regulados por um sistema complexo de sinais centrais e periféricos. A regulação periférica inclui sinais de saciedade e de vontade de comer, reguladas pela leptina e pela grelina. Em situações normais, quando o corpo tem adipócitos (células gordas), há um aumento da produção de leptina pelo adipócito, que envia ao cérebro a mensagem de que é preciso diminuir a ingestão de alimentos. Essa mensagem controla o apetite. O estômago também funciona nessa regulação, pela produção de grelina, que aumenta o apetite. O controle central é realizado por vários fatores, incluindo os sistemas neuropeptidérgico, monoaminérgico e endocanabinoide. Estudos em ratos demonstraram que existe uma associação da grelina a uma maior abundância de *Bacteroides* e *Prevotella* e a uma menor concentração de *Bifidobacterium* e *Lactobacillus*, enquanto a leptina mostrou uma associação inversa com menos *Bacteroides* e *Prevotella* e mais *Bifidobacterium* e *Lactobacillus*.

Ao estudarmos as pessoas com anorexia, entendemos como tudo funciona: elas apresentam déficit de estrogênios e amenorreia, níveis reduzidos de leptina e tiroxina, aumento dos níveis de grelina e alteração da microbiota intestinal já citada anteriormente.

4.11 Autismo

O autismo, ou transtorno do espectro autista, tem uma prevalência cada vez maior. Estima-se que 0,6 a 1,7% das crianças sejam autistas, e a previsão é de que esse número suba muito nos próximos anos, sendo já considerado um problema de saúde pública.

Estudos mostram que existem algumas espécies de bactérias na microbiota intestinal com representatividade alterada nas fezes de crianças autistas. O excesso de algumas espécies e a falta de outras podem desempenhar um papel fundamental no desenvolvimento de transtornos do espectro autista.

O eixo microbiota-intestino-cérebro sugere que existe uma forma de comunicação entre a microbiota e o cérebro subjacente a algumas deficiências neurológicas.

Essas crianças têm muitas vezes um aumento significativo de espécies como o *Clostridium perfringens*. Essa correlação pode abrir caminho para a possibilidade de um controle mais eficaz de transtornos do espectro autista.

4.12 Doenças de ordem hormonal

Vários pesquisadores descobriram que o microbioma intestinal e seus metabólitos podem estar envolvidos no desenvolvimento de alterações de hormônios, principalmente os sexuais. O efeito do microbioma e dos seus metabólitos, como os AGCC, na resposta inflamatória imune e ação nos eixos neuroendócrinos, como o eixo intestino-cérebro, pode assumir um papel crucial na patogênese de doenças mediadas por alterações de hormônios sexuais. A partir de agora, devemos equacionar sempre o estado do microbioma em doenças e quadros que aparentemente nada teriam a ver, como os tipos de câncer hormonais (mama, útero, ovários, próstata, entre outros), osteoporose pós-menopausa, síndrome dos ovários policísticos (SOP) e diabetes tipo 1.

Ovários policísticos

É uma doença crônica metabólica e endócrina que afeta mulheres em idade fértil entre 3 e 25%. Além das correções alimentares, visto que essa síndrome tem origem em uma disfunção metabólica, estão associados determinados perfis disbióticos. Alterações da microbiota estão ligadas ao aumento dos ovários, da produção de andrógenos que interfere no desenvolvimento normal do folículo, desencadeando uma resposta inflamatória e resistência periférica à insulina. O padrão disbiótico na SOP é muito semelhante ao de pessoas obesas, em que há aumento de bactérias produtoras de LPS (lipopolissacarídeos) e diminuição de bactérias protetoras.

Mulheres com SOP têm também elevada abundância de *Bacteroides vulgatus*, bactéria ainda correlacionada com a desconjugação dos ácidos biliares.

4.13 Microbioma e câncer

A microbiota também pode induzir carcinogênese. Estudos recentes indicam que os processos cancerígenos podem estar relacionados com a liberação de xenotoxinas que podem danificar o DNA do hospedeiro, promovendo, assim, a carcinogênese.

As toxinas bacterianas e os metabólitos promotores de tumores levam à inflamação crônica, o que pode originar danos aos tecidos.

Embora o microbioma influencie a carcinogênese através de mecanismos independentes da inflamação e do sistema imunológico, a ligação mais estudada é a que se estabelece entre o câncer e o sistema imunológico, já que a microbiota residente desempenha um papel essencial na ativação e modulação da resposta imunológica do hospedeiro.

É importante levar em conta essa capacidade do microbioma na regulação do sistema imunológico, especialmente a imunidade no tecido linfoide das mucosas. Essa desregulação pode levar ao crescimento de tumores.

Outro motivo pelo qual se associam as alterações de microbioma ao câncer tem relação com o crescimento desregulado de vírus, fungos e bactérias, alguns deles protetores e simbióticos, mas que, se crescerem sem controle por desregulação de outras bactérias protetoras, podem estar relacionados com tumores, como o caso da *Helicobacter pylori* e o tumor gástrico ou a *Fusobacterium nucleatum*, a *Clostridium symbiosum*, a *Enterococcus* e o câncer colorretal.

O câncer colorretal, um dos mais incidentes, está associado a alterações na composição da microbiota, sobretudo entre espécies bacterianas e fúngicas, como *Talaromyces islandicus* e *Clostridium saccharobutylicum*. Esses conhecimentos que relacionam microrganismos e câncer colorretal podem ajudar na prevenção e levar à identificação de grupos de pessoas com maior probabilidade de sofrerem dessa doença.

Além disso, o câncer de próstata está relacionado com alterações dessa microbiota específica. Muitos estudos confirmaram que a microflora da próstata no microambiente do tumor pode desempenhar um papel importante na ocorrência, no desenvolvimento e no prognóstico do câncer de próstata. Os microrganismos e seus metabólitos podem afetar a ocorrência e a metástase de células cancerosas ou regular a vigilância imunológica anticâncer. Também sobre o câncer de mama, ao analisar a biópsia do mamilo e o microbioma intestinal das mulheres, estudos mostraram que o tecido mamário tem um microbioma distinto com espécies particularmente enriquecidas.

Cada vez mais, a intervenção nas microbiotas específicas parece ser mais interessante, tanto na prevenção quanto no tratamento.

Mas, independentemente dos mecanismos, se estudarmos o assunto, encontraremos publicações científicas que relacionam quase todos os tipos de câncer com o microbioma, já que este pode influenciar a tumorigênese e tem um papel fundamental na prevenção de tumores e na melhora do prognóstico e da sua evolução.

Os "bichos" não simbióticos são aqueles que não estão dentro de nós, mas que escapam ao crivo imunológico e, sem se fazerem sentir, vão provocando danos. Esse é um tema muito interessante e que assume um destaque especial no surgimento de doenças.

Muitas espécies de bactérias apresentam características associadas à destruição de agentes mutagênicos (são capazes de induzir uma mutação, ou seja, um dano no DNA), inibição das rotas de proliferação celular e da cascata inflamatória nos diversos tecidos. Já sabemos que o metabolismo de algumas bactérias intestinais dá origem aos AGCC, como o propionato e o butirato, com potente efeito antitumoral, por exemplo, diante da leucemia ou do câncer colorretal, respectivamente.

Em uma pequena porcentagem da maioria dos tipos de câncer, as alterações genéticas são herdadas dos progenitores (10% no caso do cólon). O restante se deve a fatores ambientais, hábitos de vida que causam mutações e alterações genéticas.

No Capítulo 7, compartilharei revelações incríveis fruto da experiência de anos e anos de trabalho nessa área. Você vai se surpreender!

4.14 Intestino, microbioma e covid-19

Falar sobre outra vertente da covid-19, a pandemia que vivemos desde o fim de 2019 e cuja incidência fez parar o mundo de forma surpreendente, parece fazer sentido em um livro sobre "bichos". Muito se tem estudado sobre os fatores de risco para a doença se manifestar de forma mais ou menos grave. O objetivo deste tópico não é entender a manifestação aguda da doença, tampouco analisar o número de casos ou de mortes. O propósito é perceber alguns aspectos menos falados associados à covid grave e à covid longa e a relação com a disbiose intestinal. O que as pessoas com a forma grave da doença têm de diferente? Por que algumas pessoas são menos afetadas do que outras?

Esse vírus, responsável pela paralisação do mundo, traz mensagens muito importantes sobre as quais, infelizmente, poucos param para pensar. As pessoas com maior probabilidade de desenvolver a covid longa e a covid grave são as que têm algumas características relacionadas com o seu meio interno. Esse entendimento justifica que pessoas aparentemente saudáveis desenvolvam sintomas graves e, muitas vezes, que pessoas doentes desenvolvam uma condição mais rápida e com pronta recuperação.

Embora a genética tenha influência, o ambiente influencia a genética! Uma publicação recente na revista *Gut* sugere que a composição da microbiota intestinal das pessoas infectadas pelo SARS-CoV-2 desempenha um papel importante na probabilidade de desenvolverem mais facilmente a covid longa e sintomas mais graves na infecção inicial. "Além do mais, essa microbiota intestinal poderá ter um impacto no agravamento dos sintomas durante a doença", dizem os pesquisadores.

Os pesquisadores estudaram a composição da microbiota de pessoas com a covid longa e descobriram que a disbiose intestinal persiste nelas, o que, segundo eles, poderia explicar a permanência dos sintomas.

Além das recomendações micronutricionais já conhecidas, como as vitaminas C e D, o zinco, o selênio, entre outros, pesquisadores consideram que a associação de probióticos e prebióticos parece, mais do que nunca, contribuir para o restabelecimento de uma microbiota equilibrada e é eficaz na defesa antiviral, na gravidade dos sintomas e no desenvolvimento da covid longa.

Os pacientes que apresentam uma microbiota desequilibrada e os idosos mais frágeis se beneficiariam de uma suplementação com probióticos, que podem constituir um eixo preventivo interessante, sobretudo na covid-19.

Diante do papel do microbioma na mediação da inflamação, entende-se que pessoas com maiores desequilíbrios no microbioma podem apresentar mais sintomas de covid-19 e outras inflamações decorrentes de infecção. Pacientes com sintomas prolongados apresentaram abundância significativamente maior de microbiota, o que induz inflamação, como bactérias dos gêneros *Prevotella* e *Veillonella*.

As conclusões são unânimes: o microbioma e a mucosa intestinal ficam amplamente alterados nos casos de covid grave e covid longa e podem ser a causa das complicações da covid-19. Porém, nesses doentes, não existe apenas alteração do microbioma com perda de bactérias benéficas simbióticas e bacteriófagos, como também alterações diversas, como enriquecimento de bactérias patogênicas, fungos oportunistas e vírus eucarióticos, incluindo *Candida albicans*. Nos doentes com manifestações mais graves, observa-se muitas vezes alteração de permeabilidade intestinal. Alguns estudos recentes também relacionam a qualidade da microbiota com mais eficácia da vacina e maior produção de anticorpos.

De acordo com a definição da Organização Mundial da Saúde, a covid longa é uma condição física que pressupõe a existência de pelo menos um sintoma da covid-19 e que se mantém por pelo menos 12 semanas após o início da infecção e persiste por, pelo menos, 2 meses. Esses sintomas – já foram identificados mais de cem diferentes – não são explicados por outra alteração na saúde.

O que fazer para minimizar o impacto da covid-19:
- Equilibrar o organismo de forma a reduzir a inflamação;
- Alimentação anti-inflamatória, antioxidante e ligeiramente alcalina;
- Incluir fibras, legumes e fermentados, se possível;
- Tratar do seu microbioma de acordo com as indicações constantes ao longo deste livro, mais especificamente no Capítulo 6;
- Fazer jejum de pelo menos 14 horas e períodos maiores, podendo chegar até 72 horas, de acordo com a sua condição física;
- Limpar o corpo e o intestino;
- Não comer açúcares. Diminuir a ingestão de hidratos de carbono de carga glicêmica alta;
- Controlar os níveis de estresse, praticar exercícios físicos e outras atividades, como ioga, meditação ou *mindfulness*;
- Verificar e usar suplementos com os nutrientes em déficit;
- Avaliar a possibilidade de tomar os seguintes suplementos:
  - Vitamina D_3 – cerca de 5 000 a 10 000 UI; 2 000 UI por 25 kg de peso/dia;
  - Selênio – 200 µg/dia;
  - Vitamina C – cerca de 2 g de vitamina C não ácida ou de preferência lipossomada; dividir a dose entre manhã e noite;
  - Zinco – picolinato de zinco, 50 mg/dia;
  - Magnésio – 400 mg/dia;
  - Probióticos – com variedade de cepas e quantidades eficazes. >

- Fatores de transferência – substâncias que modulam a resposta imunológica;
- Se o seu sistema for mais frágil, pode incluir: extratos ecológicos de cogumelos, equinácea/própolis/geleia real, astrágalo.

Estima-se que cerca de 30% das pessoas infectadas com SARS-CoV-2 apresentem a covid longa. A fadiga crônica, a tosse e as dores de cabeça são os sintomas mais frequentes, seguidas de dificuldade de concentração, ageusia (perda do paladar) e anosmia (perda do olfato), problemas mentais, alterações da pressão arterial, problemas com o estômago, dores, alterações intestinais, cardíacas, hepáticas, renais, em vasos sanguíneos, dificuldades respiratórias e, nas crianças, uma síndrome de inflamação crônica.

Existem evidências observacionais de alterações na composição do microbioma intestinal em pacientes com complicações de longo prazo da covid-19, com níveis altos de *Ruminococcus gnavus* e *Bacteroides vulgatus* e níveis mais baixos de *Faecalibacterium prausnitzii*. Outro estudo de 2022 analisou 258 amostras de fezes através do sequenciamento metagenômico e identificou sintomas respiratórios persistentes correlacionados com patógenos intestinais oportunistas e sintomas neuropsiquiátricos e fadiga relacionados com patógenos intestinais nosocomiais, incluindo *Clostridium innocuum* e *Actinomyces naeslundii* (todos p < 0,05). Bactérias produtoras de butirato, incluindo *Bifidobacterium pseudocatenulatum* e *Faecalibacterium prausnitzii*, mostraram as maiores correlações inversas com a covid longa, ou seja, melhor prognóstico é associado a melhor microbiota intestinal.

Evidências publicadas recentemente indicam uma associação complexa e determinante na gravidade da doença entre microbiota intestinal, expressão de ACE2 e vitamina D. Essa vitamina tem várias funções, que incluem a regulação do microbioma intestinal e a manutenção da diversidade microbiana. Ainda, promove o crescimento de cepas comensais amigas do intestino, como os *Bifidobacterium* e *Firmicutes*, e desempenha as funções imunomoduladora, anti-inflamatória e reguladora da sinalização do receptor ACE/ACE2 (utilizado pelo SARS-CoV-2 para infectar células).

Esse vírus tem a inteligente habilidade de aumentar situações físicas ou psíquicas que já não estão bem em cada pessoa.

De acordo com fragilidades pessoais, a covid longa pode estar relacionada com algumas das seguintes situações, além das questões do microbioma que acabamos de ver:

- Infecções silenciosas (p. ex., vírus Epstein-Barr, *Candida albicans*, *Coxiella burnetii*, que, em situações de infecção aguda por covid-19, podem ser reativadas, tornando a doença mais grave ou mesmo justificando os sintomas prolongados;
- Alterações do sistema imunológico (produção crônica de citocinas, células *natural killer* e/ou linfócitos T e não resolução da inflamação);
- Estresse que afeta o equilíbrio químico do corpo (eixo HPA);
- Alterações na produção de energia (mitocôndria);
- Predisposição genética;
- Altos níveis de açúcar no sangue.

PARA FIXAR

A composição tanto qualitativa quanto quantitativa do microbioma humano é diferente em praticamente todas as situações de ruptura do equilíbrio do organismo. Nos quase cem mil estudos publicados sobre microbioma humano, encontramos correlação com quase todas as doenças, dermatites, artrite reativa, distúrbios metabólicos, diabetes, resistência à insulina, disfunção mitocondrial e transtornos psiquiátricos, dor, fadiga crônica, câncer, doenças autoimunes, psicológicas, comportamentais etc. O desafio agora e no futuro é sem dúvida identificar exatamente qual a bactéria ou o grupo de microrganismos que estão implicados em cada sintoma ou doença.

As recentes descobertas identificam as novas bactérias que podem estar implicadas no desequilíbrio do organismo:

- Cãibras musculares, fadiga, dores de cabeça, dificuldade em dormir? Verifique se tem deficiência de vitaminas B_9 e B_{12}, causada por problemas digestivos.

- A bactéria *Faecalibacterium prausnitzii* é essencial para a produção e assimilação dessas vitaminas do complexo B. Déficits nessa bactéria podem estar na origem desse quadro;
- Mal-estar intestinal sem melhoras com a suplementação de *Lactobacillus* e *bifidus*? Veja se está em falta das seguintes cepas, cujas propriedades foram recentemente esclarecidas: *Burkholderiales*, *Victivallades*, *Verrucomicrobia*;
- Recentemente foram descobertas as bactérias da perda de peso! Diz-se que pessoas magras têm mil vezes mais bactérias do que pessoas obesas. Consulte a tabela dos anexos;
- A boa notícia é que também já é conhecido o microbioma das pessoas que vivem mais e melhor e o das que chegam em boa forma aos 100 anos!
- Uma nova técnica muito simples para modificar a flora curaria muitas infecções intestinais resistentes aos antibióticos! Falo do transplante fecal.

4.15 O que fazer para manter o nosso intestino saudável?

Ao longo deste livro, e especialmente neste capítulo, você percebeu que indiscutivelmente o nosso microbioma está relacionado com toda a nossa saúde e manda em nós mais do que nós mesmos – e não se trata de modinha! Esses conceitos vieram para ficar e, no futuro, a prevenção e o tratamento de doenças passarão obrigatoriamente pela correção do microbioma humano. Então, sem demora, vamos corrigir essa parte do nosso corpo e lhe dar a devida importância. A ideia é que esses microrganismos sejam os nossos melhores amigos. Não me canso de insistir que as mudanças que introduzirmos na nossa vida impactarão o microbioma de forma positiva e rápida. Sabe o que fazer?

Vinte aspectos a levar em conta para ter um intestino saudável

1. Detectar e eliminar infecções silenciosas – parasitas, fungos, bactérias patogênicas.
2. Aumentar a ingestão de prebióticos e probióticos.
3. Aumentar a ingestão de fibras alimentares e alimentos fermentados.
4. Ingerir uma boa quantidade de água de qualidade ao longo do dia.
5. Reduzir o consumo de carnes e açúcares.
6. Eliminar o glúten e os produtos lácteos.
7. Praticar atividade física de forma regular.
8. Diminuir os níveis de estresse.
9. Dormir bem.
10. Atenção e cuidados no caso de consumo de antibióticos e outros medicamentos.
11. Ter uma boa mastigação e um pH estomacal ajustado para uma boa digestão.
12. Rever os possíveis focos de interferência na sua boca, com a visita a um dentista biológico.
13. Respeitar um período de jejum de pelo menos 14 horas.
14. Optar por alimentos orgânicos/biológicos, evitando assim a ingestão de toxinas.
15. Evitar os aditivos alimentares, os conservantes, o álcool, os transgênicos, as carnes na brasa (queimadas), os embutidos industrializados etc.
16. Evitar água com muito cloro, uma vez que este pode alterar o microbioma.
17. Fazer exame de fezes para determinar as alterações do microbioma.
18. Fazer enemas de forma regular.
19. Se possível, procurar tratamentos específicos, como hidrocolonterapia e tratamentos com ozônio (ozonioterapia).
20. O transplante fecal pode ser uma boa solução se o microbioma estiver muito alterado.

Transplante fecal

O transplante de fezes é uma prática muito promissora para regularizar o microbioma intestinal de pessoas com a flora muito pobre ou com problemas de saúde correlacionados com essa alteração. Apesar de não ser ainda muito conhecida, essa técnica foi descrita por Eiseman e colaboradores em 1958, e mais tarde em 1981 por Bowden. Hoje esse tipo de terapia é utilizado por vários especialistas com sucesso e sem quaisquer efeitos adversos. A técnica consiste em isolar bactérias benéficas das fezes de doadores saudáveis e inoculá-las em pessoas que precisam ter a microbiota intestinal saudável restabelecida. Embora pareça uma abordagem estranha, o transplante fecal é muito eficaz em casos mais complicados, por exemplo, infecção por *Clostridium difficile*. Pode mesmo constituir uma ferramenta interessante na prevenção e no tratamento de obesidade, aterosclerose, doenças degenerativas, Alzheimer e Parkinson, problemas cardiovasculares e outros.

5

O QUE COMER E O QUE NÃO COMER PARA A SAÚDE DA SUA MICROBIOTA

Quais alimentos são amigos e curativos especificamente do seu intestino e microbiota? Já sabemos que a alimentação é o maior pilar da saúde e, se não cuidarmos das nossas escolhas alimentares, não poderemos viver bem. A assertividade e a determinação são fundamentais para nos mantermos nesse caminho.

Em uma alimentação saudável, existem alguns alimentos especialmente agressivos que, de forma direta ou indireta, vão alimentar microrganismos que não podem, como vimos anteriormente, tomar o controle do seu ecossistema intestinal. Pelo contrário, outros alimentos ajudam no equilíbrio da microbiota e aumentam o seu rendimento metabólico. Assim, você deve corrigir a sua microbiota para potencializar o crescimento e a manutenção das cepas de bactérias que determinam uma microbiota saudável. Por sua vez, devemos manter controlados todos os "bichos" indesejados.

Sempre que comemos, estamos alimentando milhões de bactérias e microrganismos que habitam o nosso intestino. As bactérias vão usar os alimentos, alterá-los e produzir substâncias imprescindíveis para a nossa saúde. Se não as alimentarmos de maneira conveniente, vamos nutrir mais as bactérias e microrganismos menos benéficos ou torná-los patogênicos e aumentar a produção de substâncias que nos fazem mal.

5.1 Que alimentos devemos eliminar ou reduzir

Uma dieta baseada em alimentos processados, *fast-food*, frituras, comida embutida e cheia de químicos, que infelizmente é a preferida de muitas pessoas, tem sido associada a menor diversidade e quantidade de microrganismos intestinais. Essa escolha tem um impacto muito negativo na microbiota e na inflamação intestinais, impedindo que os grupos bacterianos benéficos assumam concentrações ótimas.

Vamos agora conhecer quais são os piores alimentos e que, por isso, devem ser eliminados ou reduzidos na sua alimentação.

Glúten (gliadina e glutenina)

O glúten resulta de uma mistura de proteínas (gliadina e glutenina) que existe nas sementes de vários cereais, como o trigo, a cevada e o centeio.

Neste livro, interessa-nos perceber a relação que o glúten tem com a microbiota intestinal. Não é difícil entender que o ser humano não está geneticamente preparado para comer, digerir e absorver substâncias químicas inventadas pelo homem. O trigo que comemos atualmente nada tem a ver com o original, já que atualmente ele tem uma concentração bem maior dessas duas proteínas do que o trigo original.

Esse processo de hibridação conferiu ao trigo e a outros cereais com glúten a capacidade de interferir no sistema imunológico e originar reações de intolerância com manifestações intra e extraintestinais.

Nos adultos, essa manifestação intestinal pode assumir a forma de inchaço abdominal, cólicas, inflamação, diarreia, constipação, flatulência, sendo enorme o impacto extraintestinal do glúten. De quase todas as doenças associadas a alterações intestinais, o glúten é sempre um dos fatores presentes.

A gliadina, a proteína do glúten, é a principal responsável pelas reações de sensibilidade ou, pelo menos, a mais estudada. Essa proteína exerce uma ação no aumento da produção de outra, a zonulina, responsável pela ação negativa na integridade da barreira intestinal. Os fragmentos não digeríveis da gliadina se acumulam por baixo da parede do intestino, fazendo os enterócitos (célula intestinal) liberarem um fator inflamatório (IL-8, interleucina-8), provocando também inflamação na parede do intestino. Assim, localmente, o glúten pode contribuir para a alteração da permeabilidade intestinal, com desequilíbrio da flora, inflamação e, muitas vezes, situações de candidíase intestinal associadas. Se você não retirar o glúten da sua alimentação, esse processo de alteração da permeabilidade intestinal induzirá um círculo vicioso de difícil saída. Hoje dispomos de muita informação científica que nos faz acreditar que todas as pessoas se beneficiariam com a eliminação ou redução do glúten, mesmo que não sofram de intolerância ou alergia à gliadina.

Estes desequilíbrios estão também relacionados com doenças e sintomas extraintestinais:

- Eczemas, eritema e problemas de pele;
- Cefaleias;
- Confusão mental, alterações cognitivas e depressão;
- Dor articular e contraturas musculares;
- Alterações neurológicas;
- Cansaço;
- Formigamento nas pernas e nos braços;
- Distúrbios de atenção e hiperatividade;
- Aftas crônicas/estomatite;
- Alterações na menstruação;
- Cistites intersticiais;
- Anemia;
- Ataxia cerebral e neuropatia periférica.

Lácteos

Hoje há muitos estudos sobre os mecanismos por meio dos quais o leite provoca distúrbios nos adultos. Não apenas devido à lactose (açúcar presente no leite), mas, especialmente, a um conjunto de proteínas que podem interferir no nosso metabolismo e no nosso sistema imunológico.

Muitas pessoas pensam que o leite pode constituir uma boa fonte de *Lactobacillus* e outras bactérias importantes para a nossa microbiota. Mas, infelizmente, o leite que compramos no supermercado foi alvo de um processo de pasteurização, método que, ao mesmo tempo que permite a sua conservação durante meses, destrói as bactérias benéficas existentes, que seria o único ponto positivo dessa bebida. Tal como já abordamos, o leite materno é fundamental e determinante para uma microbiota saudável, não é pasteurizado e provém da mesma espécie de mamífero.

Como apenas uma porcentagem mínima da população adulta produz lactase em quantidades suficientes para digerir a lactose, então esse açúcar permanece no sistema digestivo, onde é fermentado por bactérias. Esse processo exagerado de fermentação leva à produção de gases, que causam sintomas associados à intolerância à lactose. Como é possível imaginar, esse açúcar não digerido, além de provocar desconforto intestinal, gases, diarreia, constipação e outros sintomas, vai alimentar um grupo especial de bactérias em detrimento de outras. Essa desregulação dos vários grupos funcionais bacterianos conduz à doença a longo prazo.

VOCÊ SABIA QUE...

Não é necessário beber leite: muito pelo contrário, não existem razões válidas para que os adultos o façam. Assim, e porque sempre se menciona que o leite é uma excelente fonte de cálcio, posso garantir que existem alternativas a essa bebida igualmente ricas em cálcio e magnésio e que constituem melhores opções:

Legumes de folha verde:

- Brócolis;
- Acelgas;
- Espinafre;
- Couves e couves-chinesas;

- Os talos dos vegetais são especialmente ricos em cálcio e magnésio.

Sementes:

- Chia;
- Linhaça;
- Gergelim;

Leguminosas:

- Lentilha;
- Grão e feijão (vermelho e branco).

Ovos:

Espinhas de peixe, como as pequenas espinhas das sardinhas.

Outro problema do leite tem relação com a sinalização imunológica provocada pela proteína dos lácteos. O leite atual contém uma quantidade enorme de betacaseína A1, associada ao aumento de marcadores inflamatórios e sinalização imunológica.

Apesar de a pasteurização eliminar as bactérias do leite, também destrói muitos outros nutrientes essenciais, enzimas como a lipase e a fosfatase, indispensáveis para a digestão do leite e a absorção do cálcio.

Ao contrário, a pasteurização e a ultrapasteurização mantêm os níveis das seguintes proteínas do leite: BTC (betacelulina), aquela que é capaz de interferir em nosso sistema imune, ligando-se a alguns genes; e fator de crescimento semelhante à insulina 1 (do inglês, IGF-1 *insulin-like growth factor-1*) e miRNAs exossomais, relacionadas com doenças metabólicas, diabetes e alguns tipos de câncer.

Refinados

Hidratos de carboidratos refinados são alimentos em que o grão inteiro foi submetido a processos de refinamento. Durante esse processo, a maior parte do valor nutricional da planta é perdida, incluindo vitaminas, gorduras e fibras. O processo usado para refinar os hidratos de carbono faz com que a população de bactérias *Firmicutes* aumente, enquanto se reduzem os *Bacteroidetes*. Além disso, eles também alimentam fungos e outros microrganismos patogênicos que desequilibram a nossa flora intestinal e intensificam a putrefação.

O consumo de alimentos refinados está intimamente ligado à desproporcionalidade entre os vários grupos de bactérias intestinais.

Portanto, devemos optar por hidratos de carbono de origem vegetal e integrais de forma a manter o microbioma saudável e alimentar as bactérias mais necessárias.

Aditivos alimentares

Muitos aditivos são agressivos para a mucosa intestinal e, apesar de estarem sempre escondidos na maioria dos alimentos que compramos já processados, vão provocando inflamação e maltratando a nossa microbiota. Os emulsificantes (polissorbato 80, carboximetilcelulose, ramnolipídeos, soforolipídeos, lecitina), aditivos do tipo detergente usados para melhorar a textura dos alimentos e prolongar a sua vida, alteram a composição da microbiota intestinal.

O monolaurato de glicerol é um dos emulsificantes mais utilizados pela indústria alimentar, com evidência comprovada na redução de espécies como a *Akkermansia muciniphila* e no aumento da *Escherichia coli*.

Edulcorantes e açúcares refinados

O açúcar, o grande vilão da atualidade, está escondido por todo lado e a lista dos efeitos prejudiciais que lhe são atribuídos não para de crescer.

Existe uma relação direta entre a ingestão de açúcar e as infecções por *Staphylococcus* e por alguns fungos como a *Candida albicans*. Quando você ingere açúcar, está permitindo que esses "bichos" perigosos cresçam dentro do seu organismo.

Os adoçantes artificiais, como a sacarina, o aspartame e a sucralose, além de criarem uma falsa sensação de doce, são ainda mais viciantes do que o açúcar, além de lhes ser atribuída uma infinidade de efeitos prejudiciais. Essas substâncias químicas alimentam também as bactérias ruins e conduzem a quadros disbióticos. O uso desses produtos é completamente desaconselhado, motivo pelo qual você deve substituí-los. Mas, caso seja mesmo necessário adoçar algo, use adoçantes naturais, como mel, agave, estévia de folha verde, eritritol ou açúcar de coco.

VOCÊ SABIA QUE...

Ao ler bem os rótulos, é fácil descobrir se os produtos que compra são adoçados com poliálcoois, como o xilitol, o manitol, o sorbitol e o eritritol. Para identificá-los melhor, confira sempre no rótulo se o açúcar acaba em "ol", pois isso significa que é um desses poliálcoois que, apesar de serem encontrados naturalmente em alguns alimentos, como as frutas, podem causar alguma sensibilidade em determinadas pessoas. O eritritol é o que menos efeitos produz, além de ser tolerado por quase todas as pessoas.

Mesmo as versões mais naturais devem ser evitadas e utilizadas apenas se estritamente necessárias, em pequenas quantidades. Não se esqueça de que os fungos e outros "bichos" que vivem silenciosamente dentro de você adoram açúcar.

Carragenina – E407

Geralmente considerada segura para consumo humano pelas entidades reguladoras, é um dos aditivos mais utilizados nas indústrias de alimentos, farmacêutica e de cosméticos e tem sido objeto de inúmeras controvérsias. Trata-se de um grupo de polissacarídeos sulfatados lineares extraídos de algas comestíveis, ou algas vermelhas, como as *Chondrus crispus*, muitas vezes descrita nos rótulos como "algas naturais" ou "conservantes naturais" e é empregada em alimentos destinados ao consumo humano por centenas de anos devido às suas potencialidades espessantes e gelificantes. É classificada como excipiente (uma substância farmacologicamente inativa usada como veículo para o princípio ativo, ajudando na sua preparação ou estabilidade) pela Anvisa.

A carragenina é encontrada em muitos produtos, incluindo leite em pó para bebês, iogurte, leites de soja, amêndoa e coco, e sorvete. Esse aditivo é obtido de algas vermelhas e recentemente tornou-se um tema polêmico.

Embora possa ainda ser controversa a sua ação cancerígena, por talvez não haver estudos suficientes em humanos, a resposta imunológica que desencadeia já é unanimemente aceita: a carragenina causa inflamação no tubo digestivo mesmo em pessoas sem problemas intestinais.

Assim, verifique os rótulos, especialmente de leites, iogurtes e cremes, mesmo os de origem vegetal. A única maneira de evitar a carragenina é fazendo o próprio leite, creme e iogurte ou ser muito cuidadoso ao comprar os produtos, sempre pesquisando se na lista de ingredientes não consta esse aditivo, que pode estar mencionado também como E407.

Carnes e pré-embalados

De acordo com a OMS, a carne deve ser consumida em pequenas quantidades, sobretudo a carne vermelha (cerca de 100 g a 120 g por porção), e não mais do que 3 a 4 vezes por semana.

Abordamos anteriormente a importância do microbioma na prevenção de doenças cardiovasculares. As bactérias intestinais podem produzir metabólitos que estão associados a essas doenças. Falamos da trimetilamina (TMA), que se oxida em N-óxido de trimetilamina (TMAO). Essa molécula é formada pelas bactérias do intestino ao metabolizar a L-carnitina e a colina presentes nos produtos de origem animal, principalmente nas carnes. Ao ingerirmos carne vermelha em maior quantidade, aumentamos a concentração de TMAO, a qual poderá aumentar o risco de doenças inflamatórias, afetar a coagulação do sangue e a atividade plaquetária. Por isso, quando há aumento de sua concentração no sangue, eleva-se o risco de trombose.

O excesso de consumo de carne também altera a nossa flora intestinal, desequilibrando a proporção entre bactérias fermentativas e proteolíticas. Como sabemos, existem bactérias benéficas que necessitam de alimentos de origem animal, mas essas cepas bacterianas devem existir em quantidades bem controladas.

Desse modo, opte por carnes orgânicas oriundas de animais alimentados ao ar livre, em pastos, e não sujeitos a hormônios, cortisonas, antibióticos e outros químicos que também matam a sua flora.

Óleos e gorduras vegetais

Alguns óleos vegetais, como os de girassol, milho ou canola, oxidam rapidamente, e, quando ingeridos, podem ser responsáveis pela morte de bactérias no nosso trato digestivo. Quando as bactérias morrem, liberam no sangue toxinas que vão exigir um esforço adicional do seu sistema de limpeza interno. Muitas dessas toxinas também estão associadas a doenças e desregulação imunológica, caso não sejam devidamente eliminadas.

Organismos geneticamente modificados

Todos já ouvimos falar de organismos geneticamente modificados (OGM). Apesar de muito polêmicos, a lista de efeitos nocivos ao organismo causados pelos OGM continua a crescer.

Várias entidades do mundo que se dedicam aos OGM, realizando pesquisas continuadas, mostram que em estudos com animais esses produtos podem causar infertilidade, problemas imunológicos, envelhecimento acelerado, regulação deficiente da insulina e alterações nos principais órgãos, especialmente no sistema gastrintestinal.

Há indícios de que os OGM são metabolizados de maneira diferente no intestino quando comparados aos alimentos não OGM. Apesar de ainda haver dúvidas, se você quer ter um intestino saudável, comece a pensar em evitar os OGM.

Alimentos com maior probabilidade de serem OGM:

- Cereais:
  Arroz
  Milho
  Trigo
  Centeio
  Cevada
- Soja e derivados;
- Salmão;
- Feijão;
- Óleos e margarinas alimentares;
- Algumas frutas, como mamão papaia.

Agrotóxicos

Existem vários pesticidas, herbicidas e outros produtos tóxicos usados na produção agrícola de alimentos. O glifosato, herbicida empregado para impedir o crescimento de ervas daninhas, é ainda hoje amplamente utilizado, apesar das evidências para o considerarmos altamente tóxico. Seu consumo está associado a inúmeros problemas de saúde.

Alimentos onde esse tipo de produto está presente também têm um impacto negativo na composição do microbioma intestinal por prejudicarem as bactérias boas e na permeabilidade intestinal.

O glifosato inibe uma via metabólica que conduz à produção de aminoácidos aromáticos, como o triptofano, da qual bactérias intestinais dependem.

Lectinas

São proteínas presentes nas leguminosas e em alguns vegetais e que têm a capacidade de se ligarem aos hidratos de carbono, formando glicoproteínas. Além de equilibrarem o nível de proteína no sangue, podem ajudar no controle do crescimento excessivo de vários tipos de bactérias, como a *E. coli*, e infecções fúngicas e virais. Mas a ingestão exagerada de alimentos ricos em lectina pode provocar danos à parede intestinal e mesmo constituir um dos vários fatores relacionados com o aumento da permeabilidade do intestino. Se já houver essa condição de porosidade intestinal, especialmente em pacientes portadores de doença autoimune, é importante retirar esse tipo de alimento ou pelo menos reduzir drasticamente a sua ingestão até que seja possível restabelecer a estrutura da mucosa.

FODMAP

A dieta pobre em FODMAP (alimentos oligossacarídeos, dissacarídeos, monossacarídeos e polióis fermentáveis), apesar de não ser a mais aconselhada, é importante em determinados períodos, quando o objetivo é melhorar os sintomas intestinais. Assim, deve ser introduzida por um período de 4 a 6 semanas, tempo durante o qual é fundamental tratar, limpar e regenerar o intestino, para que depois seja possível reintroduzir paulatinamente os alimentos. Limpezas, controlar o SIBO, o crescimento anormal de alguns microrganismos, a inflamação e a permeabilidade das mucosas são aspectos que devem ser levados em consideração nessa fase. Os alimentos com álcoois fermentáveis devem ser introduzidos o mais cedo possível, mas pouco a pouco, em pequenas quantidades, e com intervalos de 72 horas.

Quando existe síndrome do intestino irritável, na qual as pessoas costumam apresentar crises de diarreia com constipação, acompanhada de dor e desconforto abdominal, deve-se considerar a hipótese de retirar algum desses alimentos.

Em contexto de disbiose, há uma desconfiguração dos receptores específicos dos açúcares simples. O intestino não os absorve e eles se acumulam, causando diarreia, peristaltismo, inflamação e constipação alternada com diarreia.

Uma restrição absoluta de FODMAP durante muito tempo dá origem a uma enorme restrição de fibra não desejada a longo prazo, devido ao impacto que provoca no crescimento de bactérias benéficas. Assim, é importante avaliar se há intolerância à frutose ou a outro elemento e resolver essas intolerâncias específicas.

FODMAP	Grupo	Tipo	Alimentos
Fermentáveis **Oligossacarídeos**	Oligossacarídeos	Frutose e fruto-oligossa-carídeos (OS)	Trigo, centeio, cebola, alho, pistache, alcachofra, grãos, pêssego, melancia etc.
		Inulina Galactanos	Funcionam como prebióticos, bebidas, barras energéticas, laxantes
Dissacarídeos	Dissacarídeos	Lactose	Leite, iogurte, sorvete, queijos, sobremesas já preparadas, molho branco
Monossacarídeos **E (AND)**	Monossacarídeos	Frutose	Frutas, mel, aditivo alimentar, edulcorantes, bebidas e sucos já prontos
Polióis	Polióis	Álcoois derivados do açúcar (sorbitol, manitol, xilitol)	Edulcorantes, chicletes, sorvetes, chocolates, produtos *light* e zero açúcar, doces sem açúcar etc.

A dieta com restrição de FODMAP pode servir de tratamento nas seguintes situações:
- SIBO;
- SII;
- Doenças intestinais inflamatórias;
- Doença de Crohn e colite ulcerativa.

Alternativas de alimentos com baixo conteúdo em FODMAP:
Quinoa, trigo-sarraceno, arroz, batatas, aveia, *kiwi*, mamão papaia, abacaxi, melão, framboesas, cranberry, laranja, clementina, abóbora, rúcula, aipo, espinafre, feijão-verde, agrião, beringela, couve-de-bruxelas (consultar a tabela completa nos anexos do livro).

5.1.1 Intolerâncias alimentares

Em geral, a intolerância alimentar refere-se à incapacidade de digerir alimentos específicos, devido a uma falta genética ou adquirida das enzimas necessárias para fazê-lo. Por exemplo, a intolerância à lactose resulta da insuficiência em lactase, e sabemos que as pessoas intolerantes melhoram significativamente a sua qualidade de vida quando a retiram da sua alimentação. As intolerâncias podem ser contornadas evitando esses alimentos, suplementando com as enzimas em falta ou, em certos casos – como pode ocorrer com a histamina ou a intolerância à frutose –, tomando medidas específicas para reparar os danos do revestimento ou da flora intestinal que podem ter originado ou piorado a intolerância. Existem também intolerâncias ao sorbitol (adoçante muito usado pela indústria), à frutose (açúcar da fruta), à caseína (proteína do leite) e às lectinas (proteínas presentes em leguminosas e alguns cereais).

> **VOCÊ SABIA QUE...**
> Algumas pessoas são sensíveis aos legumes, especialmente às couves cozidas, o que lhes provoca inchaço abdominal, flatulência e desconforto.
> A estrutura dos vegetais é dada pela fibra, constituída essencialmente por celulose. Quando consumidos crus e inteiros, os vegetais podem ser de difícil

digestão devido à solidez das fibras. O organismo humano não tem celulase que hidrolise a celulose, processo feito no intestino pelas bactérias ali presentes. O frio endurece a celulose. No entanto, quando cozinhamos os vegetais, a celulose é suavizada, mas, se insistirmos muito no cozimento, ela se transforma em açúcar simples. O cozimento excessivo transforma a celulose e a hemicelulose em açúcares, sobretudo glicose, galactose, manose, arabinose e xilose. Esses açúcares escondidos e, muitas vezes, ingeridos de forma inconsciente são responsáveis por má digestão, fermentação e má absorção intestinal. Em consequência dos processos de fermentação no intestino, há liberação de nitrogênio, dióxido de carbono, hidrogênio, oxigênio e metano, gases responsáveis pela flatulência e pelo odor. As bactérias intestinais desempenham um papel determinante, pois se alimentam desse açúcar para se multiplicarem rapidamente. Esses processos fermentativos, junto dos processos de putrefação em consequência do consumo excessivo de carnes, por exemplo, explicam as alterações do ecossistema intestinal. Existe uma proliferação de bactérias metanogênicas e fungos, como a *Candida albicans*. Além da celulose e da hemicelulose, os vegetais têm fibras, solúveis e insolúveis. Por exemplo, em 100 g de repolho existem 2,47 g de fibras, sendo 0,89 g de fibra solúvel e 1,58 g de fibra insolúvel. Se você corrigir o seu microbioma intestinal, melhorará a sua sensibilidade tanto aos vegetais cozidos quanto aos crus.

Intolerância à lactose

A lactose (açúcar) é um dissacarídeo contido no leite e nos produtos lácteos em quantidades variadas. A digestão da lactose em glicose e galactose requer a intervenção de uma enzima, a lactase, de origem intestinal, localizada na parte apical das células intestinais e responsável por hidrolisar a lactose, o açúcar do leite. A ausência ou redução da atividade enzimática leva à não digestão da lactose e, depois, à fermentação intestinal, que pode causar diferentes transtornos. Em adultos, a intolerância à lactose é comum. A prevalência média é de cerca de 70%, podendo chegar aos 100% no Japão e na África. A hipolactasia, baixa produção de lactase, ocorre entre os 3 e os 5 anos de idade em cerca de 75% da população.

Existem pessoas com déficit congênito dessa enzima, mas é uma alteração rara e normalmente diagnosticada logo na infância.

Produtos lácteos com baixo teor de lactose:

- Manteiga *ghee* (manteiga clarificada);
- Queijos curados de cabra, *manchego*;
- Queijos gordos tipo suíço (*emmental, cheddar, gouda,* parmesão);
- *Kefir* de cabra;
- Iogurte de cabra.

Como identificar a intolerância à lactose:

– Inchaço e desconforto abdominal após ingestão de um grupo específico de alimentos;
– Diarreia, constipação ou fezes ácidas;
– Náuseas e vômitos.

O que fazer:

- Eliminar os lácteos ricos em lactose;
- Substituir o leite pelas versões vegetais, como bebida de amêndoa, coco, aveia, avelã, noz, entre outros;
- Introduzir prebióticos e probióticos no sentido de melhorar a digestão da lactose, mesmo que esta esteja em pequenas concentrações.

Intolerância à histamina

A histamina é uma amina biogênica envolvida nas respostas imunológicas locais, bem como na regulação da função fisiológica do intestino, atuando também como um neurotransmissor. A principal função da histamina é destruir substâncias estranhas. Ela é liberada em reações alérgicas e responsável pelos sintomas mais incômodos. Normalmente, a histamina é destruída no organismo pela ação de uma enzima chamada diaminaoxidase (DAO). Em pessoas com intolerância à histamina, a atividade dessa enzima é reduzida. Portanto, a histamina produzida pelo corpo ou absorvida pela comida não pode ser destruída, nem que seja parcialmente. Isso faz as pessoas manterem queixas alérgicas, por terem quantidades altas de histamina no corpo.

Como saber se sou intolerante à histamina?

Esse problema ocorre, sobretudo, em mulheres e depois dos 40 anos. Pessoas com doença inflamatória intestinal ou alergia alimentar cruzada correm mais risco.

Se você tiver muitas queixas alérgicas, comece por relacioná-las com os alimentos presentes na lista disponível nos anexos do livro, retire-os e verifique se os sintomas desapareceram.

Converse com seu médico ou terapeuta e pondere fazer os seguintes exames analíticos:
– Medir o nível de vitamina B6;
– Medir a atividade da diaminaoxidase;
– Medir o nível de histamina no sangue;
– Testar a liberação de histamina por estimulação.

A ingestão de alimentos ricos em histamina, em pessoas intolerantes, pode causar os seguintes sintomas:
- Vermelhidão, comichão, urticária;
- Dor de cabeça, sensação de calor, enxaqueca, vertigem;
- Corrimento nasal, inchaço da mucosa nasal, dificuldades respiratórias, asma brônquica;
- Inchaço, diarreia, náuseas/vômitos, dor abdominal;
- Queda da pressão arterial, palpitações, arritmia cardíaca, taquicardia;
- Dismenorreia (distúrbios do ciclo menstrual).

O inchaço da mucosa nasal como resultado do consumo de vinho tinto ou queijo também é típico, pois esses produtos são muito ricos em histamina e contêm diversos liberadores de histamina.

A histamina é produzida pelo nosso corpo em situações alérgicas, mas existe também em alimentos. Além dos alimentos ricos em histamina, existem outros que funcionam como "liberadores de histamina" e que induzem à secreção dessa amina pelas células do corpo. Pode também ser acumulada no nosso organismo por deficiência da enzima que a destrói (diaminaoxidase).

5.2 Alimentação: a ferramenta mais eficaz para manter o controle dos "bichos" e uma microbiota saudável

Já não é novidade que, de acordo com milhares de pesquisas desenvolvidas no decorrer dos últimos anos, as bactérias que vivem não só dentro do nosso intestino como no resto do nosso corpo são as grandes responsáveis pela nossa saúde ou falta dela.

O que comemos determina quais microrganismos temos, porque vai nutrir também as bactérias que se multiplicarão com maior rapidez e serão mais abundantes. A alimentação tem um enorme poder sobre esse equilíbrio, e a boa notícia é de que, em apenas algumas semanas, é possível melhorar consideravelmente a microbiota ao corrigir o que comemos.

Determinados alimentos e a maneira como os produzimos podem constituir uma forma poderosa de aumentar a quantidade de bactérias benéficas no seu intestino e, por isso, você deve incluí-los diariamente nas suas refeições.

Nossas bactérias gostam de comer hidratos de carbono oriundos de vegetais, frutas, verduras, leguminosas e cereais integrais. Todos esses alimentos são fermentados pelas bactérias intestinais e é o que lhes serve de substrato. Mas também podem se alimentar da camada que reveste o intestino. Esse processo é mais comum em pessoas que não ingerem quantidades generosas dos alimentos já mencionados. Como está claro, a camada da mucosa não deveria constituir o seu principal alimento, porque essa barreira funciona como proteção de microrganismos prejudiciais, além de poder colocar em perigo a nossa imunidade.

A composição da flora intestinal pode ser modificada pela ingestão de alimentos que funcionam como probióticos (microrganismos benéficos para a nossa saúde) e prebióticos (alimento para a nossa microbiota), que serão detalhados no Capítulo 6.

Vamos conhecer, então, o que devemos incluir na alimentação para o bem da nossa microbiota.

Fibras

As fibras prebióticas são digeridas pelas bactérias intestinais (probióticos) e desempenham um papel importantíssimo no ecossistema intestinal, na formação do bolo fecal, contribuindo para a contração da musculatura lisa do cólon e do reto.

Como já explicado, cozinhar demais as couves, por exemplo, faz com que se percam as propriedades benéficas das fibras, promovendo a constipação, além de contribuir para processos fermentativos no intestino. Essa situação conduz a uma alteração da nossa flora intestinal, ficando empobrecida na microbiota protetora.

Para ter uma microbiota fantástica, a dieta deve ser composta de hidratos de carbono completos, provenientes de frutas, legumes e leguminosas. Esses alimentos são ricos em fibra fermentável e hidratos de carbono que a microbiota sabe usar e adora.

Recomenda-se que se ingira entre 20 e 35 g de fibra por dia com uma relação entre fermentáveis e não fermentáveis de 3:1. A melhor forma é ingerir alimentos crus ou cozidos no vapor.

Quando se começa a acrescentar a fibra na alimentação, muitas vezes há aumento dos gases e da flatulência, mas pouco a pouco a microbiota vai se adaptando a essa nova situação.

Fontes de fibras cuja quantidade que ingerimos deve ser controlada por causa da sensibilidade que pode provocar em algumas pessoas:

- Alho;
- Cebola;
- Alho-poró;
- Grãos;
- Feijão;
- Talos dos brócolis e de couve-flor.

Fermentados

Consumir alimentos fermentados é uma estratégia simples, prática e econômica para otimizar a saúde do seu intestino. Com a fermentação, esses alimentos ficarão repletos de microrganismos benéficos que vão colonizar o seu corpo e reequilibrar a sua microbiota.

Além disso, o consumo de alimentos fermentados estimula a atividade anti-inflamatória e antioxidante do organismo, melhora a taxa glicêmica no sangue e também tem um efeito benéfico sobre o peso.

Uma vez que o consumo regular de alimentos fermentados tem inúmeros benefícios no microbioma intestinal, é fácil entender todo o seu potencial benéfico na saúde em geral.

Existem vários exemplos de alimentos fermentados usados pelas mais diversas culturas, sempre com o intuito de melhorar a digestão e o aparelho digestivo.

A fermentação permite conservar os alimentos, favorecendo o desenvolvimento de bactérias boas e inibindo o crescimento de outras responsáveis pela putrefação.

Nesse contexto intestinal, não interessa alimentar rotas proteolíticas; estas devem ser mantidas controladas e só assim é que aproveitamos os benefícios dessas bactérias, como a produção de aminoácidos essenciais (não produzidos pelo nosso corpo).

CONCEITO

Rotas proteolíticas: desenvolvidas por algumas bactérias intestinais que produzem proteases (enzimas) necessárias para a degradação das proteínas em aminoácidos.

As proteínas são as responsáveis pelo aumento desse rendimento, o que desestabiliza o equilíbrio e a concentração das bactérias fermentativas produtoras de butirato e outros AGCC, tão necessários para todo esse ambiente. As fibras são alimentos fundamentais para essas bactérias, pois só elas conseguem digeri-las.

Talvez agora você já entenda por que a dieta ocidental está associada a tantos malefícios para a saúde. Essa alimentação privilegia a flora proteolítica em detrimento da sacarolítica, uma vez que é rica em proteínas e carnes e pobre em fibras.

Os legumes, tal como os nossos intestinos, contêm bactérias boas e ruins. Por isso, quando ficam a temperatura ambiente, os legumes estragam e envelhecem, tornando-se impróprios para o consumo. Ao contrário, caso eles sofram processos de fermentação e forem mantidos hermeticamente fechados sem oxigênio e a uma temperatura compreendida entre 18 °C e 23 °C durante alguns dias, as bactérias boas vão crescendo em detrimento das mais prejudiciais.

Assim, a fermentação permite que cresçam bactérias benéficas do tipo *Lactobacillus*, que vão se alimentar da rafinose (o açúcar dos legumes), liberando ácido láctico, que é responsável pelo sabor mais ácido desses alimentos, como o chucrute, o *kimchi* e outros fermentados de legumes. Mas é o ácido láctico que impede que as bactérias putrefativas se multipliquem, permitindo assim que possamos comer esses legumes após várias semanas, sem que estraguem, e com a vantagem de manterem sempre a crocância e as propriedades nutritivas.

Em todos os processos de fermentação há aproveitamento das moléculas de glicose (açúcar presente) em condições anaeróbicas (sem oxigênio), levando à produção de ácido láctico, álcool etílico ou ácido acético, dependendo do substrato e do processo fermentativo.

A fermentação láctica, ou lactofermentação, é a que libera ácido láctico e que encontramos em produtos comuns como o chucrute, as azeitonas, os legumes, o missô, o *kimchi*, o *kefir* e os iogurtes. A partir da página 196, há receitas para consulta.

> ## VOCÊ SABIA QUE...
> A fermentação láctica, com produção de ácido láctico, ocorre também nos nossos músculos quando praticamos exercício físico. Quando as células musculares não recebem oxigênio em quantidades necessárias, o que acontece durante o exercício físico intenso, a oxidação da glicose necessária para realizar a respiração celular é feita de forma anaeróbica, dando lugar à produção de ácido láctico, cujo acúmulo faz as pessoas sentirem dor nos músculos após o exercício físico.

Outros tipos de fermentação:
- Fermentação alcoólica: obtida com o uso de bebidas alcoólicas como anis, vinho, uísque ou sidra. Na fermentação alcoólica, as bactérias e leveduras se alimentam da glicose e transformam-na em álcool etílico, gás carbônico e trifosfato de adenosina (ATP);
- Fermentação acética: realizada por bactérias quando não há oxigênio, tal como as outras fermentações. Mas nesse processo é liberado gás carbônico e obtêm-se vinagre (ácido acético) e dióxido de carbono.

De modo geral, podemos dizer que esses processos de fermentação têm um saldo de duas moléculas de ATP por molécula de glicose utilizada no processo. Repare que a fermentação láctica não libera CO_2, ao contrário das fermentações alcoólicas e acéticas.

Os fermentados têm muitos benefícios, tais como:
– Maior concentração de vitaminas, como C, B e outras;
– São facilitadores da absorção de nutrientes porque melhoram a sua biodisponibilidade;
– Melhoram e apuram o sabor dos legumes, assim como, quando misturados com outros alimentos, também os tornam mais saborosos.

Como fermentar legumes?
Mais à frente, nas receitas, você encontrará todos os procedimentos, mas aqui vão as regras básicas:
– Primeiro, lave bem os vegetais, retirando os pedaços que tiverem qualquer tipo de defeito;
– Corte os alimentos em pedaços grandes ou pequenos ou ainda utilize-os inteiros;
– A fermentação ocorre quando se mergulham os alimentos em água e sal, processo conhecido como salmoura. Nesse caso, as bactérias presentes (fermentos lácticos) alimentam-se do açúcar dos legumes e liberam ácido láctico;
– Pode-se prolongar o período de fermentação. Na verdade, quanto maior o tempo de fermentação, mais intenso é o sabor.

O que é necessário?
– Vegetais à sua escolha cortados em pequenos pedaços;
– Salmoura – utilize uma solução com 3 colheres de sopa de sal marinho (não refinado) para cada litro de água;
– Temperos a gosto – pimenta, cominho, coentro, mostarda, anis--estrelado, grãos de coentro e raminhos de ervas frescas, pimenta--malagueta, entre outras opções de sua preferência;
– Frascos de vidro com tampa hermética e previamente esterilizados.

A importância da temperatura

Para que se inicie o processo de fermentação, os alimentos devem estar hermeticamente fechados em frascos previamente esterilizados e à temperatura ambiente durante alguns dias. Para esterilizar, coloque--os em uma panela de água fervente, completamente submersos, durante 10 a 15 minutos ou leve os frascos ao forno durante 10 minutos a 180 °C. Se a temperatura estiver muito alta, o processo de fermentação será mais rápido, o que contribui para obter produtos mais ácidos e mais espessos. Pelo contrário, se a fermentação se processar a uma temperatura entre 18 °C e 20 °C, apesar de demorar mais, é a situação ideal. As temperaturas baixas, como a da geladeira, não são indicadas para a fermentação. Assim, deixe os produtos fermentados fora da geladeira, colocando-os no frio somente após a fermentação completa.

O que podemos fermentar?

Você pode fermentar praticamente todos os legumes e muitas frutas. Utilize os vegetais de que mais gostar e combine-os de acordo com as suas preferências.

As crucíferas ou brássicas, como repolho, couve-chinesa, couve--roxa e couve-frisada, são os legumes com um resultado melhor quando fermentados. No entanto, você também usar beterraba, abóbora, cenoura, pimentões, pepinos e couve-flor. Frutos mais macios, como o tomate, ficam moles quando fermentados, mas o sabor fica excelente. Pessoalmente, acho que não fica bom fermentar batatas e nabo.

Apesar de todos os legumes serem fermentáveis, alguns ficam melhores nesse processo, além de o resultado ser mais saboroso e, por isso, mais fácil de introduzir na alimentação.

Legumes com melhor fermentação:

- Couve-roxa;
- Repolho;
- Couve-chinesa;
- Couve-frisada;
- Cenoura;
- Beterraba;
- Aipo;
- Abóbora;
- Couve-flor;
- Ruibarbo.

Fermentação de frutos:

- Abacaxi;
- Pêssego;
- Bagas;
- Uvas;
- Frutas vermelhas;
- Melão;
- Cerejas;
- Ameixas;
- Azeitonas.

Ideias para incluir os fermentados na alimentação

Todos os fermentados podem e devem ser incluídos nas refeições. Uma ou duas colheres de chucrute ou de *kimchi* para acompanhar carne, peixe, legumes cozidos ou saladas com legumes crus, além do efeito na digestão e na microbiota, tornam os pratos mais saborosos e aumentam a diversidade de sabores.

Produtos fermentados na forma líquida (como *kefir* ou *kombucha*) podem ser adicionados à água ou às vitaminas, melhorando, assim, os seus efeitos na microbiota intestinal.

Outros alimentos ricos em probióticos:

- Iogurte sem açúcar;
- Iogurte de soja;
- *Kefir*;
- Chocolate amargo;
- Alcachofra.

Alimentos especialmente ricos em prebióticos (fibras nutricionais que permitem nutrir as bactérias intestinais benéficas):

- Alcachofra;
- Leguminosas;
- Cebola;
- Alho;
- Alho-poró;
- Aspargo;
- Arroz integral.

Alimentos com efeitos de limpeza e antibiótico:

- Alho;
- Orégano;
- Cravo-da-índia;
- Gengibre;
- Tomilho;
- Sálvia;
- Cebola;
- *Grapefruit*.

Os alimentos ricos em fibra e os fermentados são adequados para todas as pessoas, uma vez que servem de substrato para as bactérias produtoras de AGCC, aos quais se associam inúmeros benefícios, além de nos manterem saciados.

No entanto, pessoas com alguma doença intestinal, SIBO, inchaços e gases devem evitar esse tipo de alimento durante 4 a 8 semanas, para que possam corrigir os desequilíbrios intestinais, introduzindo-os depois aos poucos. Apesar de os alimentos ricos em FODMAP poderem aumentar os processos fermentativos e provocar desconfortos abdominais, não devemos evitá-los por muito tempo.

A adaptação por vezes pode demorar semanas ou até meses. É importante que, ao chegar à quantidade certa de fibra, se mantenha essa ingestão diariamente, a fim de não haver grandes oscilações na composição da flora e para que consigamos tolerar essa tão importante quantidade de fibra conseguindo substituir, assim, as nossas bactérias intestinais pelas que estão associadas à saúde a longo prazo.

Bebidas fermentadas

Kombucha

É uma bebida fermentada à base de chá, água e açúcar. Junta-se à preparação um cogumelo contendo uma colônia de leveduras e bactérias vivas, conhecida como *scoby* (expressão em inglês para colônia simbiótica de bactérias e leveduras), que induz à fermentação. Após 7 a 15 dias, a bebida ganha assim um sabor ácido e torna-se ligeiramente gasosa. Durante o processo de fermentação, são produzidos álcool etílico, glicose e dióxido de carbono.

Além de ser rica em probióticos e antioxidantes, ajuda na digestão, acelera o metabolismo celular, é rica em vitaminas e minerais, além de ser uma bebida bastante diurética.

Tenha atenção porque a maior parte das versões de *kombucha* disponíveis nos mercados é quase toda pasteurizada, o que destrói as bactérias naturalmente presentes nessa bebida e às quais são atribuídos os benefícios da *kombucha*.

Se você fizer *kombucha* em casa, deve ter cuidado e verificar se o pH se situa entre 2,5 e 3,5, no máximo 4, para assegurar que não há crescimento de microrganismos indesejáveis.

É também importante se atentar ao recipiente e à tampa utilizados para esse processo, uma vez que a acidez promovida pela fermentação da *kombucha* pode desgastar e/ou corroer alguns tipos de materiais, como metal, esmaltes cerâmicos, plásticos e derivados. Assim, é mais aconselhado utilizar recipientes de vidro ou de madeira. No armazenamento em recipiente de vidro, utilize sempre tampas de plástico, nunca de metal. Se usar embalagens recicladas para a segunda fermentação, esterilize com água fervida antes de colocar a *kombucha* no recipiente.

Use sempre água filtrada ou mineral na preparação. A água da torneira contém cloro, o que pode prejudicar a fermentação.

Kefir

É uma bebida fermentada a partir de colônias de cepas probióticas que podem proliferar tanto em água quanto em leite. É obtida pela fermentação dos grãos de *kefir*, um fermento constituído por bactérias lácteas e leveduras.

Funciona como um probiótico de largo espectro, uma vez que é composto por uma grande variedade de microrganismos benéficos. Quando fermentado, produz ácido láctico e ácido acético, vitaminas do complexo B, vitamina C e alguns aminoácidos. Você pode usar *kefir* de leite, de água ou de fruta. Veja na página 230 como fazer um *kefir* bem diferente!

Amido resistente

Por não ser digerido no intestino delgado, o amido resistente torna-se substrato para a fermentação pelas bactérias anaeróbicas do intestino grosso, razão pela qual é considerado um alimento prebiótico, ou seja, que alimenta as bactérias benéficas que compõem a nossa microbiota. Como resultado, ocorre a produção de AGCC, principalmente o acetato, o propionato e o butirato. Esse último é o principal combustível das células que revestem o cólon.

Esse amido é chamado de resistente porque, ao contrário do amido que existe naturalmente em alimentos como a batata, o arroz e as leguminosas, entre outros, este não é digerido pelo nosso aparelho digestivo.

Os alimentos ricos em amidos resistentes são:
- Banana-verde (devem ser mesmo verdes, já que o amadurecimento leva à transformação do amido resistente em açúcares). Pode-se optar pela farinha de banana-verde, disponível em lojas de produtos naturais;
- Batata e arroz (desde que cozidos e resfriados durante algumas horas);
- Leguminosas (desde que cozidas e frias; colocar de molho antes para retirar os antinutrientes);
- Aveia (cozida e fria).

Existem três tipos de amido resistente:

Tipo 1 – amido não digerível ao estar protegido pelas paredes celulares dos vegetais. Encontra-se nas leguminosas, nos cereais e nas sementes;

Tipo 2 – é intrinsecamente não digerível pelo seu alto conteúdo em amilose. Encontra-se na batata e na banana-verde. O amido desses alimentos deixa de ser resistente se for aquecido;

Tipo 3 – conhecido também como amido retrógrado, uma vez que se forma quando alguns alimentos são cozidos e depois resfriados, como é o caso da batata ou do arroz.

Existem diferentes tipos de amido resistente e que podem coexistir no mesmo alimento. A forma de preparar o alimento influencia o teor final em amido resistente.

O consumo de alimentos com maior percentagem de amido resistente está associado a inúmeros benefícios para a saúde:

– Melhora a saúde digestiva, atuando como prebiótico;

– Favorece o crescimento da *Akkermansia muciniphila* e da *Faecalibacterium prausnitzii*;

– Reduz a inflamação, sendo benéfico nas doenças inflamatórias intestinais, como a colite ulcerativa, a doença de Crohn e a diverticulite;

– Diminui o risco de câncer de cólon;

– Reduz a constipação;

– Reduz a permeabilidade intestinal;

– Previne que certas endotoxinas ultrapassem a barreira intestinal;

– Promove o aumento da absorção de água e minerais;

– Melhora a sensibilidade à insulina e reduz os níveis de açúcar no sangue;

– Fortalece o sistema imunológico;
– Ajuda na redução da gordura corporal e visceral.

Ao cozinhar os alimentos, alguns amidos perdem a sua estrutura. No entanto, se forem resfriados, uma nova estrutura é formada, aumentando o teor em amido resistente no alimento. Mas é importante não os reaquecer, de forma a manter a maior concentração possível de amido resistente.

Polifenóis

São substâncias encontradas nas frutas e nos legumes e que têm como missão protegê-los contra insetos, pragas, radiação ultravioleta e infecções microbianas. Daí os alimentos naturais serem mais ricos em polifenóis. Existem mais de oito mil tipos de polifenóis identificados, sendo os mais conhecidos e estudados as catequinas, o resveratrol, a curcumina, as antocianinas e os flavonoides.

Alguns alimentos, como as frutas vermelhas, a uva e a romã, são ricos em polifenóis, antioxidantes naturais com uma ação notável na estabilização da microbiota por fomentarem a *Akkermansia*, uma bactéria com enorme poder na função de estabilização.

Além disso, os polifenóis são ricos em nutrientes capazes de ativar o gene do antienvelhecimento e o chamado "gene magro": a sirtuína. Essa proteína está presente no nosso organismo e regula o ritmo a que envelhecemos, sendo por isso chamada "gene da longevidade".

A sirtuína também intervém e atenua processos inerentes a doenças associadas ao envelhecimento. Doenças inflamatórias crônicas, metabólicas, cardiovasculares e neurodegenerativas também podem ser reguladas por essa proteína.

Há vários estudos indicando que a indução de SIRT1, por compostos naturais como o resveratrol, é uma estratégia promissora na prevenção ou tratamento de diversas doenças. Essas enzimas ativam processos dentro das nossas células que influenciam acontecimentos tão importantes como a capacidade de queimar gordura, a propensão para determinadas doenças e a longevidade. Esses genes são ativados pelo jejum, pelo exercício e, também, por substâncias que podemos incluir na nossa dieta, como os alimentos ricos em polifenóis.

Há também evidências que sugerem que o extrato de chá verde pode regular o crescimento de bactérias como a *Clostridium difficile*, a *Escherichia coli* e a *Salmonella typhimurium*.

> **Alimentos ricos em polifenóis:**
> Rúcula, frutas vermelhas, morangos, chá verde (especialmente *matcha*), vinho tinto, tâmara, cebola roxa, couve-roxa, romã, café, cacau, pimenta--malagueta, pimentões, açafrão, entre outros.

Antocianinas

São um tipo de polifenol que corresponde ao grupo de pigmentos naturais solúveis na água de cores vermelha, roxa e azul, encontrados em muitas espécies de frutas, legumes e ervas.

Recentemente, um trabalho publicado na revista *Scientific Reports* por um grupo de cientistas portugueses da NOVA Medical School mostrou a importância desses compostos no equilíbrio da microbiota intestinal.

A maior parte das antocianinas da dieta não é absorvida no trato gastrintestinal superior, atingindo, assim, a microbiota intestinal, onde são biotransformadas nos seus metabólitos, que são depois absorvidos. As antocianinas são submetidas ao metabolismo pela microbiota, e, por sua vez, os seus metabólitos podem eles próprios modular o crescimento de bactérias específicas da microbiota. Por isso, são alimentos que devemos incluir na nossa alimentação.

Ácidos graxos

O ômega-3 com ação anti-inflamatória modula a imunidade por meio da microbiota intestinal, sobre a qual são atribuídos vários efeitos benéficos dessa gordura.

As dietas ricas em ômega-3 ajudam a diminuir o excesso de espiroquetas patogênicas no trato digestivo e a aumentar o de *Actinomicetos*, *Blautia* spp. e *Bifidobacterium*.

Por conseguirem aumentar as espécies probióticas, principalmente *Lactobacillus*, *Bifidobacterium* e bactérias produtoras de ácido butírico, podem reverter a disbiose microbiana intestinal. Recentemente descobriu-se a vantagem de dietas ricas em ômega-3 no controle do efeito nefasto que o estresse provoca no microbioma.

É muito importante incluir na alimentação fontes de gordura poli-insaturada, como a linhaça e outras sementes, os peixes gordurosos (p. ex., sardinha, arenque, cavala, salmão, anchova, truta, atum, ostras), as algas e as frutas secas.

Betaglucanos

Além da riqueza em fibras, os cogumelos são extremamente ricos em betaglucanos, substância com efeito comprovado na regeneração da mucosa intestinal. São fonte de alimento para as bactérias intestinais, em particular para as *Bifidobacterium*, e estimulam respostas imunológicas específicas. Por isso, você pode e deve introduzir cada vez mais na sua alimentação os variadíssimos tipos de cogumelos comestíveis à venda nos mercados.

5.3 O poder da água

Como sabemos, nosso corpo é composto essencialmente de água, sendo por isso absolutamente necessário bebê-la. Além de ser indispensável para a manutenção de todas as funções vitais, a água controla as características das fezes e regula o trânsito intestinal, evita que os resíduos intestinais se solidifiquem e ajuda na formação e no movimento do bolo fecal.

Mas não é fácil escolher a melhor água e saber qual é a de melhor qualidade. Surgem sempre várias questões, e eventualmente o caro leitor já deve estar se perguntando: qual água beber? Qual o pH mais indicado? Devo beber água da torneira ou engarrafada?

Ingerir águas com pH mais alcalino (maior do que 8) pode ser interessante na fase de desintoxicação, para melhorar o metabolismo e o funcionamento celular, e, também, após períodos em que o nosso corpo acidifica mais, como depois de treinos mais intensos (há liberação de ácido láctico) e após comidas acidificantes, ou mesmo para as pessoas mais velhas que apresentam sinais de inflamação e dores no corpo.

Mas, atenção, muitas vezes as águas mais alcalinas têm uma grande concentração de sódio, o que não é bom. Leia os rótulos e compare o teor desse mineral nas várias águas.

Por sua vez, as águas engarrafadas em plástico também são uma fonte de disruptores endócrinos, pois o plástico, quando exposto ao calor, pode liberar bisfenol (já falamos anteriormente sobre os agentes agressores do intestino e do microbioma).

A pureza microbiana das águas ainda é um problema nos dias de hoje, considerando o contexto brasileiro. As águas canalizadas de excelente qualidade e seguramente isentas de microrganismos patogênicos ainda não são uma realidade no país. E, soma-se a isso, a inexistência de estudos suficientes para saber com toda certeza até que ponto as águas tratadas com cloro podem afetar as nossas bactérias. No entanto, há alguma ressalva quanto ao conteúdo de cloro, que, sendo essencial para manter a pureza da água, pode afetar o nosso microbioma.

É difícil saber até que ponto o cloro da água afeta os adultos. Nosso estômago produz ácido clorídrico para a digestão, que desempenha um papel muito importante na eliminação de possíveis patógenos antes que possam atingir o intestino. Estudos recentes mostraram que mudanças nas populações microbianas intestinais causadas pelo cloro ou por outros produtos químicos na água potável influenciam o desenvolvimento do câncer colorretal, embora o mecanismo de tumorigênese no epitélio intestinal ainda não esteja esclarecido. Apesar de já haver alguns estudos-piloto que mostram que o excesso de cloro em águas canalizadas altera a microbiota, o mecanismo está ainda por ser identificado.

Opte por águas:
- de pH neutro para alcalino, de preferência acima de 7;
- com poder antioxidante;
- com quantidades controladas de sódio e cloro;
- em garrafas de vidro;
- ionizadas – existem diversos equipamentos que podemos acoplar às torneiras e que melhoram a qualidade da água.

5.4 Jejum intermitente

Tive a oportunidade de escrever sobre esse fantástico modo de vida cujos benefícios identificados não param de aumentar em meu livro *O poder do jejum intermitente*. Mas é importante deixar um comentário sobre o seu impacto benéfico no nosso microbioma.

Para quem ainda não conhece esse tema, o jejum intermitente consiste em concentrar as refeições em determinada janela horária do dia e respeitar um período longo, no mínimo de 12 horas, sem comer. É uma prática milenar e presente na rotina do homem desde que temos informações sobre a maneira como vivíamos e que fez parte do nosso modo de vida até há muito pouco tempo. Todas as religiões incorporaram períodos de jejum nos seus rituais, incluindo os muçulmanos, que jejuam do amanhecer até o anoitecer durante o mês do Ramadã, os cristãos, os judeus, os budistas e os hindus, que tradicionalmente jejuam em dias determinados da semana ou do ano civil.

Na Pré-História, na era Paleolítica, quando os nossos antepassados começaram a produzir os primeiros artefatos em pedra e a caçar, eles comiam apenas uma vez por dia. Só recentemente, sobretudo com o crescimento da indústria alimentícia após a Segunda Guerra Mundial, surgiu o hábito de comer várias vezes ao dia.

Existem várias formas e esquemas de fazer jejum, desde 12 até 18 horas, 24 horas uma ou mais vezes por semana, dietas que imitam o jejum; enfim, o mais importante é ajustar um esquema de jejum à sua vida e adotar essa prática para poder usufruir de todos os benefícios que a ciência tem descoberto.

Fazer jejum é também uma forma de o corpo entrar em homeostasia (equilíbrio) e conseguir reparar metabolismos e estruturas, uma vez que os processos digestivos não ocorrem. Tem, portanto, um efeito benéfico no intestino e no sistema imune por regular a glutationa, a autofagia e o o fator nuclear eritroide 2 relacionado ao fator 2 (Nrf2). Encontramos também na bibliografia publicada vários estudos que provam os efeitos anti-inflamatórios intestinais e sistêmicos obtidos por meio da prática do jejum intermitente.

Quando estamos algumas horas sem comer, possibilitamos o crescimento de algumas bactérias fundamentais no controle do microbioma intestinal, como a *Akkermansia* e a *Bacteroides fragilis*. Como já sabemos, essas duas cepas têm um impacto enorme em todo o microbioma.

Outra razão tem a ver com o fato de todo o sistema digestivo poder descansar das suas funções e, durante esse período, se limpar de resíduos e restos alimentares. Esse descanso ajuda depois na manutenção do equilíbrio, melhora os gases, os inchaços abdominais, o pH e o supercrescimento bacteriano. Em períodos de jejum, o intestino delgado produz contrações intestinais benéficas que ajudam nesse processo de limpeza de restos de bactérias, de alimentos e de células mortas. Esses movimentos, complexo motor migratório, que só são ativados em repouso, ao "empurrarem" os detritos para o intestino grosso, impedem também o supercrescimento bacteriano (SIBO) no intestino delgado.

Benefícios do jejum intermitente

Além da importância na melhora da microbiota intestinal e de todo o aparelho digestivo, o jejum oferece inúmeros benefícios:

– Regulação dos níveis de glicose e insulina;
– Melhora da sensibilidade à insulina, à leptina e à grelina;
– Melhora em doenças degenerativas;
– Melhora dos valores sanguíneos de triglicérides e do colesterol patogênico;
– Melhora da taxa metabólica;
– Redução de peso e gordura corporal;
– Melhora dos marcadores inflamatórios;
– Controle da fome;
– Melhora da cognição, do humor e da depressão;
– Autofagia e reforço do sistema imunológico;
– Melhora do rendimento mitocondrial.

PARA FIXAR

O que fazer para equilibrar a sua microbiota – 12 regras fundamentais:

1. Incluir muitos legumes, sobretudo os ricos em prebióticos e probióticos como os já mencionados.
2. Incluir alimentos ricos em polifenóis e betaglucanos.
3. Incluir alimentos ricos em ácidos graxos poli-insaturados.
4. Limitar o consumo de carnes, comida processada e refinados.
5. Limitar o consumo de comida pronta, industrializada, de pacote, rica em conservantes e outros produtos químicos.
6. Eliminar o glúten.
7. Eliminar os açúcares, especialmente refinados e adoçantes.
8. Dar preferência aos produtos naturais.

9. Incluir fibras, legumes fermentados e amido resistente.
10. Manter o hábito de beber água com limão em jejum e suco de aipo.
11. Beber muitos líquidos.
12. Fazer jejum intermitente.

5.5 As minhas receitas

Vitaminas

Para mantermos um intestino saudável, é preciso limpá-lo. As vitaminas podem ter essa função.

Alguns aspectos importantes na preparação de uma vitamina:
- Número e quantidade de ingredientes; consistência, suavidade e temperatura;
- Se juntar muitos ingredientes, vai perder muito tempo e os sabores acabam por interferir entre si. Varie todos os dias. É agradável a sensação de sempre se surpreender;
- Adicione água até obter a consistência que mais agrada você. Eu, por exemplo, não gosto das vitaminas muito espessas, prefiro mais líquidas;
- As melhores são as suaves e macias. Para isso, é uma ótima solução utilizar um bom liquidificador ou outro equipamento de cozinha;
- Quando adicionar cúrcuma, ou açafrão-da-terra, importante pelas propriedades anti-inflamatórias da curcumina, junte sempre um pouco de pimenta-preta, na proporção de 20:1 (20 de cúrcuma para 1 de pimenta-preta), pois aumenta a absorção da cúrcuma, que de outra forma é difícil;
- Se optar por proteína em pó, deve ser de origem vegetal, de cultura biológica e sem adição de açúcares e adoçantes;
- Como alternativa, pode fazer uma "papa" e adicionar cereais, frutos secos ou pedaços de fruta e comer com colher.

Agora que já sabe as regras fundamentais, basta começar com as suas experiências. Apresento a seguir três sugestões, a partir das quais você pode dar asas à sua imaginação e combinar os sabores de que mais gosta.

VITAMINA DE LIMPEZA DO INTESTINO

INGREDIENTES (PARA 1 PESSOA)

1 xícara (chá) de espinafre
1 ameixa seca
1 colher (chá) de nim (à venda em lojas de produtos naturais)
1 colher (café) de clorela em pó
1 pedacinho de gengibre

2 gotas de óleo de orégano
1 pedacinho de coentro
1 colher (café) de magnésio em pó
Infusão de artemísia ou água (quanto baste)

COMO FAZER

Misture todos os ingredientes e bata muito bem até obter um líquido aveludado. Se sentir um sabor forte, significa que colocou muita quantidade de nim.

> **NOTA:** essa vitamina é de limpeza, e, mesmo que o sabor possa não ser fantástico, você deve fazer 3 a 4 dias seguidos para limpar o intestino. Pode incluir infusões elaboradas com outras ervas com ação depurativa e de limpeza, como *psyllium*, *Aloe vera*, carqueja, camomila, equinácea.
> O nim tem ação antisséptica, fungicida, antibiótica e antiparasitária.

VITAMINA PARA O INTESTINO

INGREDIENTES (PARA 1 COPO GRANDE)

2 flores de brócolis (se estiver fazendo redução de FODMAPS, não use o talo)
1 pedacinho de couve-chinesa
1 maçã verde com casca
1 colher (chá) de farinha de banana-verde
1 colher (café) rasa de probióticos em pó

1 colher (café) de glutamina em pó (cerca de 3 g)
1 colher (chá) de *MCT oil* em pó ou 1 colher de sopa de óleo de coco
Kombucha, kefir ou água (quanto baste)

COMO FAZER

Misture todos os ingredientes no liquidificador ou processador e bata bem.

NOTA: os ingredientes em pó que apresento na receita estão à venda em lojas de produtos naturais. No entanto, não é necessário colocar todos eles para obter uma boa vitamina.

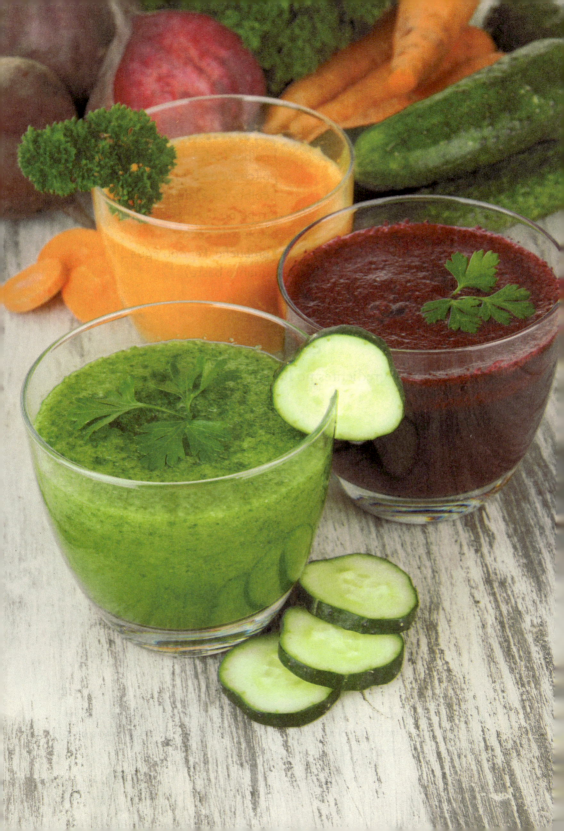

VITAMINA PARA REFORÇO DO MICROBIOMA

INGREDIENTES (PARA 1 COPO GRANDE)

1 xícara (café) de morangos
1 banana-verde pequena
ou ½ se for muito grande
3 folhas de hortelã
1 colher (sobremesa) de
sementes de linhaça

1 colher (café) rasa de
probióticos em pó
1 colher (chá) de *MCT oil* em pó
ou 1 colher (sopa) de óleo de coco,
Kombucha, kefir ou água
(quanto baste)

COMO FAZER

Junte todos os ingredientes no liquidificador ou processador e bata muito bem até obter um líquido bem aveludado.

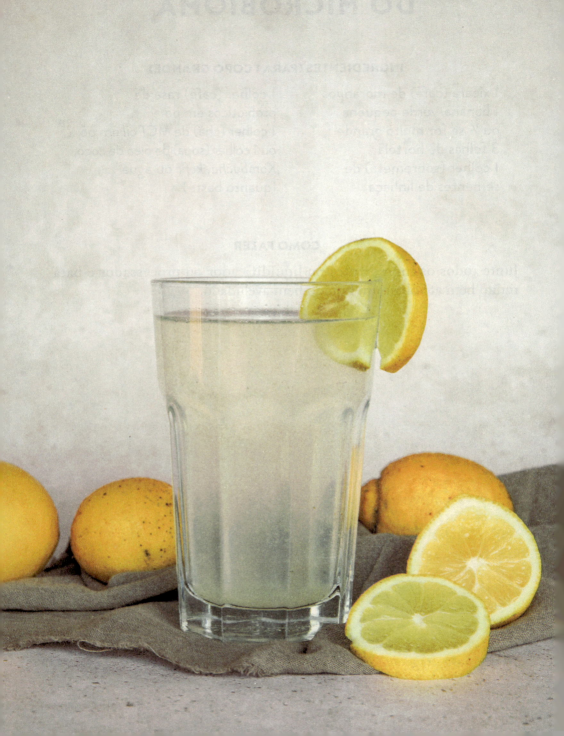

SUCO DE LIMÃO

A famosa água com limão em jejum ainda suscita dúvidas e receios. A maioria das pessoas sente notável melhora no conforto gástrico, na digestão e no trânsito intestinal e mantém essa prática diariamente. Outras, por sua vez, sentem que é desconfortável para o estômago. Nesse sentido, pareceu-me importante incluir algumas dicas sobre o uso do suco de limão, para que todos possam usufruir dos seus fantásticos benefícios.

MINHAS DICAS:

- De preferência, beba em jejum;
- Se você for mais sensível, prefira água morna e não exagere na quantidade de água e de limão;
- 1 copo com cerca de 100/200 mL é suficiente;
- Coloque 1 colher de sopa de suco de limão; caso seja sensível, comece por 1 colher de sobremesa;
- Se tiver problemas digestivos, pode repetir o procedimento antes das principais refeições, mas ingira apenas 50 mL com 1 colher de sopa de suco de limão.

Benefícios:
- Corrige o pH do estômago;
- Melhora o processo digestivo, o que implica inúmeros efeitos benéficos em todo o aparelho digestivo;
- Ajuda a corrigir a acidez sistêmica;
- Ajuda na limpeza hepática;
- É uma fonte de minerais e vitamina C, ácido cítrico e alguns minerais, como magnésio, cálcio e potássio;
- Contém antioxidantes (bioflavonoides) e fibras (pectina);
- Promove a absorção de ferro;
- Contém saponinas com propriedades antimicrobianas que ajudam no combate às constipações e às gripes;
- Com ação diurética, promove a eliminação de toxinas;
- Contém limoneno, que tem efeitos antibacterianos contra a *Helicobacter pylori*, promovendo um efeito gastroprotetor;
- Promove a regeneração dos tecidos e a formação de colágeno.

SUCO DE AIPO

O suco de aipo talvez seja o que reúne mais propriedades altamente desintoxicantes, sobretudo de metais pesados, pesticidas, herbicidas e outros agentes tóxicos, além de ações anti-inflamatórias e antioxidantes. O aipo ajuda a baixar a calprotectina, marcador inflamatório intestinal. Os *clusters* de sais de sódio são protetores de patógenos e muito benéficos para o cérebro porque, nessa forma, os eletrólitos conseguem atravessar a barreira hematoencefálica e atingir o cérebro. Devido aos seus componentes, o aipo tem efeitos muito importantes em todo o sistema digestivo. Uma de suas grandes ações é ser antibacteriano e antiviral, conseguindo também corrigir o pH do estômago e do intestino, contribuindo assim para a melhora do microbioma gástrico e intestinal.

O aipo contém todos os seguintes nutrientes:
- Sais de aglomerado de sódio
- Cofator de microminerais essenciais
- Eletrólitos
- Hormônios vegetais
- Enzimas digestivas
- Antioxidantes essenciais
- Vitamina C
- Prebiótico
- Água hidrobioativa

Por que o suco puro de aipo deve ser tomado com o estômago vazio?
Para alcançar todos os benefícios do suco de aipo, é importante bebê-lo com o estômago vazio. Os sais de sódio (*clusters* de sais de sódio) são talvez o ingrediente mais potente do aipo e, para manter as suas propriedades, não devem entrar em contato com qualquer outro nutriente. Em contato com a bile, os sais de sódio são destruídos, motivo pelo qual não devem ser ingeridos com gorduras. Se adicionarmos o aipo às nossas vitaminas, os sais alteram a sua forma e não conseguem chegar ao cérebro. Os efeitos podem ser potencializados se beber água com limão ao acordar, ajudando, assim, na limpeza hepática e na melhora da hidratação celular. Tome esse suco 20 a 30 minutos após a ingestão da água com limão. Se for mais sensível, comece com 100 mL e vá aumentando até cerca de 400 mL diários. Beba imediatamente depois de preparado e com o estômago vazio para obter, então, os melhores resultados. Espere 20 a 30 minutos antes de comer ou beber qualquer outra coisa.

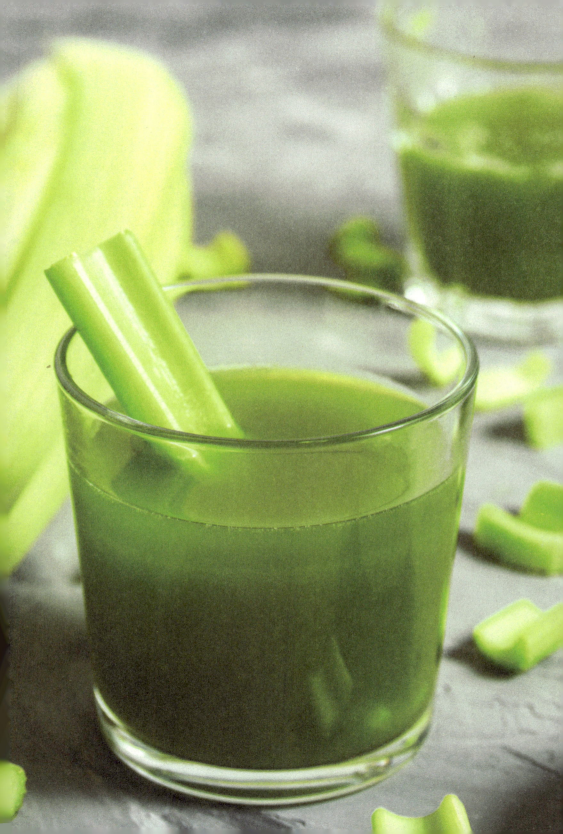

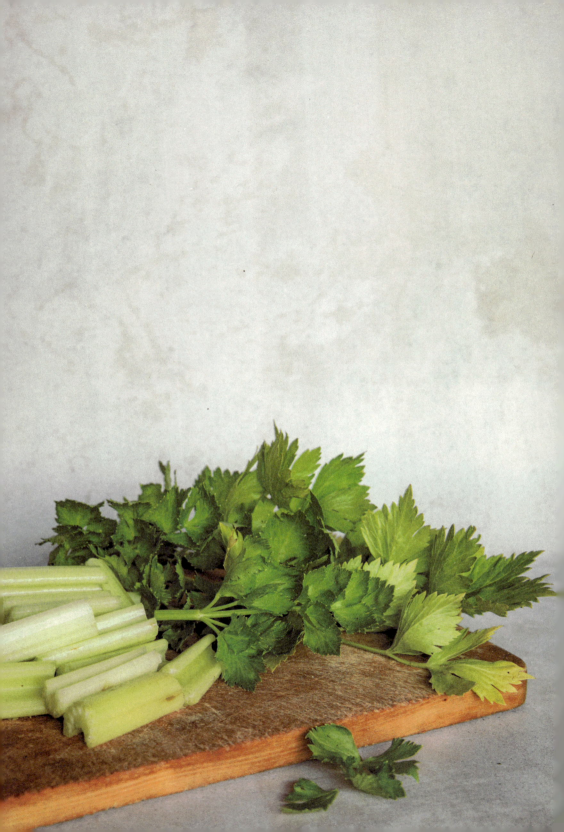

COMO FAZER

Versão centrífuga
Comece separando os talos (3 a 4 médios).
Enxague o aipo.
Passe o aipo pela centrífuga.
Coe o suco obtido para remover qualquer grão ou pedaços perdidos de polpa.
Beba imediatamente.

Versão liquidificador
Comece separando os talos (3 a 4 médios).
Enxague o aipo.
Coloque o aipo em uma tábua de corte limpa e pique-o em pedaços de cerca de 2,5 cm.
Coloque o aipo cortado em um liquidificador de alta velocidade e misture até ficar homogêneo. Não coloque água.
Coe bem o aipo liquidificado.
Beba imediatamente.

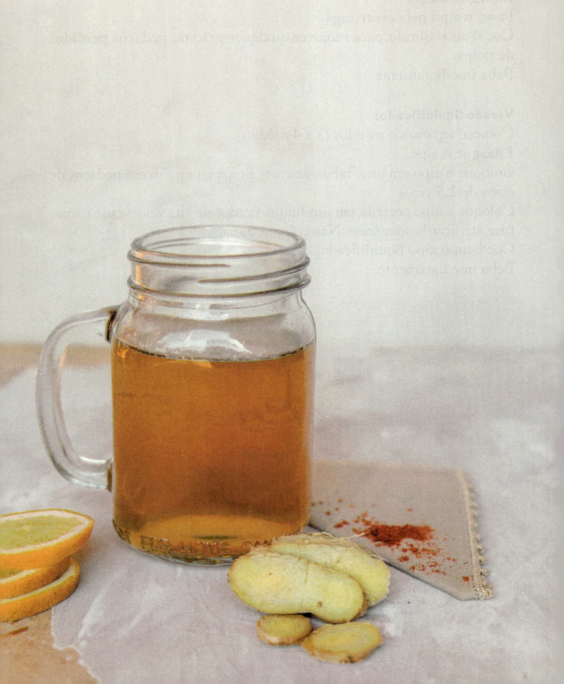

CALDO DE OSSOS

Esse caldo feito de ossos é bastante nutritivo e extremamente rico em quase todos os minerais, vitaminas A e K_2, proteínas, colágeno, glicoaminoglicanos (glicosamina e condroitina) e aminoácidos (glicina, glutamina e prolina). Além dos inúmeros benefícios para a saúde, é rico em nutrientes fundamentais para o intestino. A glutamina é um aminoácido muito importante para esse órgão no que diz respeito ao restabelecimento da permeabilidade intestinal. Além da glutamina, o caldo de ossos aporta grandes quantidades de colágeno tipo 3, o principal nas células do intestino, necessário para formar o tecido que compõe o revestimento do trato gastrintestinal. O colágeno ajuda na regulação da mucosa, sendo, por isso, especialmente indicado em situações de SII, doença de Crohn, colite ulcerativa e refluxo ácido, já que os pacientes com doença inflamatória intestinal têm menos colágeno no intestino. Também a gelatina do caldo de ossos e os aminoácidos nela presentes promovem o equilíbrio probiótico e a proliferação de bactérias benéficas.

Cuidados a ter:
- Compre ossos de vaca e de galinha de origem orgânica. Como as toxinas estão acumuladas na gordura, é importante que os ossos sejam de animais criados em pasto e que se alimentem de produtos orgânicos, bem como nos quais não tenham sido usados medicamentos;
- As partes com mais cartilagem e tutano são as melhores, como joelhos, ossos maiores e cartilagens com mais tecido conjuntivo.

INGREDIENTES

1 kg de ossos de tutano orgânico (ossos de tutano, articulações, patas), de animais de pasto
100 g de cebola
4 dentes de alho
50 g de talos de aipo
50 g de cenouras
45 g de vinagre de sidra
2 folhas de louro
Talos de alecrim/tomilho/sálvia
Salsa/coentro (opcional)
5 g de pimenta-preta em grão
15 g de sal marinho
2 L de água filtrada

COMO FAZER

Preaqueça o forno a 180 °C. Em uma assadeira, coloque os ossos sobre papel vegetal e deixe dourar durante 15 a 20 minutos, para ganhar sabor.

Em seguida, coloque os ossos na *slow cooker* ou em uma panela normal, cubra com água e vinagre de sidra e deixe descansar durante 30 minutos.

Adicione os vegetais cortados grosseiramente e os outros temperos. Complete com água e deixe cozinhar em temperatura baixa durante 24 horas.

Deixe esfriar, coe e guarde em frascos de vidro previamente fervidos. Conserve até 5 dias na geladeira ou congele em porções individuais por até 6 meses.

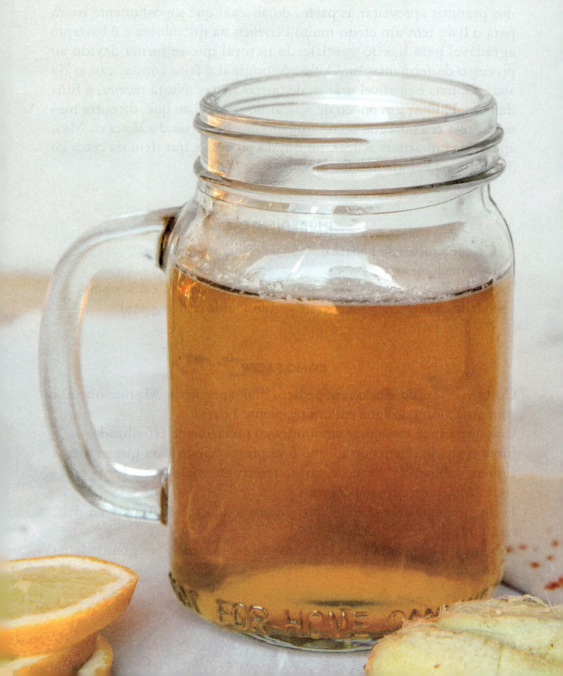

TEPACHE

Bebida fermentada rica em prebióticos e probióticos feita a partir das cascas e do miolo do abacaxi. Típica da América do Sul, além de nos permitir aproveitar as partes do abacaxi que supostamente iriam para o lixo, tem um efeito muito benéfico na microbiota e é bastante agradável pelo ligeiro gaseificado natural que se forma devido ao processo de fermentação. O *tepache* original é feito com as cascas do abacaxi, mas é possível usar as de outras frutas. Nesta receita, é fundamental juntar um pouco de açúcar de coco, visto que, de outra maneira, não se consegue o crescimento das bactérias do abacaxi. Mas, apesar de juntarmos açúcar, no fim do processo, que demora cerca de 3 a 5 dias, a bebida não fica doce.

INGREDIENTES

Cascas e restos de 1 abacaxi bem maduro
Água suficiente
Pau de canela

4 colheres (sopa) de açúcar de coco
Anis-estrelado ou cardamomo (de acordo com o gosto)

COMO FAZER

Corte as cascas do abacaxi em pedaços muito pequenos. Misture o açúcar com uma xícara de água em um recipiente à parte.

Coloque a água e o açúcar em um frasco previamente esterilizado.

Junte o abacaxi bem cortadinho e vá pressionando para que as cascas fiquem submersas. Se necessário, acrescente mais água. Junte anis-estrelado ou cardamomo a gosto.

Feche hermeticamente e coloque em um local escuro. Após 3 a 5 dias, coe. Junte o pau de canela.

A bebida está pronta para ser consumida, podendo ser guardada na geladeira.

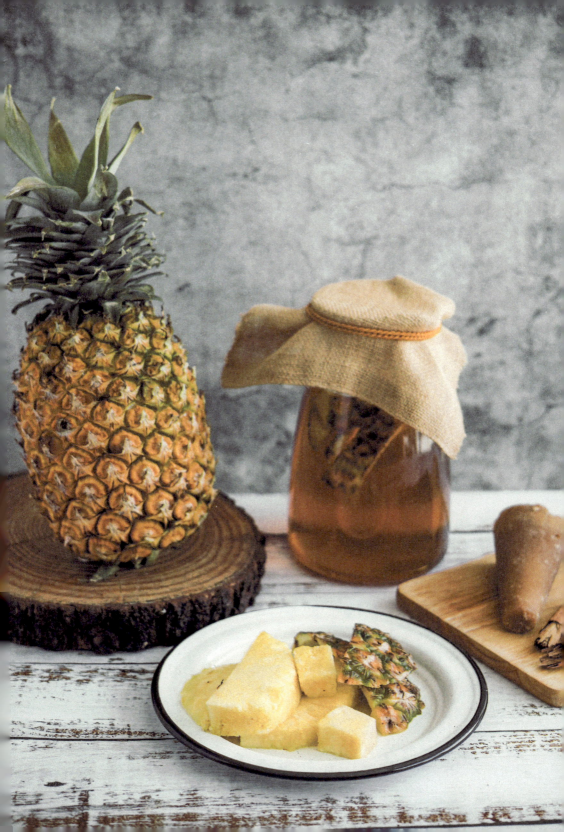

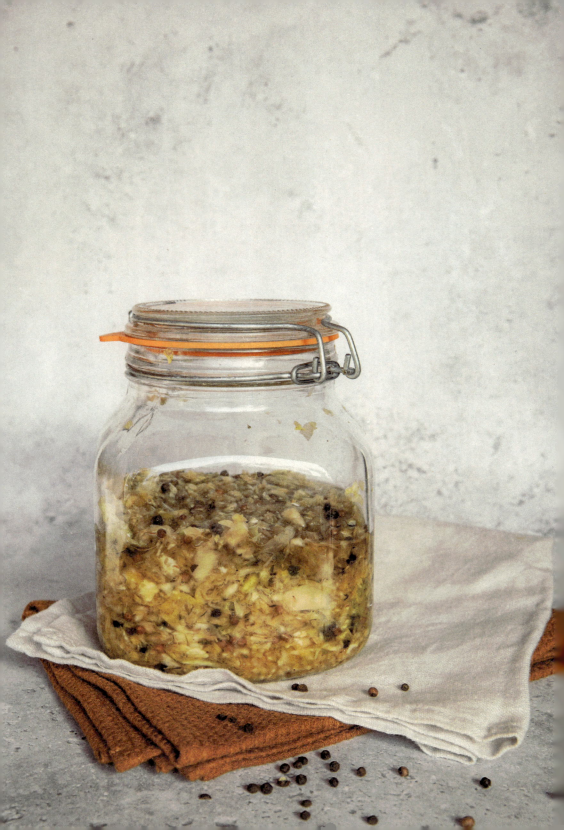

CHUCRUTE

Receita alemã muito usada como acompanhamento da tradicional salsicha, corresponde ao repolho fermentado, o que o torna uma fantástica fonte de probióticos naturais. Combina com carnes, saladas e sopas e tem inúmeros benefícios para o intestino.

INGREDIENTES (PARA 1 LITRO)

1 repolho branco
Sal marinho a gosto
2 xícaras de água filtrada

Grãos de pimenta-preta a gosto
Ervas ou especiarias a gosto

COMO FAZER

Lave e higienize cada folha de repolho e corte-o como preferir, geralmente julienne.

Coloque os pedaços ou tiras de repolho em um prato e acrescente o sal marinho e a água.

Misture bem, de forma que a couve libere o líquido.

Adicione ervas ou especiarias de sua preferência.

Coloque todo o conteúdo em um frasco, pressionando bem de modo que toda a couve fique submersa. Tempere com grãos de pimenta a gosto. Caso necessário, acrescente um pouco da água que utilizou para misturar o repolho.

Feche hermeticamente o frasco previamente esterilizado, deixando um dedo de espaço entre o conteúdo e a tampa.

Garanta que o frasco está bem fechado, impedindo que o ar entre e interfira no processo de fermentação.

Deixe descansar em local escuro e ao abrigo da luz por 2 a 4 dias. Por exemplo, mantenha-o em um armário que não seja aberto com frequência, longe do calor do fogão. Quanto mais tarde começar a consumir, melhores o sabor e os benefícios para a saúde.

Depois de aberto, guarde o frasco na prateleira menos fria da geladeira (geralmente a de baixo).

O chucrute de repolho pode durar até 6 meses.

KIMCHI

Receita tradicional coreana, é uma mistura fermentada de legumes, rica em nutrientes, vitaminas e, essencialmente, prebióticos e probióticos. Por ser rica em *Lactobacillus*, é muito importante no equilíbrio da nossa flora intestinal. Ajuda no controle do desenvolvimento de bactérias patogênicas e é muito eficaz em todo o processo digestivo.

INGREDIENTES (PARA UM FRASCO GRANDE)

1 couve-chinesa média
1 colher (sopa) de flor de sal

2 xícaras de água filtrada
1 cenoura média cortada em julienne

Para a pasta:
½ pimentão vermelho sem sementes
2 dentes de alho
2 rodelas de gengibre

½ pimenta-malagueta sem sementes (ajustar de acordo com a sua preferência)
1 pitada de flor de sal
½ maçã com casca (opcional)

COMO FAZER

Comece cortando a couve em pedaços.
Em um copo, adicione a flor de sal à couve-flor, misture para liberar o líquido e cubra-a com água filtrada. Deixe repousar enquanto prepara a pasta.
Triture todos os ingredientes para a pasta com o mixer.
Envolva a pasta na couve e misture mais um pouco.
Adicione a cenoura em palitos ao preparado anterior.
Esterilize um frasco de vidro, colocando-o em água fervente.
Pressione gentilmente o preparado para liberar as bolhas de ar. Os ingredientes devem ficar submersos no líquido.
Feche o frasco e deixe-o à temperatura ambiente por 48 horas (coloque um prato por baixo do frasco para coletar o excesso de fermentação).
Verifique o *kimchi* após as primeiras 24 horas, deixando sair as bolhas de ar (sinal de fermentação ativa), e pressione o preparado. Repita esse procedimento após 48 horas.
Passado esse tempo, armazene o *kimchi* na geladeira para continuar o processo de fermentação.
Depois de 1 a 2 semanas, está pronto para comer.

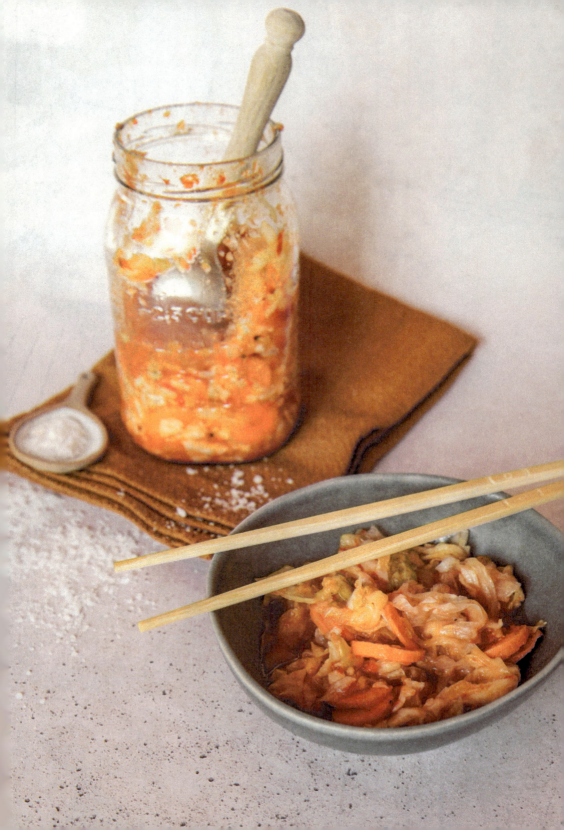

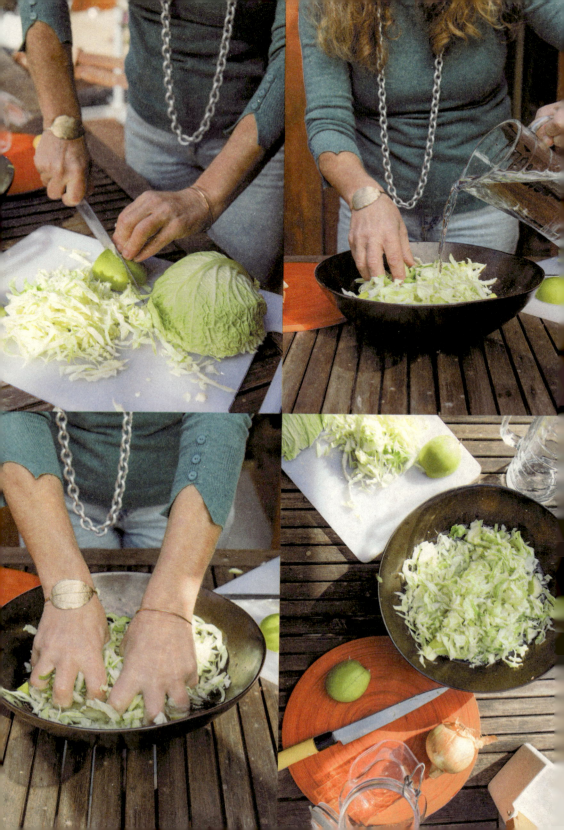

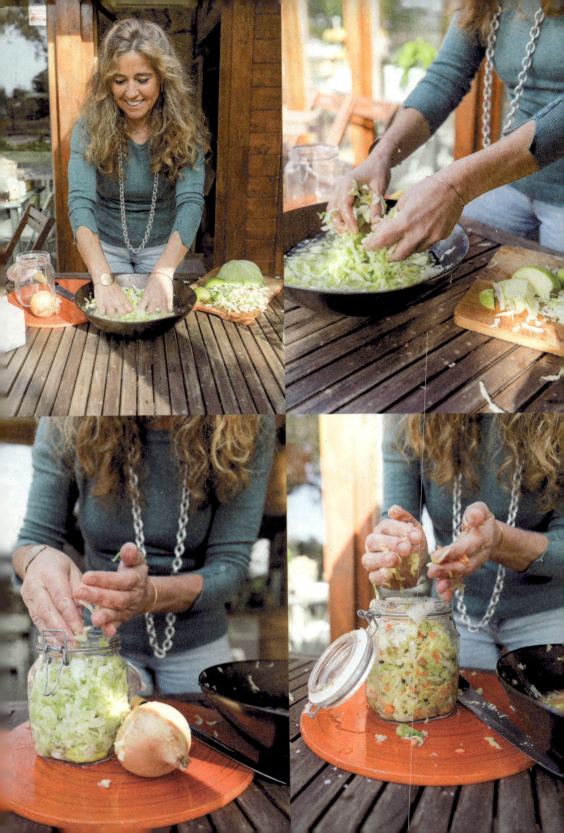

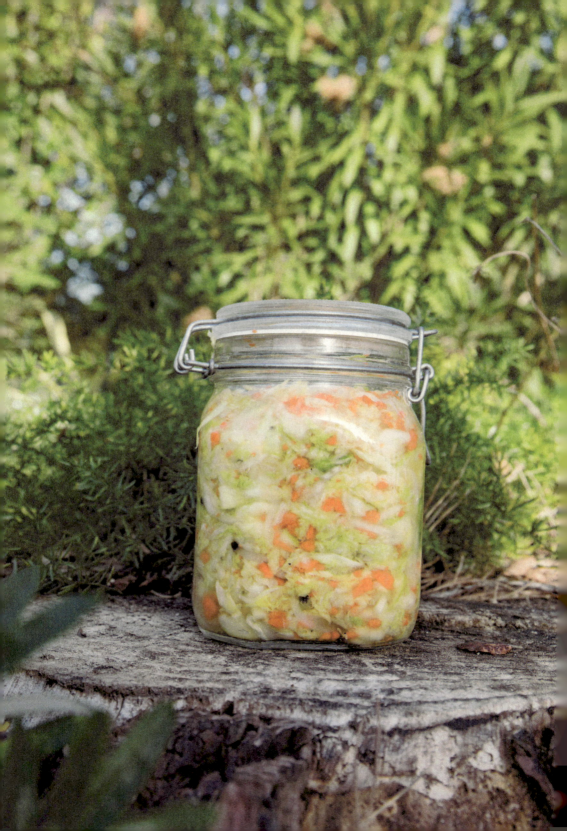

SALADA DE REPOLHO AMERICANA (COLESLAW)

Receita clássica norte-americana, a salada de repolho com cenoura é usada para acompanhar carnes, churrascos e peixe. Você pode preparar e comer de imediato ou nas próximas horas, ou, então, optar pela versão fermentada, mais rica em prebióticos e probióticos, além de ainda mais saborosa. Essa salada reúne uma mistura de sabores surpreendente: a doçura da maçã, a frescura da cenoura e o picante da couve casam perfeitamente com o gosto ácido da fermentação.

INGREDIENTES (PARA UM FRASCO DE 1 LITRO)

500 g de repolho
500 g de cenoura
1 maçã *Granny Smith*
1 ramo de aipo
1 cebola-branca

1 colher (café) de grãos de coentro
2 colheres (sopa) de vinagre de sidra
10 g de sal marinho grosso

COMO FAZER

Corte o repolho em tiras finas, rale a cenoura, fatie o aipo e a maçã e pique a cebola. Pese o conjunto dos legumes e junte 10 g de sal por quilo. Misture tudo em uma grande saladeira e sove todos os ingredientes com o sal. Encha o frasco, pressionando bem para extrair o máximo de suco possível e tampe o conteúdo. Se necessário, junte o resto da salmoura (água com o sal onde sovou os legumes).
Junte o vinagre e coentro em grãos.
Deixe fermentar durante 7 dias à temperatura ambiente e depois coloque em um lugar com a temperatura máxima de 15 °C.

TOMATES FERMENTADOS

É possível lactofermentar tomates-cereja e tê-los sempre à disposição para comer. Esses tomatinhos ficam fantásticos ao fim de 6 semanas de fermentação. Você pode usá-los como aperitivo, adicionados aos legumes cozidos nas saladas ou como um dos acompanhamentos de carnes ou peixe.

INGREDIENTES (PARA 1 LITRO)

1 kg de tomates-cereja
1 ramo de hortelã
4 talos de aipo
Pimenta a gosto

Grãos de coentro a gosto
3 dentes de alho
Quantidade de água suficiente
10 g de sal marinho grosso

COMO FAZER

Coloque os tomates no frasco com todos os ingredientes.
Prepare a salmoura, dissolvendo o sal na água fria. Verta essa água em um frasco de vidro previamente esterilizado e pressione os tomates de modo que fiquem submersos.
Feche hermeticamente e deixe fermentar durante 7 dias à temperatura ambiente. Depois, durante um mês, continue com a fermentação a uma temperatura máxima de 15 °C.
É aconselhável colocar na geladeira depois do processo de fermentação.

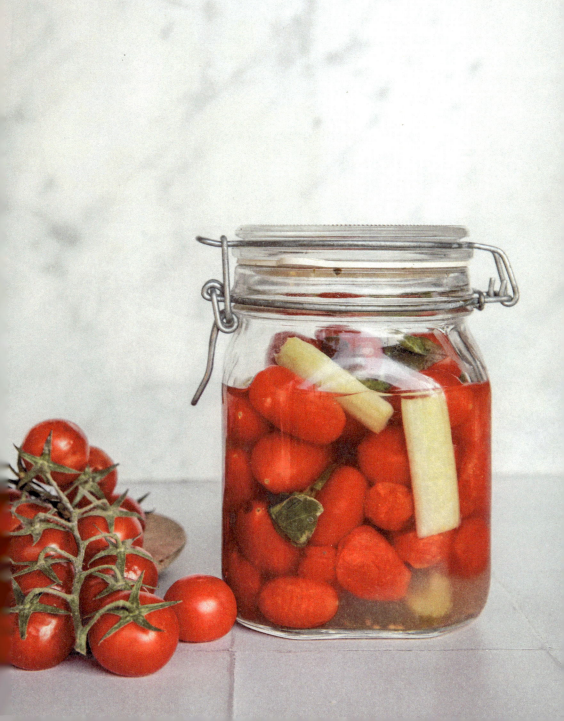

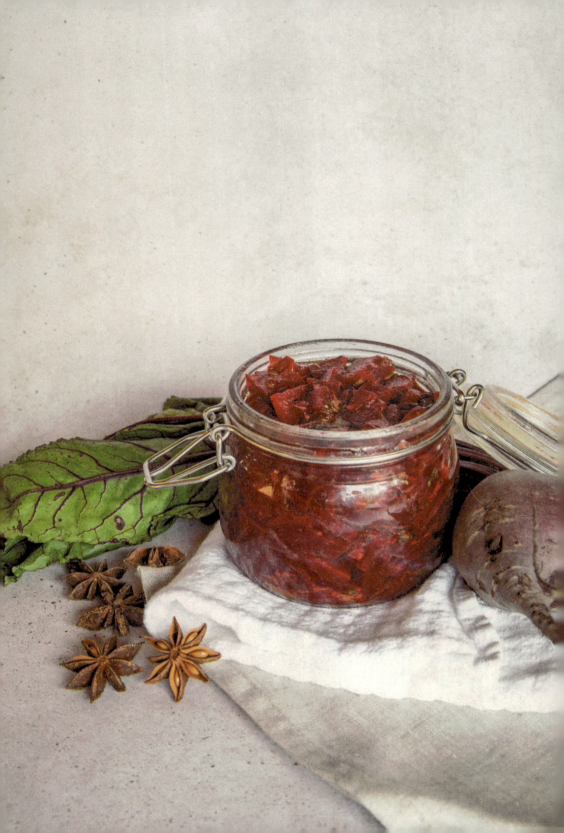

BETERRABA FERMENTADA

A beterraba cai muito bem fermentada e é um excelente acompanhamento para as refeições. Funciona como uma receita de picles.

INGREDIENTES (PARA UM FRASCO DE ½ LITRO)

300 g de beterraba descascada
1 colher (sopa) de anis-estrelado
2 colheres (sopa) de coentro picado
2 colheres (sopa) de funcho picado
1 colher (café) de açafrão
Quantidade de água suficiente
Pimenta a gosto
Gotas de limão
10 g de sal marinho

COMO FAZER

Corte as beterrabas em cubos pequenos.
Coloque no frasco todos os ingredientes.
Dissolva o sal na água fria e coloque a salmoura sobre a beterraba.
Feche hermeticamente, deixando fermentar durante 14 dias à temperatura ambiente.

ABÓBORA FERMENTADA COM GENGIBRE

INGREDIENTES

1 kg de abóbora
300 mL de água
15 g de sal grosso marinho

1 colher (sopa) de gengibre ralado
1 colher (sopa) de grãos de
coentro

COMO FAZER

Prepare a abóbora, cortando-a em cubinhos muito pequenos.
Coloque em um frasco e pressione bem.
Junte os grãos e o gengibre.
Adicione a água com sal até cobrir toda a abóbora.
Deixe fermentar durante 1 semana à temperatura ambiente.
Ao final desse período, conservar na geladeira.

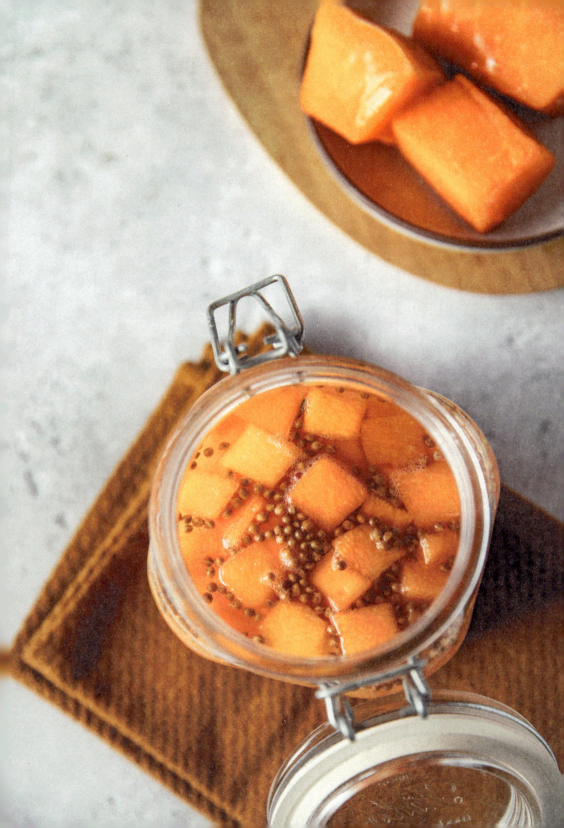

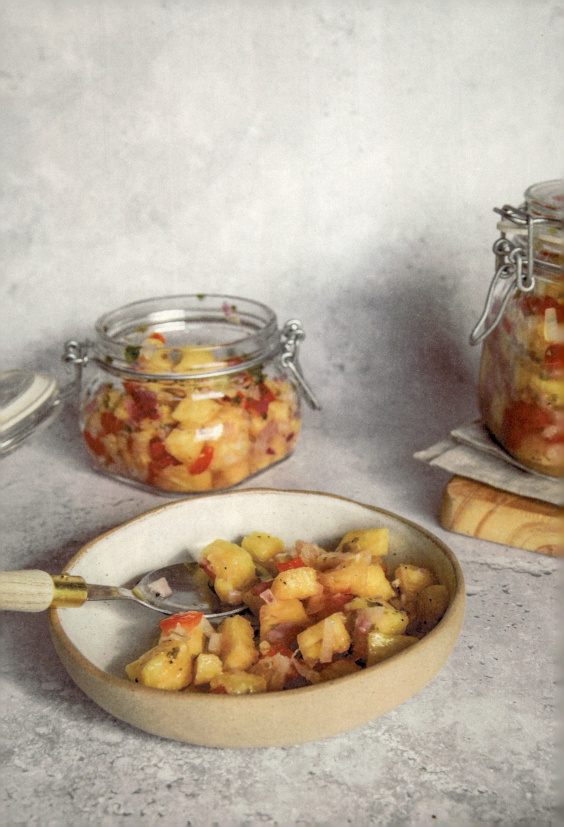

CHUTNEY DE ABACAXI E GENGIBRE

Originalmente, o *chutney*, de origem indiana, é feito no fogo, leva sempre quantidades generosas de açúcar e é muito utilizado para acompanhar especialmente comidas mais picantes. Esta é uma versão de *chutney* na qual o alimento principal não é cozido, como o *chutney* clássico de manga ou de pimentões. No caso aqui, os alimentos são crus e fermentados, o que o torna um excelente alimento probiótico. O *chutney* dá um sabor agridoce e ácido à sua cozinha.

INGREDIENTES (PARA UM FRASCO DE 750 ML)

1 abacaxi bem maduro
1 xícara de água filtrada
Suco e raspa de 2 limões
1 cebola roxa picada
1 pimentão vermelho picado
1 ramo pequeno de coentro
20 g de gengibre fresco
1 colher (café) de sal marinho
1 colher (café) de *curry*
½ colher (sopa) de grãos de pimenta-verde esmagados
½ colher (chá) de tomilho desidratado
2 colheres (sopa) de soro de iogurte

COMO FAZER

Descasque o abacaxi, retire o miolo e corte em cubos pequenos.
Descasque e pique a cebola, o pimentão e o gengibre.
Coloque todos os ingredientes em uma saladeira e junte todos os temperos.
Coloque tudo dentro do frasco, pressionando bem.
Caso seja necessário, adicione mais água para que a mistura de abacaxi fique completamente coberta, porém não deve ficar a mais de 3 cm do topo do frasco.
Feche hermeticamente e deixe fermentar durante 7 dias à temperatura ambiente.
Mantenha na geladeira durante 2 meses, no máximo.

KETCHUP

Sabemos que o *ketchup* já pronto contém conservantes e outros aditivos alimentares, sobretudo muito açúcar e sal refinado (cloreto de sódio). Fazer *ketchup* em casa é rápido, fácil e até pode ter outros benefícios, como ser um aliado da sua microbiota intestinal. Em casa, você consegue facilmente lactofermentar tomates e transformá-los em *ketchup*.

INGREDIENTES (PARA UM FRASCO DE 250 ML)

1 kg de tomates carnudos
2 colheres (café) de vinagre
de sidra
1 colher (chá) de mostarda Dijon
1 pitada de canela em pó
1 pitada de pimenta-preta

1 pitada de sal
1 colher (café) de eritritol
1 colher (sopa) de suco da
lactofermentação
1 colher (chá) de probióticos
em pó

COMO FAZER

Esprema os tomates e passe na lâmina fina de forma a remover as sementes.
Leve ao fogo e ferva durante 3 minutos.
Coe com a ajuda de um pano.
Misture o purê obtido com todos os outros ingredientes.
Coloque em um frasco e feche hermeticamente.
Deixe fermentar durante 7 a 10 dias à temperatura ambiente.
Ao final desse período, conserve na geladeira.

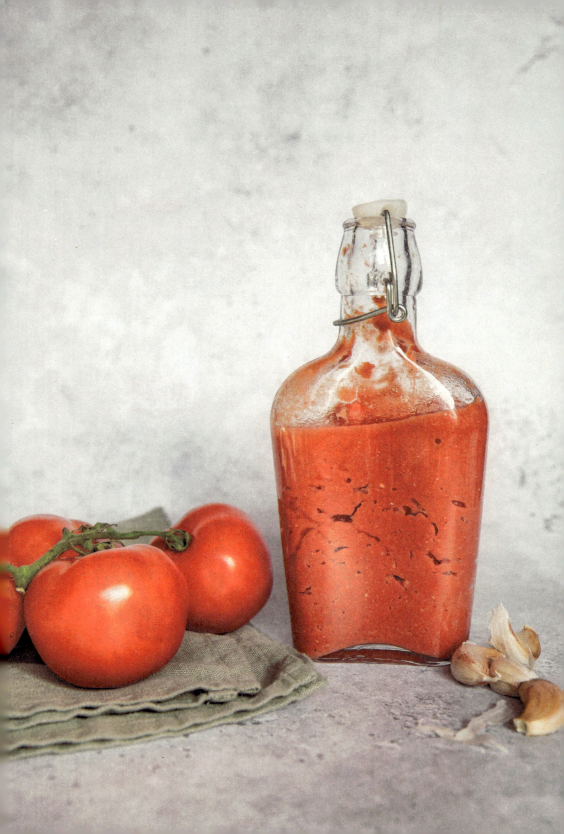

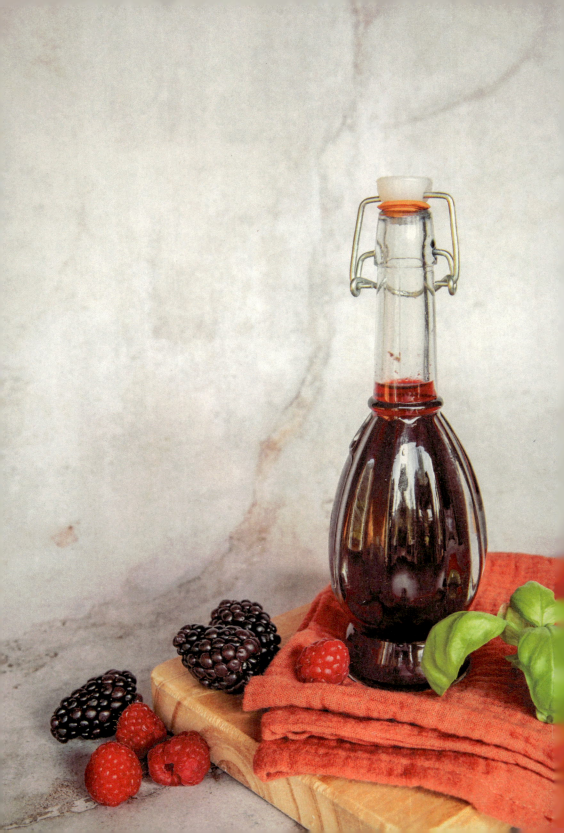

VINAGRE DE FRUTAS VERMELHAS

INGREDIENTES (PARA 250 ML)

300 mL de vinagre branco
300 g de frutas vermelhas
variadas

1 pitada de sal

COMO FAZER

Misture as frutas vermelhas com o vinagre e a pitada de sal.
Coloque esse preparado em uma garrafa hermeticamente fechada
durante 12 horas.
Coe e guarde em uma garrafa hermeticamente fechada.

KEFIR DE UVA

INGREDIENTES (PARA 1 LITRO)

1 L de água filtrada
50 g de mel orgânico
150 g de uvas

1 colher (sopa) de grãos de *kefir*
1 canela em pau
1 ramo de hortelã

COMO FAZER

Faça um suco de uva: esmague as uvas com o mel e adicione a água.
Coloque os grãos de *kefir* em um frasco esterilizado e junte o suco
que preparou.
Deixe fermentar durante 48 horas.
Coe o suco e coloque o líquido em uma garrafa. Deixe fermentar
por mais 48 horas.
Antes de servir, junte a canela em pau e a hortelã.

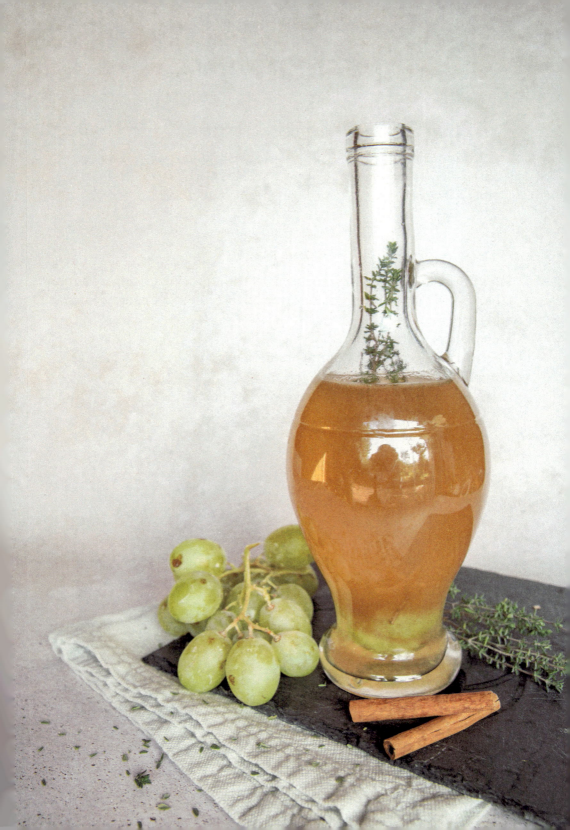

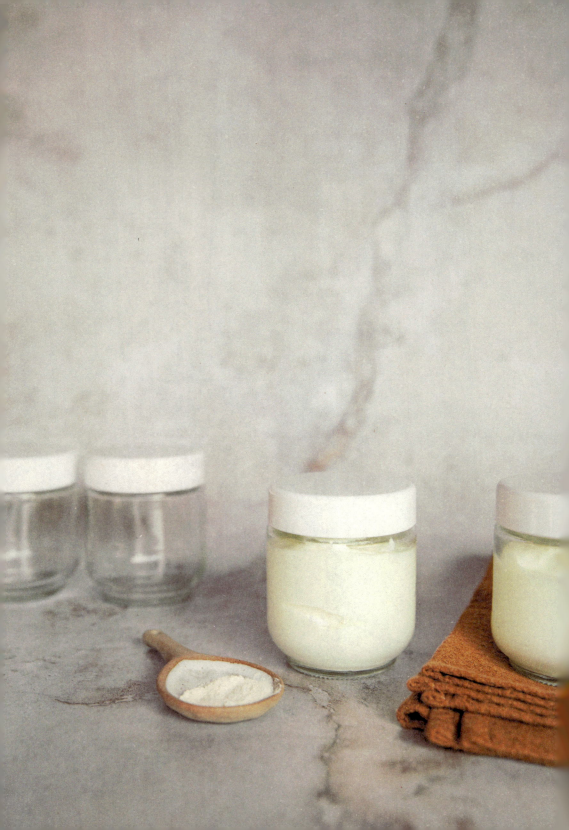

IOGURTE VEGETAL

INGREDIENTES (PARA CERCA DE 10 IOGURTES)

1 L de bebida vegetal orgânica, sem açúcar e de preferência de coco

3 colheres (chá) de goma xantana ou goma guar

1 colher (sobremesa) de probióticos ou o conteúdo de 4 cápsulas

3 colheres (sopa) de iogurte integral

COMO FAZER

Aqueça a bebida vegetal a 50 °C e, quando estiver quente, junte a goma.

Bata bem para evitar que forme grumos.

Adicione o iogurte e os probióticos e deixe descansar.

Coloque o(s) frasco(s) de vidro em uma iogurteira ou no forno a 50 °C, durante 5 horas.

Retire e coloque no frio, onde possa ser mantido por até 8 dias.

KOMBUCHA DE LARANJA COM GENGIBRE

INGREDIENTES (PARA 1 LITRO)

1 L de água
20 g de chá verde
1 colher (sopa) de mel orgânico
1 laranja

1 colher (sopa) de gengibre
picado
1 raminho de alecrim fresco
1 *scoby* de *kombucha*

COMO FAZER

Aqueça a água sem deixar ferver.

Junte à água o chá, a laranja cortada em quatro, o raminho de alecrim, o gengibre e o mel.

Deixe esfriar e junte o *scoby* de *kombucha*.

Coloque em um frasco bem fechado e deixe fermentar por 24 a 48 horas. Coe e coloque em uma garrafa.

Guarde um pouco dessa *kombucha* para substituir o fermento para uma futura produção.

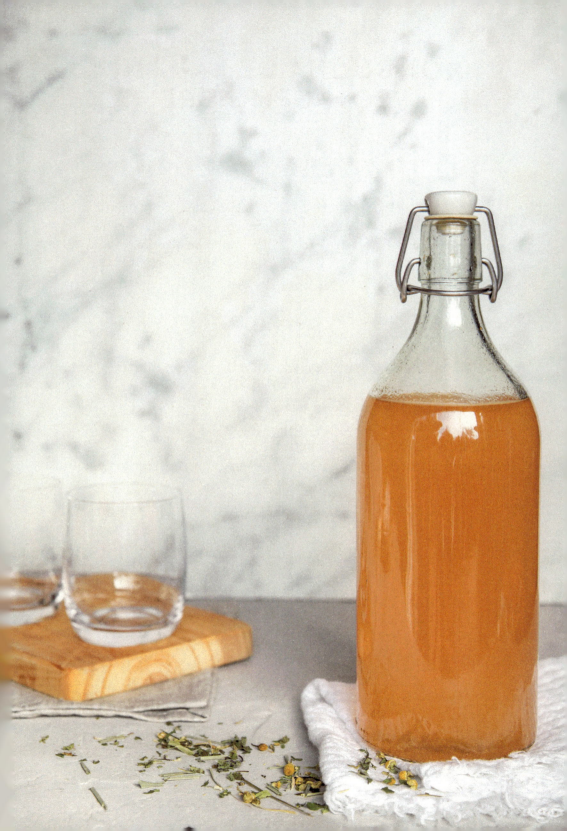

6

O PLANO DE 14 DIAS PARA EQUILIBRAR O SEU MICROBIOMA

Ao longo deste livro, mostrei o impacto que a alimentação e a maneira como vivemos exerce em nossa saúde, particularmente no intestino e em todas as várias populações de microrganismos que coabitam conosco, sendo muitos deles parte integrante de nós e sem os quais não podemos ter saúde.

Neste capítulo, essencialmente prático, traço um plano de 14 dias e resumo uma série de rotinas que você pode adotar para manter seu corpo em equilíbrio e um microbioma saudável. Ou seja, de forma muito simples, este plano tem como objetivo manter os "bichos" controlados!

O intestino e a microbiota intestinal devem ser tratados por fases, obedecendo a um processo que permite obter melhores resultados no futuro. Começar pela limpeza é fundamental. Após essa fase, você deve pensar em reparar e, depois, regenerar todos esses ecossistemas.

Vamos lá?

O meu programa BioReset está dividido em três fases:
1.º ao 5.º dia – Limpeza: o objetivo é limpar o corpo e o intestino, drenar e preparar o organismo para a desintoxicação;
6.º ao 10.º dia – Reparação: tem o propósito de reparar as mucosas e desinflamar o ambiente intestinal;
11.º ao 14.º dia – Regeneração: nessa fase, o objetivo é regenerar o meio intestinal.

Este plano integrativo inclui não só mudanças alimentares, mas também inúmeras sugestões para um melhor estilo de vida e dicas de uma suplementação adequada, tendo sempre em vista que o principal foco é integrar todas essas vertentes para potencializar a saúde intestinal e, consequentemente, a de todo o organismo.

É importante respeitar as fases que apresento para recuperar o seu microbioma da melhor maneira possível. Não faz sentido, por exemplo, inocular bactérias benéficas, probióticos, se o intestino estiver sujo. Antes de tudo, é preciso limpá-lo.

Dicas antes de iniciar o programa dos 14 dias:
• Pense na lista de compras dos alimentos de que necessita para o programa;
• Respeite os períodos de jejum indicados para cada fase;
• Compre um *kit* de enemas (*clisteres*);
• Prepare alguns fermentados cujas receitas apresentei anteriormente;
• Compre um suplemento para cada fase do programa (um para limpeza, outro para reparação e outro para regeneração). Existem produtos no mercado de suplementos que reúnem na mesma fórmula vários ingredientes interessantes que vou descrever;
• Instale aplicativos no celular com meditação guiada;
• Procure e instale no seu celular aplicativos do exercício físico de que mais gostar. Opte por uma atividade que trabalhe a cavidade abdominal. O ioga é muito bom para a barriga;
• Tenha sempre à mão a sua *playlist* preferida.

1.º ao 5.º dia: limpeza

O objetivo desta fase é limpar o intestino.

Inicie todas as práticas e inclua os suplementos que indico para a fase de limpeza.

Ao acordar	Café da manhã	Meio da manhã	Almoço	Lanche	Jantar
Água quente com limão 20 minutos de exercício físico (HIIT/ /corrida/ioga/ /pilates) Chá de limpeza intestinal Café (se necessário, pode colocar óleo de coco)	Suco depurativo do organismo	Meio-dia – Caldo depurativo	Sopa e/ou purê e/ou legumes (crus e no vapor) e/ou saladas	1 fruta + infusão de chá de limpeza + vitamina de limpeza (ver receita no Capítulo 5)	Sopa e/ou purê e/ou legumes (crus e no vapor) e/ou saladas

Nota: pode incluir azeite, óleo de coco, sementes e ervas aromáticas.

Suco depurativo do organismo
Ingredientes:

1 maço de brócolis (nesse caso, use apenas a flor) ou agrião ou espinafre (orgânico)
3 folhas de couve-chinesa

1 punhado de salsa ou coentro
1 talo de aipo
Suco de ½ limão
2 xícaras de chá verde

Utilize apenas legumes e frutas orgânicos. Misture todos os ingredientes no liquidificador ou processador e bata bem. Prepare no momento de tomar o suco.

Caldo depurativo

Ingredientes:

½ L de água

1 alho-poró cortado (colocar apenas as folhas – parte verde) ou ½ cebola roxa

1 punhado de salsa ou coentro ou ¼ de talo de aipo

1 colher de chá de gengibre

Ferver em fogo baixo até reduzir à metade. Tomar só o caldo.

Nota: se quiser, pode utilizar os legumes que sobraram de sopas, purês, hambúrgueres ou de outra receita.

Como limpar o intestino?

Existem várias técnicas que ajudam na limpeza intestinal e algumas, como os enemas, até podem ser feitas em casa. No entanto, é sempre aconselhável recorrer a um profissional de saúde que esteja apto a saber que tipo de toxinas está acumulado em seu intestino, provocando inflamação e alterando todo o contexto gastrintestinal. Há sempre a possibilidade de pedir um exame completo de fezes para corrigir de forma mais detalhada e guiada.

Tipos de toxicidade:

- Fungos;
- Parasitas;
- Bactérias, arqueias e protozoários;
- Toxicidade dos alimentos e agrotóxicos;
- Restos de bactérias, fungos, vírus, parasitas e arqueias;
- Alimentos mal digeridos;
- Acúmulo de metais pesados e xenobióticos;
- Agentes tóxicos endógenos resultantes do nosso metabolismo em geral.

Enemas ou *clisteres*

O enema é uma técnica utilizada há muitos anos para lavagem do intestino grosso com o objetivo de melhorar a nossa saúde em geral. Consiste na aplicação de determinado volume de líquido pelo ânus, com o objetivo de desintoxicar o corpo. Com esse procedimento, é possível limpar resíduos acumulados na porção final do intestino grosso (reto e ânus), bem como eliminar algumas toxinas que circulam em nosso sangue.

Os enemas podem ser feitos com água destilada ou purificada, sendo benéfico associar café ou vinagre de sidra orgânicos, bicarbonato de sódio ou suco de limão.

Materiais necessários:
- *Kit* de enema;
- Água destilada ou água purificada/filtrada;
- Café orgânico ou vinagre de sidra ou bicarbonato de sódio.

Instruções de preparação para o enema de café:
1. Deixar a água destilada ferver e acrescentar 1 a 3 colheres de sopa de café orgânico. Deixar em infusão por cerca de 5 minutos. Depois, coar em um filtro ou pano.
2. Deixar esfriar (35 °C) e colocar cerca de 1 L no *kit* de enema. Se necessário, complete com água destilada para ajustar o volume (compensar a água que evaporou). Se é a primeira vez que está fazendo o enema, pode aplicar o líquido em duas vezes (0,5 L + 0,5 L).
3. Se preferir, pode preparar com café solúvel orgânico em uma máquina de café (1 a 3 colheres de sopa) e juntar esse café à água destilada.
4. Deitar sobre o lado direito, ainda com a água no intestino, cerca de 5 a 10 minutos, se possível.
5. Pode fazer enemas com a frequência que quiser, no entanto o mais comum é fazer três enemas seguidos (3 dias seguidos) e depois ir espaçando à medida que o seu intestino vai ficando mais regularizado.

Conselho: na primeira vez que fizer o enema, faça apenas com água destilada e deite-se sobre o lado esquerdo.

Hidrocolonterapia

A hidrocolonterapia é um tratamento de limpeza intestinal que permite remover restos de bactérias, de alimentos mal digeridos, agentes tóxicos e outros resíduos que normalmente estão acumulados no intestino, especialmente no cólon e no reto. Esse procedimento permite também que alguns nutrientes sejam mais bem absorvidos e reabsorvidos. Disponível e realizado apenas em clínicas especializadas, esse tratamento ajuda a melhorar a sua saúde intestinal e, consequentemente, a sua saúde em geral, sendo um método suave de limpeza intestinal com água morna. Ademais, é seguro, cômodo, eficaz e indolor, e consiste na lavagem profunda do intestino grosso mediante irrigação com água purificada, que depura uma das zonas do organismo que acumulam mais toxicidade.

Todas as pessoas se beneficiam dessa limpeza, uma vez que se trata também de um tratamento de desintoxicação do organismo, além de ajudar na estimulação dos plexos entéricos do cólon e na recuperação e no fortalecimento das camadas musculares intestinais. Pessoas com problemas intestinais obtêm claramente benefícios adicionais, além de apresentar muitos resultados em doenças sistêmicas, como asma, alergia, problemas de pele, doenças autoimunes e todas as doenças crônicas de forma geral.

Antiparasitários, antibióticos antivirais e antifúngicos naturais

Existem várias substâncias naturais como óleos essenciais, extratos de plantas e fitoterapia com ação antifúngica, antiviral e antiparasitária e que funcionam como antibióticos naturais.

Deixo aqui uma lista de substâncias com ações comprovadas e o microrganismo em que mais se destaca seu efeito inibitório:

- Extrato de sementes de *grapefruit*, antiparasitário, antibacteriano, antifúngico;
- Tintura de nogueira-preta (*Juglans regia*), antiparasitário, antifúngico, antiviral (vírus Coxsackie);
- Tintura de cravo-da-índia (*Eugenia caryophyllata*), antiparasitário, antibacteriano (*Campylobacter, Salmonella, Escherichia coli*), antifúngico e antiviral (herpes-vírus simples tipo 1);
- Tintura de alho (*Allium sativum*), a alicina presente no alho tem ação antiparasitária, antifúngica, antibacteriana e antiprotozoária;
- Tintura de artemísia (*Artemisia vulgaris*), antiparasitário (*Trichinella spiralis*), antibacteriano, antifúngico, antiviral (Epstein-Barr e citomegalovírus);
- Nim, antiparasitário, antiviral, inibe a proteína HSP90, impossibilitando a replicação viral (Coxsackie, herpes-vírus simples tipo 1);
- Prata coloidal, antiparasitário, antibacteriano, antiprotozoário (*Toxoplasma, Giardia lamblia, Entamoeba*);
- Anis (*Pimpinella anisum*), antiparasitário, bactérias;

- Extrato de gengibre (*Zingiber officinale*), antiparasitário, antibacteriano;
- Extrato de genciana (*Gentiana lutea*), antiparasitário, antibacteriano, antifúngico;
- Extrato de ínula (*Inula helenium*), antiparasitário, antibacteriano, doença de Lyme;
- Extrato de tomilho (*Thymus vulgaris*), antiparasitário (*Ascaris lumbricoides*), antifúngico;
- Extrato de noni (*Morinda citrifolia*), antiparasitário, antibacteriano, antifúngico, antiviral;
- Óleo essencial de orégano, antifúngico, antibacteriano (*Ureaplasma, Mycoplasma*);
- Óleo essencial de canela, antifúngico, antiviral, antibacteriano (*Ureaplasma*);
- Óleo essencial de árvore-do-chá, antifúngico, antibacteriano;
- Extrato de hidraste (*Hydrastis canadensis*), contém dois princípios ativos: berberina (antifúngico – *Candida albicans*; antibacteriano – *Staphylococcus, Streptococcus, Chlamydia*; antiprotozoário – *Entamoeba histolytica, Giardia, Trichomonas*) e hidrastina (antibacteriano – *Escherichia coli, Salmonella, Klebsiella* e *Giardia lamblia*);
- Óleo essencial de hortelã-pimenta (*Mentha piperita*), antibacteriano;
- Extrato de pau-de-arco (*Tabebuia impetiginosa*), antifúngico, contra *Candida albicans*;
- Óleo essencial de limão, antibacteriano (*Escherichia coli, Listeria*), antifúngico (*Candida*) e antiviral;
- Ácido caprílico, antifúngico;
- Ácido undecilênico, antifúngico, contra *Candida albicans*;
- Extrato natural de uva-de-urso (*Arctostaphylos uva-ursi*), antibacteriano, antifúngico;
- Própolis, antifúngico (*Candida tropicalis* e *Candida albicans*), antibacteriano (*Listeria, Staphylococcus* e *Enterococcus*) e antiviral (herpes-vírus e vírus *influenza*);
- Extrato de *takuna*, antiviral (vírus Epstein-Barr, citomegalovírus) e doença de Lyme;
- Alcaçuz (*Glycyrrhiza glabra*), antiviral (Epstein-Barr);
- *Boswellia*, antiviral;

- *Coriolus* e *reishi*, cogumelos com ação antiviral;
- Samento (quimiotipo raro da *Uncaria tomentosa*), doença de Lyme;
- Gengibre, bactericida e antimicrobiano;
- Berberina (*Staphylococcus, Streptococcus, Salmonella, Klebsiella, Clostridium, Pseudomonas, Proteus, Shigella* e *Vibrio*, entre outros) e vírus parasitas unicelulares (como *Entamoeba*) e leveduras (como *Candida albicans*);
- Prata coloidal, inibe o crescimento desses organismos unicelulares;
- Zeolita em pó, bloqueia a ação viral, protegendo o organismo do ataque de vírus;
- *Aloe vera* (*Candida parapsilosis, Candida krusei* e *Candida albicans, Helicobacter pylori* e algumas bactérias).

Chás e infusões que limpam o intestino

Estes são alguns exemplos de chás eficazes na limpeza do intestino: carqueja, camomila, equinácea, gengibre, anis, ruibarbo, tomilho, erva-doce, entre outros.

Suco de *Aloe vera*

A *Aloe barbadensis* Miller, conhecida como *Aloe vera*, é uma planta que contém mais de 200 substâncias biologicamente ativas e apresenta as seguintes propriedades:
- Imunomoduladora
  - Inibe a produção de citocinas pró-inflamatórias;
  - Estudos indicam que a aloína e a aloesina, metabólitos secundários da *Aloe vera*, diminuem a resposta inflamatória em doenças inflamatórias intestinais.
- Antidiabética
  - Um estudo demonstrou a eficácia de aloe-emodina-8-O-glicosídeo no aumento do transporte da glicose, pela modulação dos marcadores proximal e distal envolvidos na captação de glicose;
  - Estudos indicam que a *Aloe vera* melhora a função das ilhotas de Langerhans, células pancreáticas que produzem insulina e glucagon, importantes na regulação do metabolismo da glicose.

- Antioxidante
  - A *Aloe vera* contém antioxidantes, incluindo as vitaminas C e E, carotenoides, flavonoides e taninos, exercendo por isso um efeito protetor contra o estresse oxidativo.
- Anticancerígena
  - A aloína, antraquinona presente na *Aloe vera*, inibe a secreção de fator de crescimento endotelial vascular (VEGF) em células cancerígenas, levando à inibição da proliferação das células endoteliais;
  - Estudos demonstram que a emodina, outra antraquinona presente na *Aloe vera*, tem ação antiproliferativa em algumas células cancerígenas, como as células do pulmão, gliais. A emodina induz apoptose das células tumorais da bexiga.
- Antimicrobiana
  - Ação antifúngica contra *Candida parapsilosis, Candida krusei* e *Candida albicans*;
  - As antraquinonas presentes na planta inibem a síntese proteica bacteriana, exercendo ação nas bactérias gram-negativas e gram-positivas. Os polissacarídeos presentes estimulam a fagocitose das bactérias;
  - Um estudo recente comprovou que é eficaz no tratamento da infecção por *Helicobacter pylori*.
- Antiviral
  - Impede a absorção do vírus pela célula hospedeira. Estudos indicam que exerce atividade contra o herpes-vírus simples tipo 2;
  - A aloína, a emodina e o crisofanol exercem ação antiviral contra o vírus *influenza* A por inibição da replicação do vírus.
- Cicatrizante
  - Para uso externo, é usada como cicatrizante de feridas. A manose-6-fosfato presente na *Aloe vera* promove a síntese de colágeno, a proliferação de fibroblastos e a produção de ácido hialurônico, contribuindo para uma cicatrização mais rápida da ferida.

Medicamento caseiro de *Aloe vera*

Deixo um agradecimento especial à minha querida Vitorina Barbas, paciente e amiga há vários anos e que gentilmente compartilhou a sua receita de xarope de *Aloe vera*. Como tenho duas ou três plantas no meu jardim, decidi colocar logo em prática e preparei a receita! E não é que é fácil de preparar e fica mesmo um xarope fantástico!

Ingredientes:

5 folhas da planta *Aloe vera*
500 g de mel (orgânico)

50 mL de bebida alcoólica destilada (aguardente, uísque ou cachaça)

Passos a seguir:

1. Limpe as folhas da planta com um pano úmido.
2. Retire os espinhos da planta e corte em pequenos pedaços.
3. Coloque a planta no liquidificador e adicione 500 g de mel e 50 mL de uma bebida alcoólica destilada (aguardente, cachaça ou uísque) e bata até formar uma substância homogênea.
4. Armazene o preparado em um frasco de vidro escuro e guarde na geladeira. Mantenha no frio por pelo menos 24 horas para a primeira utilização.
5. Deve-se ingerir uma colher de sopa 20 minutos antes das principais refeições do dia.

Dica: a planta deve ser colhida à noite, sem chuva. Escolha as folhas maiores.

6.º ao 10.º dia: reparação

Nessa fase, é importante reparar as mucosas, modular o meio e corrigir o pH.

Siga durante 5 dias o programa que consta do quadro. Faça a suplementação da fase de regeneração da lista de suplementos.

Ao acordar	Café da manhã	Almoço	Lanche	Jantar
Água quente com limão 20 minutos de exercício físico (HIIT/ /corrida/ioga/ /pilates) Suco de aipo Café (se necessário, pode colocar óleo de coco)	Vitamina para o intestino (ver receita no Capítulo 5)	Sopa + legumes + saladas ou purês + ovos e/ou cogumelos (gordura) Incluir fermentados	1 a 2 frutas com casca + infusão e/ou frutos oleaginosos	Sopa + purê e/ou legumes + fermentados Caldo de ossos (ver receita no Capítulo 5)

Nota: respeite pelo menos 14 a 16 horas de jejum.
Pode incluir azeite, óleo de coco, sementes, ervas aromáticas e frutas secas.
Inclua também diariamente curcumina, brócolis e *psyllium*.

Além das medidas anteriores abordadas nos últimos capítulos, como começar por estabilizar a boca e o estômago e abranger todos os desequilíbrios gastrintestinais, a suplementação com determinadas substâncias ajuda a regularizar e a desinflamar a mucosa intestinal e a reforçar a sua integridade.

Como reparar o intestino?

Ozonioterapia retal

Trata-se de uma técnica que inclui a inoculação de ozônio (O_3) no intestino. Esse gás é uma molécula instável constituída por três átomos de oxigênio e altamente reativo. O ozônio tem efeitos analgésicos, anti-inflamatórios, bactericida e germicida. Os tratamentos de ozonioterapia têm a finalidade de regular o estresse oxidativo celular, aumentar as substâncias antioxidantes, reduzir os radicais livres, modular o sistema imunológico por ativação da produção de citocinas e estimular a microcirculação por inibição da agregação plaquetária e eritrocitária.

Esse procedimento pode ser realizado em clínicas especializadas, e todas as pessoas conseguem fazê-lo, usufruindo dos imensos benefícios do ozônio. Além da aplicação retal, pode ser inoculado por via intravenosa (sanguínea) ou localmente, podendo ser administrado em gás (insuflação), sob a forma de água ozonizada (infiltração) ou por meio de óleos ricos em ozônio.

Prebióticos

Os prebióticos são ingredientes não digeríveis que beneficiam a saúde do hospedeiro, estimulando seletivamente o crescimento ou a atividade de certo número de bactérias. Funcionam como substratos para os probióticos, obtendo-se, assim, uma relação simbiótica, o que melhora a continuidade de bactérias no intestino. O principal local de ação dos prebióticos é no intestino grosso, mais propriamente no cólon. Portanto, os prebióticos precisam conseguir resistir aos efeitos da acidez gástrica e das enzimas digestivas para chegarem intactos ao cólon e lá estimularem o crescimento e todas as atividades metabólicas das bactérias, que os fermentarão.

Os prebióticos mais comuns são:

- Fruto-oligossacarídeos (FOS): se as bactérias não estiverem equilibradas, os FOS geram muitos gases, às vezes não tolerados pelos pacientes;
- Galacto-oligossacarídeos (GOS);
- Arabinogalactanos: as proteínas arabinogalactanos (AGP) são macromoléculas localizadas praticamente em todos os órgãos das plantas e constituem uma excelente fonte de fibra. Quando ingerida, fermenta no intestino e ajuda na proliferação de bactérias benéficas como o *Lactobacillus* e o *Bifidobacterium*. Mediante a fermentação na microflora intestinal, aumenta a produção de AGCC, especialmente de butirato;
- *Psyllium*: fibra solúvel extraída da casca das sementes da planta *Plantago ovata* com efeito laxante, promove os movimentos peristálticos, aumenta a absorção de água e o volume das fezes, facilitando a evacuação. Um estudo concluiu que, em adultos saudáveis, a suplementação com *psyllium* levou ao aumento da *Veillonella*, diminuindo o *Subdoligranulum*). Em indivíduos constipados,

houve maiores efeitos na composição microbiana (aumento de *Lachnospira*, *Faecalibacterium*, *Phascolarctobacterium*, *Veillonella* e *Sutterella*, e diminuição de *Coriobacteria* e *Christensenella* não cultivadas) e alterações nos níveis de acetato e propionato. Houve um aumento significativo em três gêneros conhecidos por produzirem butirato, *Lachnospira*, *Roseburia* e *Faecalibacterium*, correlacionado com o aumento da água fecal.

Minerais essenciais para a microbiota

A colonização do trato gastrintestinal e a composição da microbiota podem ser influenciadas por muitos minerais, sendo por isso aconselhada a sua ingestão ou, em alguns casos, a suplementação. A água do mar purificada é uma excelente fonte de todos os 84 minerais e com uma grande biodisponibilidade. Todos os minerais são benéficos para o intestino e o microbioma, mas saliento apenas alguns porque a sua relação já foi mais estudada.

- **Selênio:** participa em muitas reações no organismo, sobretudo na resposta imunológica e na proteção contra o estresse oxidativo, resposta inflamatória intestinal; ainda, sua deficiência contribui para o aumento da permeabilidade e exacerbação de colites. Os níveis de selênio podem modificar a composição da microbiota intestinal, assim como a microbiota intestinal é capaz de influenciar os níveis de selênio e a expressão de selenoproteínas, limitando a sua disponibilidade para o hospedeiro;
- **Zinco:** protege da infecção por *Escherichia coli*, *Shigella*, *Salmonella* e *Clostridium* inibindo a adesão e a internalização de bactérias, prevenindo a quebra da barreira intestinal (especificamente nas zonas de oclusão) e modulando a expressão de citocinas. Contribui para uma microbiota intestinal saudável. A suplementação de zinco na doença de Crohn leva ao aumento da enzima superóxido dismutase (SOD), contribuindo para a diminuição das espécies reativas de oxigênio. No estômago, o zinco protege a mucosa gástrica e exerce um papel importante na produção de enzimas digestivas. Pesquisas sugerem que o déficit em zinco, mesmo que seja temporário, leva à redução da produção enzimática;

- **Ferro:** é necessário para a replicação e sobrevivência da maioria das bactérias, uma vez que serve como cofator nas reações redox, de muitas vias metabólicas, e na cadeia de transporte de elétrons. Existem, no entanto, algumas exceções;
- A *Borrelia burgdorferi*, que causa a doença de Lyme, sobrevive em ambientes baixos em ferro, mas ricos em manganês, substituindo o ferro por manganês nas metaloproteínas, que são um ponto primordial na ativação da superóxido dismutase (SOD);
- Os sideróforos são compostos quelantes de ferro produzidos por bactérias como as *Enterobacteriaceae*, *Streptomycetaceae* e *Bacillaceae*, com o objetivo de eliminar ferro inorgânico do meio;
- Os *Bacteroides fragilis* são bastante dependentes do heme (ou do seu precursor, a protoporfirina IX). As bactérias absorvem heme liberando hemóforos ou expressando transportadores de membrana com alta afinidade de heme. Na depleção de ferro, a disponibilidade de heme no trato gastrintestinal é limitada. Assim, conclui-se que a disponibilidade de ferro influencia bastante as bactérias intestinais, além de aumentar o crescimento de patógenos, reduzir os AGCC e alterar o pTT do cólon;

Níveis adequados de ferro levam ao aumento de *Bacteroides*, *Enterobacteriaceae*, *Proteobacteria*, *Escherichia coli* e *Clostridium* e diminuição de *Firmicutes*, *Lactobacillus*, *Bifidobacterium*, *Prevotella* e *Rothia*;

O excesso de ferro tem um efeito negativo na saúde intestinal, pois exacerba a maioria das infecções intestinais e leva a um aumento do ferro reativo livre (radical livre), que induz danos no trato gastrintestinal;

- **Cobre:** leva à diminuição de bactérias patogênicas como *Enterobacter*, *Escherichia* e *Streptococcus* e acelera a renovação da mucosa duodenal;
- **Molibdênio:** talvez o mineral mais importante, uma vez que funciona como cofator na síntese da glutamina, o aminoácido, como vimos anteriormente, mais envolvido no restabelecimento da parede intestinal. O molibdênio funciona também como protetor antioxidante dos *Lactobacillus* e contribui para melhorar os distúrbios digestivos.

Outros suplementos importantes para a mucosa intestinal

Glutamina: é um dos principais nutrientes para manter a integridade da mucosa intestinal. Trata-se de uma importante fonte energética, pelo aporte de nitrogênio amídico para a síntese de nucleotídeos, indispensáveis nesse processo. O butirato e outros AGCC são substratos energéticos primários, e a glutamina funciona como substrato energético secundário para essas células epiteliais, podendo ser utilizada em vez da glicose como fonte energética.

Cúrcuma: repara a integridade da barreira intestinal e fortalece as zonas de oclusão. Restaura a atividade da fosfatase alcalina intestinal e aumenta a expressão de citocinas anti-inflamatórias (IL-10), diminuindo a expressão de citocinas pró-inflamatórias (IL-1 e TNF-α). Tem efeito antioxidante (expressão da SOD). Ajuda também a combater o estresse e a toxicidade de alguns vírus e toxinas bacterianas nas infecções intestinais.

Quercetina: além de ser um excelente antioxidante, a quercetina reforça as zonas de oclusão por meio do aumento da expressão das proteínas associadas e favorecendo a sua associação. Protege o estômago contra os danos causados pelo etanol e reduz a inflamação gástrica causada por uma infecção de *Helicobacter pylori*.

Melissa: é um bom anti-inflamatório, alivia as cãibras e espasmos intestinais.

Betaglucanos: substâncias que existem nos cogumelos e que apresentam inúmeras ações terapêuticas. Além de incluir cogumelos na alimentação, a suplementação muitas vezes é imprescindível para aportar quantidade suficiente de betaglucanos, que têm muitas ações medicinais, como ajudar na reparação da mucosa no intestino, além de efeito antiviral. O cogumelo juba-de-leão pode atuar especificamente na mucosa intestinal e em outras, reduzindo a inflamação e impedindo e reparando danos nos tecidos do estômago e em várias áreas do intestino. São um bom apoio terapêutico nas úlceras, gastrites e doenças inflamatórias intestinais, como colite ulcerativa e doença de Crohn.

Butirato: AGCC, tem função de barreira e na motilidade intestinal. É considerado um pós-biótico para controle da disbiose intestinal e distúrbios intestinais associados a uma dieta pobre em fibras.

Em caso de inflamação intestinal, existem outros suplementos que podem ajudar nessa fase:

- Lactoferrina – modulador inflamatório intestinal;
- Vitamina D_3;
- Enzimas como a elastase.

11.º ao 14.º dia: regeneração

Nessa última fase, vamos regenerar o microbioma inoculando bactérias. Agora que o ambiente foi corrigido, faz sentido introduzir probióticos e antioxidantes para manter a estabilidade do meio. Gorduras como o ômega-3 também são importantes, assim como seguir a alimentação descrita no quadro adiante.

Ao acordar	Café da manhã	Almoço	Lanche	Jantar
Água quente com limão + exercício físico e/ou chá verde (segunda passagem), café ou turbinado, acrescentando 1 colher de sopa de óleo de coco	Farinha de banana-verde ou chá Vitamina para o intestino ou outra do seu agrado	Sopa + legumes + saladas ou purês + peixes gordos e/ou ovos + fermentados e/ou amido resistente	1 a 2 frutas com casca + chá de infusão e/ou frutos oleaginosos	Sopa + purê e/ou legumes + fermentados e amido resistente

Nota: respeite pelo menos 14 a 16 horas de jejum.
Pode incluir azeite, óleo de coco, sementes, ervas aromáticas e frutos secos, além de pão ou bolachas preparadas com farinhas de oleaginosas e/ou coco.
Curcumina e brócolis devem ser incluídos.

Atente para:
- Não beba durante as refeições;
- Beba 1 a 2 litros de água fora das refeições, pH ≥ 7;
- Antes de comer, beba um pouco de suco de limão com uma pequena quantidade de água;
- Pode tomar chás orgânicos sem limite e no máximo 2 cafés por dia sem açúcar;
- Importante: opte por alimentos orgânicos;
- Não coma mais do que 2 frutas e de preferência introduza-as depois das 16 horas (as frutas vermelhas da vitamina não são consideradas frutas);
- Preparação: crus, cozidos no vapor e não muito cozidos (pode grelhar ou colocar no forno). Na mesma refeição, incluir legumes preparados de várias formas;
- Nessa fase não realize atividade física intensa. O ideal será fazer 20 a 30 minutos diariamente;
- Tente tomar o desjejum o mais tarde possível, respeitando pelo menos 14 horas de jejum, ou em alternativa faça um lanche tardio e pule o jantar.

Como regenerar o intestino?

É nessa fase, em que o intestino já está preparado para receber os seus bons habitantes, que começamos a inocular bactérias benéficas. Na fase anterior, refletimos sobre a ingestão de prebióticos, como as fibras e as enzimas, no sentido de alimentar e potencializar a proliferação das bactérias boas que existem nesse meio. Não fará muito sentido introduzir suplementos com probióticos sem garantir que o meio lhes é favorável e que permite a colonização, o crescimento e a estabilidade das cepas. Quando temos uma alimentação que coincide com o caminho que queremos seguir, os suplementos tornam-se ainda mais fundamentais. Tomar suplementos e não mudar o estilo de vida, a alimentação e repensar a maneira como nos expomos aos agentes agressores que nos rodeiam não faz muito sentido.

Antes de iniciar a suplementação, deve-se levar em conta os seguintes aspectos:

- Realizar o plano de 14 dias: limpar, reparar e regenerar o intestino e o seu microbioma;
- Alterar a alimentação;
- Eliminar os alimentos que agridem o intestino;
- Incluir alimentos que vão nutrir o seu microbioma;
- Ficar atento aos 50 truques que deixo no final do livro.

Probióticos

As bactérias probióticas podem ser definidas como "microrganismos vivos que, quando administrados em quantidades adequadas, proporcionam benefícios à saúde do hospedeiro" (pesquisa de 2001 e revista em 2006 pela Organização Mundial da Saúde e pela Organização das Nações Unidas para a Alimentação e a Agricultura). Provavelmente essa definição será atualizada de acordo com todas as novas perspectivas que o uso de probióticos vêm oferecendo para o tratamento e a modulação de doenças, uma vez que eles podem interagir com bactérias comensais e, também, ter impacto direto sobre o hospedeiro.

Como vimos anteriormente, a maioria das doenças está associada a variações na microbiota intestinal, com supercrescimento de determinadas espécies em detrimento de outras. Situações de disbiose estão intimamente relacionadas com todos os tipos de doenças, como neurológicas, degenerativas, cardiovasculares, vários tipos de câncer, autoimunes e inflamatórias.

Nos últimos anos, foram publicadas centenas de artigos sobre o uso de probióticos com fins preventivos e para tratamento. Praticamente em todas as doenças já está demonstrada a utilidade da administração de probióticos e identificadas as espécies com mais efeitos em cada uma delas.

Milhares de estudos correlacionam as diferentes cepas bacterianas com as várias situações patológicas. E não podemos nos esquecer de que a microbiota também envelhece e, por isso, vai ficando cada vez mais enfraquecida, qualitativa e quantitativamente. Nesse sentido, atrevo-me a afirmar que, no futuro, o tratamento ou a modulação de muitas situações de doenças terá de passar imprescindivelmente pelo uso de probióticos, cujo papel é tal que conseguem mesmo modular neurotransmissores como o GABA e a serotonina, que induzem a atividade ansiolítica e antidepressiva.

Probióticos na gravidez e na infância

A infância e a gravidez são os períodos da vida em que a inclusão de suplementos com probióticos assume um papel ainda mais fundamental, uma vez que a microbiota do adulto é determinada nessas fases e, como sabemos, está intimamente relacionada com o estado de saúde de todos na idade adulta. A suplementação com probióticos durante a gravidez diminui o risco de diabetes gestacional, feto muito grande, prevenção de autismo, depressão pós-parto e cólicas do bebê.

A suplementação deve continuar durante especialmente os primeiros 2 anos de vida. Estudos mostram a relação entre a administração de probióticos e a prevenção de obesidade infantil, asmas e alergias, imunodeficiência com infecções de repetição no bebê, dermatites, cólicas intestinais e melhor reação a vacinas.

Probióticos para a grávida: *Bifidobacterium infantis*, *Bifidobacterium breve*, *Bifidobacterium longum*, *Lactobacillus rhamnosus* e *Lactobacillus casei*, entre outros. Essa suplementação apresenta vários benefícios, tanto para a mãe quanto para o bebê.

Probióticos importantes para o recém-nascido:

- A *Bifidobacterium infantis* é uma das primeiras espécies a colonizar o intestino dos recém-nascidos amamentados. Essa cepa inibe a proliferação de patógenos;
- A *Lactobacillus fermentum*, isolada do leite materno, também demonstrou propriedades imunomoduladoras tanto na sua resposta imune inata como específica.

Precauções na administração

Apesar de a administração de probióticos ser muito validada e benéfica, deve haver cautela em determinadas situações, e é ainda necessário um maior entendimento sobre o seu mecanismo de ação, sobretudo em pessoas imunodeficientes, recém-nascidos, com idade muito avançada e aquelas com alterações graves da permeabilidade intestinal. Por isso, aconselho sempre a seguir o processo de limpeza intestinal que escrevi anteriormente, no qual a limpeza e a reparação do intestino são passos importantes.

Quais os principais mecanismos de ação dos probióticos?
• Moduladores imunológicos;
• Melhoram a eficiência metabólica;
• Contribuem para a saúde da barreira intestinal;
• Garantem uma boa degradação e absorção de alimentos;
• Melhoram os transtornos gástricos, digestivos e intestinais;
• Protegem contra bactérias patogênicas;
• Equilibram o pH;
• Regulam as funções do cólon;
• Previnem as doenças em geral;
• Melhoram o estado de saúde em geral.

Existem dois grandes grupos de probióticos de acordo com a ação:
• Estabilizadores – *Lactobacillus bifidus* e fúngicos (*Saccharomyces boulardii*);
• Imunomoduladores – *Escherichia coli* e *Enterococcus faecalis*.
Nota: devemos utilizar sempre bactérias representantes desses dois grupos e organismos vivos e autolisados (mortos, lisados pelo calor, ou seja, destruídos por ruptura da membrana plasmática).

Existem, depois, quatro grupos de probióticos de acordo com as diferentes cepas:
1. Fermentos lácticos (*Lactobacillus*, como *Enterococcus* e *Streptococcus*);
2. Bifidobactérias;
3. Leveduras (*Saccharomyces*);
4. Outras bactérias (*Bacillus subtilis*).

Lactobacillus	Bifidobacterium	Enterococcus	Outros
L. rhamnosus GG	B. infantis	E. faecium	Lactococcus
L. acidophilus	B. longum	E. faecalis	Lactis, cremoris, diacetylactis
L. acidophilus Lat 11/83	B. lactis		Bacillus subtilis
L. bulgaricus	B. breve		Coagulans, Leuconostoc spp.
L. casei	B. bifidum		Escherichia coli Nissle 1917
L. casei Shirota	B. adolescentis	Saccharomyces	Pediococcus acidilactici
L. salivarius		S. boulardii	Propionibacterium freudenreichii
L. johnsonii La 1		S. cerevisiae	
L. reuteri			
L. plantarum			
L. lactis cremoris		Streptococcus	
L. kefiri		S. termophilus	
L. brevis		S. salivarius	
L. buchneri			
L. gasseri			
L. sakei			
L. fermentum			
L. crispatus			
L. cellobiosus			
L. curvatus			

Nota: os polifenóis são antioxidantes com ação importante na estabilização da microbiota por estimularem a *Akkermansia*. Em algumas fases, sobretudo na final de um programa de reabilitação intestinal, é necessário suplementar, uma vez que a alimentação pode não alcançar quantidades suficientes.

Que probiótico usar em cada situação?

Com base nas mais recentes publicações científicas sobre probióticos, elaborei uma tabela com as diferentes cepas utilizadas sob a forma de suplementação, identificando as principais propriedades terapêuticas de cada uma delas e as situações clínicas em que devem ser administradas.

Essa tabela, que procurei organizar de forma mais completa possível, vai poder ajudar todos os profissionais de saúde que se interessam por essa área e se deparam com muitas dificuldades na hora de prescrever um probiótico (assim como nós!). Minha colega Patrícia Silva, companheira nesta jornada, e a quem desde já agradeço, contribuiu de forma empenhada e genuína para a pesquisa e sistematização de todos os dados, agora apresentados sob a forma de tabela para facilitar a leitura. Trata-se de uma tabela dinâmica e que deve ser constantemente atualizada, uma vez que as pesquisas não cessam e nos fornecem todos os dias mais e mais informações (tabela disponível na página 326).

Espero que ajude!

Microimunoterapia

Sabia que existem moléculas imunorreguladoras que, quando administradas em baixas concentrações ou doses fisiológicas, permitem equilibrar a resposta imunológica?

Essas moléculas, como interleucinas, nucleotídeos em forma de DNA e RNA, hormônios, fatores de crescimento e SNA (nucleotídeos específicos), são responsáveis pela comunicação entre os vários intervenientes do nosso sistema imunológico, ajudando assim a melhorar todo o seu desempenho.

Administradas por via sublingual sob a forma de pequenos glóbulos impregnados por essas substâncias fisiológicas (as mesmas que existem em nosso corpo), oferecem um potencial terapêutico fantástico, mas infelizmente trata-se ainda de um tema muito pouco explorado pela classe médica. Essas moléculas mensageiras do nosso próprio sistema imune têm uma enorme capacidade de autorregulação imunológica e não apresentam nenhum efeito secundário, podendo seus benefícios ser usufruídos por todas as pessoas.

No fundo, a microimunoterapia é uma terapia de imunomodulação que utiliza os mesmos mensageiros do nosso próprio sistema imunológico para transmitir informações ao corpo e "reajustar" a resposta imune. Em outras palavras, seu objetivo é restabelecer a comunicação correta entre as células do sistema imunológico para ajudá-las a recuperar a sua capacidade inata de nos defender contra agressores ou limitar a sua resposta quando exagerada.

Por meio dessas fórmulas que enviam estímulos naturais ao sistema imune, é possível corrigir alterações na tolerância imunológica, auxiliar nas respostas agudas e crônicas, sobretudo nas infecções e reativações de microrganismos, bem como em várias situações (desde inflamação, vários tipos de câncer, doenças autoimunes, alergias, deficiência imunológica, alterações neurológicas, como Parkinson, Alzheimer, entre outras).

Em contraste com a imunoterapia clássica, as fórmulas de microimunoterapia usam uma ampla gama de substâncias imunológicas (os chamados "mensageiros"), que atuam em todas as etapas da resposta imunológica e respeitam a sua sequência fisiológica.

Como disse, estes são preparados em baixas concentrações (*low dose* e *ultra low dose*), por meio de um processo de diluição-dinamização, que garantem uma elevada tolerância. Além disso, dependendo de qual estimulação, modulação ou inibição se deseja no organismo, os níveis de concentração utilizados podem variar na mesma fórmula, de forma a atingir os objetivos de regulação pretendidos.

Se fizer sentido para você, peça ajuda a um profissional de saúde com formação em microimunoterapia porque essa abordagem, junto a todos os outros conselhos neste livro, é o melhor plano de saúde que você pode contratar!

A microimunoterapia, já usada por muitos profissionais de saúde, respeita os princípios básicos do nosso sistema imunológico, sendo uma forma de apoiá-lo e modulá-lo, no sentido de atingir constantemente a homeostasia imunológica.

Nucleotídeos

Os nucleotídeos são os blocos construtores dos ácidos nucleicos, o DNA e o RNA. Quando as células do sistema imune proliferam diante de uma infecção viral, são necessárias quantidades adequadas de nucleotídeos. Geralmente, a ingestão alimentar de nucleotídeos não é suficiente, motivo pelo qual a suplementação é fundamental para controlar infecções e reativações virais.

Durante uma infecção viral, as células do sistema imunológico reconhecem o vírus como um corpo estranho. Essa sinalização imunológica deve ser rápida para que o combate viral se inicie o mais rápido possível. As células imunológicas envolvidas nesse processo devem se multiplicar em grande número. Para isso, são necessários os nucleotídeos.

As vitaminas (B, C, D e E) e os minerais (zinco, ferro, selênio e manganês) também são importantes na eficácia da resposta imunológica. Os nucleotídeos participam da divisão celular eficaz de todas as células, incluindo as células imunes, o que leva a uma resposta do sistema imunológico eficaz. Além disso, aumentam a proliferação de linfócitos, a atividade de macrófagos e a produção de anticorpos.

PARA FIXAR

O que fazer para manter o microbioma saudável?

Limpe regularmente o seu intestino;

Altere a alimentação – tire o glúten, os lácteos, o açúcar e a comida industrializada e, ao mesmo tempo, reduza todos os outros alimentos inflamatórios (consulte o Capítulo 5);

Aumente o consumo de alimentos verdadeiros (legumes, frutas e fermentados, proteínas de alta qualidade e gorduras saudáveis);

Mantenha a mucosa intestinal saudável;

Faça uma boa suplementação de acordo com as suas necessidades e com a sua genética;

Inclua probióticos de forma regular;

Desintoxique-se com frequência;

Controle o estresse – esse é um dos fatores que mais prejudicam a sua saúde intestinal. Faça meditação, ioga e exercício físico e procure o que mais o relaxa (consulte o Capítulo 2);

Minimize o uso de medicamentos tanto quanto possível – medicamentos para o estômago, antibióticos e anti-inflamatórios são os mais prejudiciais para o seu intestino.

7

A CAUSA DE QUASE TODAS AS DOENÇAS – O GRANDE SEGREDO

Já percebemos que o microbioma é parte integrante do nosso corpo e, sem dúvida, promove impacto na manutenção do equilíbrio interno, do meio biológico, que se reflete na manutenção da saúde.

Sabemos também que em todas as doenças crônicas há alterações específicas dos vários nichos microbióticos do corpo, como foi abordado ao longo deste livro.

No Capítulo 4, relacionamos a maioria das doenças com alterações do microbioma. Você sabia que a maioria das doenças também está correlacionada com o supercrescimento de "bichos" patógenos que vivem silenciosamente dentro de nós?

Os microrganismos que fazem parte da nossa flora em determinados momentos podem assumir o protagonismo e iniciar algum distúrbio em nosso corpo. Quase sempre essa situação está relacionada com o desequilíbrio (disbiose) do microbioma.

Por não expressarem sinais comuns de infecção, normalmente associados a infecções agudas (como dor, febre, edema, rubor), esses seres vão crescendo dentro de nós de forma crônica, passam impunemente pela nossa defesa imunológica e vão enganando todo o corpo.

Mas existem outros microrganismos que, ao contrário dos anteriores, não vivem dentro de nós. Após um contágio inicial, alguns "bichos" conseguem sobreviver após a fase aguda da doença que provocam e ficam adormecidos dentro do nosso organismo. Em determinadas condições, podem crescer ou se reativar e provocar doenças. Acontece com algumas bactérias, helmintos, protozoários, vírus e fungos.

Alterações do microbioma e fragilidades do meio (características do corpo) inibem os processos de defesa e imunológicos, o que viabiliza a cronicidade das infecções. Contudo, a própria permanência de microrganismos, como bactérias e parasitas em geral, contribui para a inflamação e a alteração do meio intestinal e pode também ser uma das causas de disbiose e outros desequilíbrios.

Ainda não está descrita a maioria dos mecanismos de ação que relacionam doenças crônicas com infecções silenciosas. Essas infecções podem ser causa ou consequência das disbioses. Na maioria das doenças crônicas, há alterações intestinais e um microrganismo patogênico associado. Essa é a grande revelação que vou deixar neste capítulo.

7.1 Doenças misteriosas

Você não está sozinho quando pensa que seu corpo não está bem e ninguém responde a suas perguntas. Surgem doenças cujas causas desconhecemos. A medicina como ela é nos dias de hoje não tem infelizmente justificativa ou explicação para a causa de muitas das doenças ao nosso redor. Na maioria das vezes, o diagnóstico baseia-se no conjunto de sintomas apresentados e é por norma identificada a alteração fisiológica correspondente.

Hoje divido com você minha experiência de mais de 15 anos. O contato com pacientes durante esse período me permite dizer com muita convicção que a causa da maioria dos sintomas e das doenças são "bichos" que crescem dentro de nós indevidamente, alguns podendo se reativar, alterar a microbiota das diversas mucosas, exercer um papel importante na modulação da resposta imunológica, nas doenças autoimunes e inflamatórias. Confundem o nosso sistema imune e produzem uma série de substâncias que nos prejudicam, usando-nos para garantir a sua sobrevivência e acabam por nos causar danos.

Nos últimos anos, tenho dedicado meu trabalho ao estudo desses microrganismos, relacionando-os com as doenças. É um caminho difícil, apenas com a convicção de que essas pequenas descobertas, baseadas na prática diária de quem consulta centenas de pacientes, poderão nos ajudar a desvendar tantos mistérios relacionados com a nossa saúde e abrir caminho para pesquisas consistentes.

Temos de parar e pensar! Sabia que há dez células não humanas por célula que vive em seu corpo? Dentro das células não humanas inclui-se o microbioma a favor da vida do hospedeiro e fundamental para a nossa sobrevivência, mas, como tudo na vida, existe um conjunto de microrganismos oportunistas que nos usam abusivamente em prol da própria sobrevivência. Assim como há "bichos" que influenciam positivamente a nossa saúde e são imprescindíveis para a nossa sobrevivência, existem aqueles que assumem um papel completamente oposto.

Não é de surpreender que pessoas novas, jovens que ainda não têm idade para ter doenças, apareçam com câncer de rápido crescimento e muitas vezes difícil de curar.

Pessoas sem motivos aparentes, como traumas, excesso de trabalho ou estresse ou até má alimentação, ou mesmo sem fatores de risco convencionais, apresentam sinais de fadiga crônica, zumbidos, vertigens, insônia e dores difusas. A solução acaba quase sempre sendo a mesma: tire férias e descanse! Mas invariavelmente essa receita não funciona para a maioria das pessoas.

Os medicamentos para dor, para dormir e para o estômago podem ajudar durante o período em que são administrados, porque, quando deixamos de usá-los, a sintomatologia volta: claro... não foi eliminada a causa ou as causas que originaram os problemas.

Vírus, bactérias, protozoários, fungos e helmintos que vivem em nosso organismo sem se fazerem sentir podem ser verdadeiros agentes contra a vida.

As cepas de bactérias certas e em quantidades ideais permitem que os "bichos" que nos causam desequilíbrios não se multipliquem e que o sistema imunológico das mucosas reaja de forma conveniente e a tempo. Chamo esse conjunto de microrganismos de pró-vida, pois nos ajuda a deter o crescimento de espécies indesejadas.

É muito interessante analisar o comportamento dos microrganismos, que só gostam de nós porque precisam de uma casa. Vivem de forma latente e silenciosa e tudo fazem para assegurar a continuidade de sua espécie. Para isso, utilizam o nosso corpo em prol da própria saúde e multiplicação. Roubam nossas vitaminas, minerais, nutrientes e ferramentas celulares e, enfim, aos poucos dominam todo o nosso corpo, até nossos pensamentos, gostos e condutas.

Eu me lembro de Sônia, que chegou à consulta porque começou a se sentir doente repentinamente. Passados alguns meses sem um diagnóstico, estava visivelmente desesperada, sem rumo e perdida. De forma inconsciente, desabafou comigo: "Alguém tomou conta de mim!". Efetivamente, há pessoas que de forma intuitiva conseguem ler o que está acontecendo com o corpo delas. Sônia jamais imaginou que o que estava dizendo era uma grande verdade. Após algumas análises e exames, encontramos níveis exorbitantes de *Toxoplasma*. Sônia mal sabia que seu desabafo estava muito certo!

Esses seres se aproveitam de nosso organismo inteiro. Privam-nos de nutrientes essenciais como as vitaminas B, o zinco e a vitamina D e crescem sem controle quando nosso sistema imunológico fica distraído, por exemplo, em situações em que somos surpreendidos por uma experiência emocional traumática, como uma separação, morte ou problemas graves familiares ou profissionais. Os vírus, por exemplo, detectam essa fase e se aproveitam da nossa fragilidade imunológica para se reativarem.

Além dos vírus, algumas bactérias, fungos, leveduras e helmintos são encontrados com maior incidência em algumas pessoas com doenças.

Como vimos, regular o sistema imunológico de forma natural, pela normalização das respostas desajustadas, limpeza, reparação e regeneração dos metabolismos, é fundamental para minimizar doenças. No Capítulo 6, você encontra um plano completo.

Afinal de contas, agora sabemos que não somos apenas o que comemos e o que a nossa comida come, mas somos essencialmente os "bichos" que alimentamos.

Por exemplo, a artrite reumatoide é uma doença autoimune que se manifesta por degenerações osteoarticulares com dor e inflamação. O nome artrite significa inflamação de uma ou mais articulações, ficando a região inchada, avermelhada, quente e dolorida.

Apesar de diagnosticadas e identificadas todas as doenças crônicas, quase nunca se sabe a causa delas. Não sei se isso ocorre porque não há investimentos para a pesquisa nesse sentido.

Fisiologicamente sabem-se quais são os mecanismos que desregulam e que levam ao surgimento de sintomas e da doença. No entanto, a verdadeira causa permanece desconhecida.

A verdade é que milhões de pessoas em todo o mundo sofrem destas e de outras doenças cujas causas são desconhecidas. Está amplamente documentada a relação entre doenças autoimunes e outras com infecções por vírus, bactérias, fungos e demais microrganismos. No entanto, no mundo científico não existe consenso, especialmente na interpretação das análises e na maneira como é possível diagnosticar uma infecção antiga ou a presença de um vírus reativado, de uma bactéria em hapteno ou de fungos que mudam mais rapidamente do que a velocidade da luz. A solução poderia passar pelo reconhecimento de que a maioria das doenças crônicas não tem causas conhecidas, apenas são identificados fatores de risco, mas que muitas vezes somente confundem, como o caso do colesterol alto como fator de risco para doenças cardiovasculares. Porém, os números nos deixam confusos, uma vez que a maioria das pessoas que sofrem de acidentes cardiovasculares tem taxas de colesterol dentro do limite de referência apresentado pelos laboratórios.

O reconhecimento da importância da identificação da causa da maioria das doenças que continuam sem resposta, e não apenas da modulação do sintoma ou redução do fator hipotético de risco, poderia levar a comunidade científica a investigá-las. Por que não estudar o que desregula o nosso metabolismo em vez de apostar todo o esforço na inibição desse mesmo metabolismo que está mal por uma causa que desconhecemos e que ninguém quer investigar?

7.2 Os "bichos" ruins que vivem dentro de nós

Provavelmente, um animal que carrega um parasita não se comportará como um animal semelhante sem esse parasita. Esse conceito é empírico e baseado na medicina milenar.

Apesar de reconhecido como verdadeiro, é difícil provar que nossas condutas, comportamentos e saúde possam ser influenciados pelos parasitas que vivem em nosso corpo.

Já é universalmente aceito que o microbioma intestinal é um órgão com várias funções, entre elas a produção de substâncias envolvidas na síntese de neurotransmissores. Todo o nosso sistema nervoso se comunica por meio dessas substâncias, cada qual com uma função específica. Por exemplo, a dopamina nos dá vontade de viver, de fazer coisas e motivação. A serotonina é o neurotransmissor da boa disposição e do bem-estar, a melatonina nos faz dormir. Esses são alguns exemplos para entender que nosso corpo funciona sob o comando de várias substâncias que produzimos.

O mundo dos parasitas e o impacto no comportamento do hospedeiro são ainda muito sombrios e polêmicos. Mas o que parece é que determinados patógenos como o *Toxoplasma* (mais estudado) e os fungos possam interferir em nosso comportamento. Os mecanismos não são totalmente conhecidos, mas alguns desses microrganismos que nos parasitam podem produzir determinadas substâncias que funcionariam como neurotransmissores e influenciariam, assim, nossa disposição, comportamento, vícios e vontade de comer, e até nos acordar durante a noite!

Alguns casos de mudança comportamental drástica, ou quase, de um dia para o outro, são mais fáceis de correlacionar com uma infestação aguda. O parasita induz essa mudança de comportamento no hospedeiro porque se beneficia dessa alteração comportamental em prol da própria vida.

No entanto, parece que em outros casos o comportamento alterado tem um efeito quase curativo, senão profilático; nesses casos, o hospedeiro pode ser beneficiado.

Outra dificuldade nesses estudos são as mutações sucessivas que os microrganismos sofrem para assegurar a sua continuidade.

7.2.1 Vermes – helmintos

Comecemos pelos helmintos, vulgarmente chamados de lombrigas, oxiúros e tênias. Mas há muitos outros que, apesar de as áreas endêmicas se encontrarem em países subdesenvolvidos, estão cada vez mais presentes em nossa sociedade. Temos observado muitas doenças e mal-estar, como alterações comportamentais, perda de peso, constipação, fadiga, inflamações, alterações do sono e do apetite, relacionados com parasitoses.

Muitas pessoas chegam à consulta com constipação crônica de anos, dores e inchaços abdominais constantes sem conseguir resolver o problema. As colonoscopias não mostram alterações que justifiquem os sintomas e as pessoas ficam desesperadas. Quando pedimos exames de fezes, muitas vezes existem helmintos que provavelmente são os responsáveis por todo o quadro sintomático. Antigamente associavam-se parasitas apenas a coceira no ânus ou perda de peso, mas posso garantir que os sintomas de parasitoses podem ser outros bem diferentes.

Se antes a desparasitação era feita de forma regular e as pessoas estavam despertas para essas situações, atualmente ninguém se lembra de que pode estar com um parasita.

Chega a ser engraçado, pois temos uma enorme preocupação em desparasitar animais de estimação e nos esquecemos de nós. Hoje, talvez porque temos à nossa disposição muitos produtos de higiene, tomamos banho todos os dias e vivemos em um mundo civilizado, poucos acreditam que podem estar parasitados, daí a desparasitação não ser uma prioridade.

A maioria das pessoas nem calcula como esses vermes podem estar relacionados com doenças.

Muitos parasitas, além do intestino, podem se desenvolver em outras partes do corpo, como músculos, fígado, cérebro, bexiga etc., especialmente se houver comprometimento da mucosa intestinal e seus ovos conseguirem chegar ao sangue e invadir outras regiões do corpo.

As infecções por helmintos causam diferentes tipos de câncer, como colangiocarcinoma, carcinoma hepatocelular, colorretal, carcinoma de células escamosas e câncer de bexiga. E, embora os mecanismos detalhados do desenvolvimento do câncer humano ainda precisem ser esclarecidos, já está suscitando muito interesse.

Um editorial publicado pela conceituada revista *Frontiers* em março de 2019 pelo Instituto Nacional de Saúde Dr. Ricardo Jorge, pelo I3S, Instituto de Investigação e Inovação em Saúde da Universidade do Porto, e pelo Institute of Tropical Medicine and International Health, Charité University Medicine, Berlim, Alemanha, relata estudos de quase quarenta autores, representantes de vários países do mundo, entre os quais Portugal, que participaram desse tópico de pesquisa: parasitas e câncer. Esse trabalho compreende oito artigos, abrangendo assuntos como epidemiologia, evolução dos helmintos, mecanismos de oncogênese associada ao parasita e, também, o seu potencial terapêutico. Com relação a esse tema, pode-se concluir que:

"Novas evidências indicam que certos parasitas como o verme do sangue *Schistosoma haematobium* e os pequenos vermes do fígado *Opisthorchis viverrini* e *Clonorchis sinensis* são agentes causadores de doenças malignas, como câncer de bexiga causado por esquistossomos e colangiocarcinoma por vermes do fígado". Apesar de os mecanismos não estarem completamente esclarecidos, já sabemos que existem parasitas que se relacionam a alguns tipos de câncer, como o caso do *Schistosoma* (esquistossomose) com o câncer de bexiga, cistites crônicas e infertilidade. Em regiões em que a esquistossomose é endêmica há uma alta incidência de carcinoma de células escamosas da bexiga urinária.

Nesse trabalho são referidos ainda mais estudos que mostram como outros microrganismos podem também estar associados ao câncer, como a *Theileria*, um parasita eucariótico intracelular. E, refletindo sobre o tema e a importância de se levar em conta infecções por parasitas, fazem alusão a trabalhos que mostram como algumas infecções parasitárias ou moléculas podem apresentar efeitos protetores em alguns tipos de câncer, como é o caso do *Echinococcus*.

A *Fasciola hepatica*, *Fasciola* spp., infecta pessoas, processo que passa por duas fases principais, que podem ou não estar associadas a sintomas ou outras manifestações clínicas. Durante a fase inicial da infecção (geralmente a fase aguda), o verme da larva migra dos intestinos e pode chegar ao parênquima hepático. Essa fase pode estar associada a inflamação, destruição de tecidos e reações tóxicas, alérgicas e outros sintomas inespecíficos, como dor abdominal, náuseas, vômitos, hepatomegalia, mal-estar, febre ou tosse. Nas análises sanguíneas, podemos encontrar eosinofilia (aumento do número de eosinófilos) e níveis elevados de transaminases ou pelo menos uma alteração significativa em relação a parâmetros anteriores.

Durante a fase crônica da infecção, que pode se prolongar durante meses ou mesmo anos sem que a *Fasciola* seja identificada, os sintomas podem ser inflamação ou bloqueio dos ductos biliares ou da vesícula biliar, por exemplo, colangite, colecistite, os quais não são atribuídos a parasitas. Também pode ocorrer inflamação do pâncreas. Globalmente, esses estudos sugeriram a capacidade de a *Fasciola hepatica* promover fibrose hepática e cirrose.

A dra. Hulda Clark, cientista canadense, estudou durante mais de 20 anos a *Fasciola hepatica* e acreditava que muitas pessoas portadoras de câncer tinham simultaneamente o verme *Fasciolopsis buski* presente no fígado.

Apesar de suscitar muita polêmica, para Clark essa multiplicação dentro do organismo põe em circulação um agente químico, a ortofosfotirosina, que somente a *Fasciolopsis buski* produz. Trata-se de um fator de crescimento que o verme fabrica em prol do seu próprio crescimento (mesmo nos estágios iniciais), mas que serve igualmente para multiplicar as células cancerígenas. E, segundo a dra. Clark, esse fator é amplamente reconhecido como sinal de atividade tumoral.

No entanto, ao contrário do que Clark acreditava, à luz dos resultados de um estudo recente, foi demonstrado pela primeira vez que o fragmento de *Fasciola hepatica* induz à morte celular de células em mamíferos. Mais estudos são necessários para identificar e caracterizar esse efeito. Os pesquisadores propõem, no futuro, investigar se esse parasita impede o desenvolvimento do câncer, com foco nos efeitos fenotípicos dos fragmentos desse parasita em linhagens de células cancerígenas informativas, por exemplo, linhagens celulares de colangiocarcinoma.

Na mesma linha desse raciocínio, algumas infecções ou moléculas de parasitas parecem apresentar efeitos protetores sobre alguns tipos de câncer, como é o caso do *Echinococcus*.

Acredito que, infelizmente, muitos casos ficam sem diagnóstico ou sem que tenha havido a correlação entre doenças e parasitas. Além disso, muitos exames normalmente feitos nas fezes, como pesquisa de ovos e parasitas, podem não ser a forma mais adequada de análise, apresentando, assim, muitos falsos-negativos.

Pessoalmente, dia após dia, fico mais abismada com os resultados da pesquisa de vermes no corpo humano e com a forma como podemos relacioná-los com doenças.

7.2.2 Os vírus

Vários vírus, como herpes-vírus, vírus Epstein-Barr, herpes simples, citomegalovírus e parvovírus, podem existir de forma latente ao longo da vida e posteriormente, sob determinadas condições, serem reativados com manifestações clínicas muito diferentes das conhecidas nos ciclos líticos ou agudos das manifestações virais. Essas reativações estão relacionadas com muitas doenças e, de acordo com aquilo que observo diariamente em meus doentes, atrevo-me a dizer que, associados a outros fatores, os lentivírus são a principal causa de fadiga crônica e de doenças misteriosas para as quais ainda não existe explicação.

Herpes-vírus humano 6

De acordo com a HHV-6 Foundation,[1] o herpes-vírus humano 6 (HHV-6) [nome coletivo comum para o beta-herpes-vírus humano 6A (HHV-6A) e o beta-herpes-vírus humano 6B (HHV-6B)] pode constituir uma enorme ameaça para a saúde devido à sua possibilidade de reativação, que pode ocorrer no cérebro, nos pulmões, no coração, nos rins e no trato gastrintestinal, especialmente em pacientes com deficiências imunológicas e nos transplantados. Esse herpes

---

1 A HHV-6 Foundation é uma instituição sem fins lucrativos que incentiva o intercâmbio científico entre pesquisadores, realizando conferências para virologistas e pesquisadores clínicos, mantendo um repositório de reagentes para facilitar a pesquisa e oferecendo bolsas para projetos de pesquisa promissores.

é encontrado no tecido cerebral e pode causar disfunção cognitiva, incapacidade permanente e doenças degenerativas. Está também associado a várias doenças reprodutivas importantes: infertilidade primária inexplicada, pré-eclâmpsia, infecção congênita e, possivelmente, aborto espontâneo e restrição de crescimento intrauterino, doenças autoimunes, vários tipos de câncer, doença de Alzheimer, epilepsia e convulsões.

A HHV-6 Foundation tem como objetivo aumentar a consciência entre os médicos para as várias doenças associadas a infecções por HHV-6.

Vírus Epstein-Barr [herpes-vírus humano 4 (HHV-4)]

O vírus Epstein-Barr (EBV, do inglês *Esptein-Barr virus*) criou uma epidemia secreta. Mais de 90% das pessoas estão infectadas. Em determinadas circunstâncias, esse vírus pode também se reativar e essa forma é responsável por inúmeras doenças estranhas cuja causa é desconhecida para a medicina convencional. Trata-se das chamadas doenças de causa idiopática, ou seja, sem causa conhecida, apesar de a desregulação metabólica e fisiológica ser conhecida. Lembro-me da fibromialgia, de doenças como esclerose múltipla, tireoidite de Hashimoto, alguns tipos de câncer, afecções intestinais e comportamentais, bem como uma série de sintomas que de forma vertiginosa atingem muitas pessoas, especialmente aquelas que passaram por maiores períodos de estresse emocional ou físico.

> ### VOCÊ SABIA QUE...
> O EBV, também conhecido como herpes-vírus humano 4, é um membro da família dos vírus *Herpesviridae* e está no primeiro lugar dos vírus com maior impacto na nossa saúde.

Quase todos somos portadores desse vírus antes de atingirmos os 20 anos. Uma vez que a infecção é contraída, o vírus permanece no corpo por toda a vida.

A infecção aguda pelo EBV é reconhecida pela soroconversão assintomática ou mononucleose aguda leve com febre baixa, amigdalite, linfadenopatia e astenia frequentemente intensa. Mas apenas cerca de 5% das pessoas desenvolvem a doença aguda (mononucleose).

O vírus inicialmente infecta os linfócitos B. Depois há uma resposta imunomediada pelos linfócitos T, que faz a maioria das células infectadas ser destruída. Acontece que, apesar dessa resposta, existe uma parte dos linfócitos B que está infectada, expressando permanentemente o material genético do EBV.

Assim, o EBV infecta as células imunes humanas, produz uma proteína denominada antígeno nuclear 2 do EBV (EBNA2), "recruta" os fatores de transcrição da célula infectada para que se unam ao genoma tanto do próprio vírus como da célula hospedeira. O EBNA2 e os fatores de transcrição ativam os genes virais.

Parece haver uma relação clara entre o EBV e a hiper-resposta do sistema imunológico, doenças crônicas, autoimunes e vários tipos de câncer. Entre eles, encontramos malignidades de linfócitos B, tais como linfoma de Burkitt ou outros tipos de câncer como linfomas, câncer gástrico, esofágico, da próstata, da tireoide, do colo do útero e da mama, por exemplo. Muitas doenças autoimunes também estão relacionadas com a reativação desse vírus, como a esclerose múltipla, o lúpus eritematoso sistêmico, a artrite reumatoide, a síndrome de Sjögren e a hepatite autoimune. Embora os potenciais mecanismos de doenças autoimunes não tenham sido claramente elucidados, fatores genéticos e ambientais, como agentes infeciosos, são considerados responsáveis pelo seu desenvolvimento. Além disso, o EBV modifica a resposta imune do hospedeiro. A prevalência mundial de doenças autoimunes mostra que esse patógeno é muito comum nessas situações. A relação entre reativações de EBV e muitas doenças leva a um grande interesse científico por esse vírus. O diagnóstico e o controle das reativações podem constituir uma ferramenta importante na prevenção, no tratamento e na modulação de uma série de doenças.

Citomegalovírus [herpes-vírus humano 5 (HHV-5)]

É outro vírus que pode ser reativado em circunstâncias de deficiência transitória do sistema imunológico. Está relacionado com fibromialgia, síndrome de fadiga crônica, infertilidade, doenças autoimunes e vários tipos de câncer.

Varicela-zóster [herpes-vírus humano 3 (HHV-3)]

Esse herpes, que na fase aguda provoca herpes-zóster, pode se reativar e manter carga viral alta ao longo da vida, situação que se correlaciona com fadiga crônica, infertilidade, dores neuropáticas e muitas doenças autoimunes.

O vírus das hepatites C e B (VHC e VHB)

Está presente em doentes com síndrome de Sjögren, poliartrite, lúpus, linfoma de Hodgkin, tireoidite de Hashimoto, entre outras.

Vírus Coxsackie

Relacionado com diabetes tipo 1 em jovens, com a tireoidite de Hashimoto e com a fibromialgia, por exemplo.

Parvovírus

Esse vírus também pode se manter ativo e está relacionado com doenças autoimunes, eritema infeccioso, anemia, trombocitopenia e lúpus.

Vírus T-linfotrópico humano do tipo I (HTLV-I)

Apesar de menos conhecido, esse vírus infecta cerca de 10 a 20 milhões de pessoas em todo o planeta, vive silenciosamente em nosso corpo e pode ser o responsável por inflamação crônica e alguns tipos de câncer.

Papilomavírus humano

Está há muito tempo relacionado com o câncer do colo do útero, mas também pode estar associado outros, como o de cabeça e pescoço, orofaringe, vaginal, vulvar, peniano, anal. Encontramos também relação entre alguns tipos de câncer de próstata e o papilomavírus humano (HPV).

Herpes-vírus simples tipos I (HSV-I) e 2 (HSV-2)

Estão relacionados com doenças autoimunes e degenerativas do sistema nervoso, doença de Alzheimer, autismo e esclerose múltipla, com o aparecimento de estudos que atribuem uma ação potencialmente cancerígena a esses vírus.

Vírus e câncer da mama

Há vírus oncogênicos, como o EBV, o HHV-6 e o CMV, que reativados ou existindo infecções crônicas podem induzir ativação constante e proliferação das células T, resultando na produção de anticorpos mono e policlonais, bem como complexos imunológicos, levando ao aumento de tolerância e ao surgimento de células malignas.

Vários são os trabalhos publicados na literatura que correlacionam infecções virais, especialmente de EBV e CMV, com a incidência de câncer de mama. A conclusão de uma metanálise, na qual se analisaram vários estudos, publicada em 2019 na revista *Future Oncology*, indica uma forte relação estatística entre a infecção por EBV e o risco de câncer de mama, sugerindo um papel potencial da infecção por EBV no desenvolvimento dessa doença.

O trabalho que desenvolvo diariamente com mulheres com câncer de mama me permite concluir que essa relação existe em muitas delas, tanto hormonal quanto triplo-negativo, com reativação de vírus, especialmente de EBV. Obviamente existem outros fatores, não só genéticos, mas comportamentais, de intestino e microbiota, estilo de vida, estresse, conflitos emocionais, alimentação, toxicidade, sobretudo do alumínio dos desodorantes e outros metais. Mas através das análises sorológicas de um painel viral percebemos que muitas mulheres apresentam valores de IgG, no caso do EBV (EBNA, EA e VCA), que indicam reativações de vírus, podendo a sua presença vir a ser considerada um fator de risco para câncer de mama.

Vírus relacionados com doenças autoimunes

Autoimunidade é uma resposta imune específica contra um antígeno ou uma série de antígenos próprios quando há perda de tolerância imunológica.

Quando falamos de doenças autoimunes, forçosamente temos de tratar do intestino, porque acredita-se que todas as pessoas portadoras dessas doenças tenham alguma disfunção intestinal no microbioma ou na mucosa intestinal. Nossa microbiota e a saúde das mucosas são fundamentais para o controle imunológico, além da genética e do ambiente em que estamos inseridos.

Muitas doenças autoimunes estão correlacionadas com reativações de vírus ou bactérias: acredita-se que a perda da tolerância imunológica pode estar relacionada com a presença de antígenos estranhos muito parecidos com os nossos antígenos, mecanismo esse chamado de mimetismo molecular. Na presença de antígenos como de alguns vírus ou de algumas bactérias, nosso sistema imune produz anticorpos, mas, por semelhança estrutural entre os nossos tecidos e os antígenos externos (caso dos vírus ou bactérias), acabam por "atacar" inadvertidamente nossos tecidos.

Existem vários exemplos dessas reações cruzadas entre antígenos de microrganismos estruturalmente similares aos antígenos próprios. Quando um peptídeo próprio deixa de ser tolerado, a reação inflamatória provoca o aparecimento de mais autoantígenos.

Temos muitos doentes com autoimunidade e praticamente todos são portadores dessas situações. Alguns patógenos têm similitudes estruturais com algumas partes do nosso corpo. Um anticorpo criado para atuar contra o patógeno, por mimetismo celular, pode atacar um antígeno próprio, causando uma resposta autoimune.

Muitas pessoas são portadoras de polimorfismos em alguns genes, sobretudo o *HLA* (complexo de histocompatibilidade localizado no braço curto do cromossomo 6 e muito suscetível a variações polimórficas), e a ativação desse gene está relacionada com a expressão das várias reações autoimunes. Alguns vírus, especialmente o EBV, são estruturalmente parecidos. Os vírus vão sofrendo mutação e se adaptando de forma a serem cada vez mais parecidos com estruturas do nosso corpo, talvez para passarem despercebidos pelo sistema imunológico e assim viver sem serem notados dentro do nosso organismo.

CONCEITO

Antígenos: são todas as substâncias que desencadeiam a produção de anticorpos. Geralmente, é uma proteína ou um polissacarídeo. Podem ser encontrados em vírus, bactérias, fungos, protozoários e parasitas.

Hapteno: substância não imunogênica, ou seja, que não desencadeia resposta imune, mas que pode reagir com produtos de uma resposta imune específica. Como são moléculas pequenas e incapazes de suscitar sozinhas uma resposta imune, ligam-se quimicamente a proteínas (os seus portadores) para desenvolverem uma resposta que desencadeie a produção de anticorpos. Restos de microrganismos e alguns metais podem ter a ação de hapteno.

Vírus *versus* algumas doenças autoimunes:

Artrite reumatoide – Vírus correlacionados: vírus da rubéola, CMV, HHV-6, herpes-zóster, parvovírus B19, EBV. Presença de MHC-II: HLA-DR4 e HLA-DRB1 (antígeno próprio);

Esclerose múltipla – Vírus correlacionados: EBV, CMV, HHV-6, herpes--zóster e a presença de alelos dos genes *HLA-DRB1* e *HLA-DQB1*;

Tireoidite de Hashimoto – EBV, hepatite C, CMV e a presença de alelos dos genes *HLA-DR5*, *HLA-DR3* ou *CTLA-4*;

Diabetes – Vírus Coxsackie e a vulnerabilidade genética com a presença de alelos dos genes *HLA-DRB1*, *HLA-DQA1* e *HLA-DQB1*;

Psoríase – Herpes-zóster, EBV e a presença de HLA-Cw6 e HLA-DR7;

Vitiligo – CMV e os alelos HDL-DR e HDL-Dw3.

Alzheimer e vírus

Agentes infecciosos, incluindo o herpes-vírus simples tipo 1 (HSV-1), atingem o sistema nervoso central e permanecem nessa área de forma latente. Esses vírus podem sofrer reativações no cérebro durante o envelhecimento, à medida que o sistema imunológico declina, e durante diferentes tipos de estresse (que reativam o HSV-1 na periferia). Como consequência dessa reativação, pode haver dano neuronal causado pela ação viral direta e pela inflamação induzida pelo vírus, que de forma recorrente pode levar à perda neural e à doença de Alzheimer, por muitos cientistas considerada um mecanismo de defesa relativamente a essas alterações no cérebro.

Mimetismo molecular entre proteínas de organismos infeciosos e proteínas do hospedeiro	
Proteína	**Sequência**
Citomegalovírus (CMV)	PDP L G R P D ED
HLA-DR	VTE L G R P D AE

7.2.3 Bactérias

Assim como temos milhões de bactérias com enorme ação anticancerígena, sobretudo as produtoras de butirato, como vimos anteriormente, existem algumas relacionadas com doenças crônicas.

Algumas bactérias pertencem naturalmente à nossa microbiota e podem, por isso, viver dentro de nós de forma pacífica, crescer e assumir formas patogênicas. Entretanto, muitas delas causam doenças.

É o caso da *Helicobacter pylori, Escherichia coli, Clostridium, Enterococcus, Proteus* e *Streptococcus*, capazes de provocar doenças como câncer, inflamações, doenças autoimunes, inflamações crônicas, entre outras. Mas também existem algumas bactérias que, não fazendo parte do nosso microbioma, podem viver clandestinamente e também provocar doenças graves. Um dos exemplos é a *Borrelia*, que infecta o carrapato e pode ser transmitida ao homem pela sua picada. São bactérias que não fazem parte do nosso microbioma e que vivem dentro de nós, e com o tempo podem ser responsáveis por doenças misteriosas, aquelas que não sabemos por que surgem (p. ex., doença de Lyme). Também algumas bactérias comensais podem, em determinadas circunstâncias, evoluir para grandes colônias e provocar doenças. Um dos exemplos é o *Clostridium difficile*, bacilo gram-positivo comensal do trato gastrintestinal responsável por doenças gastrintestinais associadas a antibióticos, que variam desde uma diarreia até uma colite pseudomembranosa. Esse *Clostridium* é encontrado em grandes quantidades em pessoas com autismo.

Bactérias relacionadas com o câncer

As bactérias mais relacionadas com o câncer são as que podem viver dentro de nós, como o *Staphylococcus*, que existe em nossa pele, mas que em determinadas circunstâncias produzem uma substância altamente cancerígena. Existem outros exemplos, como a *Chlamydia* com o câncer de colo de útero e inflamação crônica da próstata e câncer, a *Fusobacterium nucleatum* e o câncer colorretal e a *Mycoplasma* com o câncer de próstata, colorretal e linfoma não Hodgkin.

Mas, sem dúvida, até o momento a *Helicobacter pylori* é a que mais provoca esse tipo de doenças, motivo pelo qual é importante falar um pouco mais sobre ela.

Helicobacter pylori

Infecções por *Helicobacter pylori* são muito frequentes e têm uma enorme relação com o câncer gástrico, um dos cinco mais mortíferos.

Uma em cada duas pessoas no mundo é portadora de *Helicobacter pylori* ativa, muitas vezes sem sintomas.

Muitas vezes está presente no epitélio do estômago e pode mesmo invadir as camadas mais profundas. Esse rastreio não acontece por rotina, apenas quando há sintomatologia ou é prescrita uma endoscopia. O tratamento se dá à base de antibiótico, e o mais impressionante é que a maioria das pessoas volta a desenvolver *Helicobacter pylori*, dessa vez provavelmente de modo assintomático.

Em 1983, Robin Warren e Barry Marshall isolaram a *Helicobacter pylori* no estômago de pacientes com gastrite crônica e levantaram a hipótese de que essa bactéria pudesse ser a causadora da doença. A *Helicobacter pylori* é uma bactéria em forma de hélice (daí o seu nome) dotada de flagelos em forma de cílios compridos que lhe permitem fixar-se à superfície da mucosa gástrica e penetrá-la. Consegue viver no estômago ácido graças à sua capacidade de neutralizá-lo. Essa bactéria segrega a urease, enzima capaz de transformar o ácido gástrico em amônia e gás carbônico, processo que lhe fornece a energia necessária para a sua sobrevivência. Ela altera o pH do estômago de modo a assegurar a sua sobrevivência em um pH que lhe é mais favorável.

Mais de 50% da população mundial está infectada pela *Helicobacter pylori*. Ou seja, uma em cada duas pessoas é portadora dessa bactéria, responsável não só por alterações gástricas, como dor, gastrite e úlceras, mas também pelo câncer de estômago. E, pior, a maior parte das pessoas infectadas é assintomática.

A *Helicobacter pylori* também tem sido associada a periodontite, doenças isquêmicas cardíacas, resistência insulínica, diabetes melito tipo 2, anemia e esteatose hepática não alcoólica.

O tratamento convencional tem abarcado o uso de IBP ("prazóis") associados a antibióticos, como a chamada terapia tripla (IBP + amoxicilina + claritromicina), com a finalidade de eliminar a bactéria *Helicobacter pylori* do estômago.

Esse tipo de tratamento elimina a bactéria, mas não resolve o problema em definitivo, porque não corrige o meio. A não adoção de alterações na alimentação e no estilo de vida, medidas essas que visam à reposição da acidez do estômago e da microbiota gástrica, não vai resolver o problema.

Na maioria das vezes, a *Helicobacter pylori* é silenciosa: não podemos nos esquecer de que se trata de uma bactéria que coloniza naturalmente a mucosa do estômago do ser humano, por isso só uma biópsia ou um exame feito em laboratório conseguem identificar a sua presença em excesso. No entanto, existem alguns sinais que podem servir de alerta.

Como saber se você tem *Helicobacter pylori*:
- Faça um teste em laboratório ou um teste rápido de antígeno;
- Verifique se você tem com frequência:
  - Dores de estômago;
  - Aerofagia (ar no estômago);
  - Dores abdominais;
  - Má digestão;
  - Sensação de saciedade rápida com pequenas quantidades de comida;
  - Enjoos;
  - Halitose (mau hálito);
  - Desconforto gástrico mesmo com água;
  - Desconforto gástrico com a vitamina C.

O que fazer em caso de *Helicobacter pylori* positivo

Em primeiro lugar, você deve consultar o seu médico. O tratamento convencional consiste em associar dois antibióticos durante cerca de 2 semanas. Apesar de a *Helicobacter pylori* cada vez mais apresentar resistência a antibióticos, em alguns casos estes podem ser importantes:
- Probióticos *Lactobacillus pentosus* e *Lactobacillus reuteri* inibem a *Helicobacter pylori* pela capacidade de interferir na aderência da bactéria e produzir moléculas antimicrobianas que impedem o seu crescimento;
- Utilizar antioxidantes de frutas e verduras;
- Suplementar com vitaminas C e E;
- Corrigir o pH do estômago;
- Corrigir a alimentação, eliminando produtos refinados, açúcares, frituras e álcool;
- Tratar a mucosa gástrica com os cogumelos juba de leão, *reishi* e *shiitake*;
- Tratamento antibacteriano com óleos essenciais – consultar o Capítulo 6.

Bactérias relacionadas com doenças autoimunes

Bactérias como a *Borrelia burgdorferi* (doença de Lyme), *Chlamydia*, *Yersinia enterocolitica*, *Proteus mirabilis*, *Streptococcus*, *Klebsiella*, *Helicobacter pylori*, entre outras, depois das infecções agudas, podem permanecer em nosso corpo e desencadear também reações de autoimunidade.

Além de a infecção por *Helicobacter pylori* estar associada ao câncer gástrico, uma revisão sistemática e metanálise publicada em 2021 no *Journal of Microbiology, Immunology and Infection* concluiu que essa bactéria pode estar associada a algumas doenças autoimunes, principalmente lúpus eritematoso sistêmico, artrite reumatoide, atrofia autoimune, gastrite e pancreatite autoimune.

O papel da *Helicobacter pylori* na indução de doenças autoimunes tem atraído muita atenção e é objeto de estudo por parte de vários pesquisadores. O mecanismo mais aceito é o do mimetismo molecular, pois essa bactéria desregula o sistema imune pela similaridade com alguns antígenos próprios.

Ademais, a bactéria *Proteus* pode estar relacionada com doenças autoimunes. Os lipopolissacarídeos (LPS), um tipo de endotoxina, são liberados em sua membrana celular sempre que a bactéria se multiplica ou morre, causando inflamação. Ela também tem a capacidade de atravessar a barreira intestinal e entrar na circulação, estando implicada em algumas manifestações de autoimunidade. As proteínas da membrana celular dessa bactéria assemelham-se a diferentes partes dos nossos antígenos. Esse mimetismo celular "confunde" o sistema imunológico, que começa a atacar o próprio corpo. A bactéria *Proteus* está muito relacionada com doenças autoimunes intestinais e artrite reumatoide.

Alguns exemplos de doenças autoimunes com envolvimento de bactérias:
- Espondilite anquilosante: reação cruzada entre epítopos de HLA-B27 e *Klebsiella pneumoniae*;
- Artrite reumatoide: reação cruzada entre epítopos de HLA-DR4 e *Proteus mirabilis, Salmonella, Borrelia, Chlamydia, Streptococcus* beta-hemolítico, *Clostridium, Helicobacter pylori*;
- Febre reumática: reação cruzada entre epítopos de proteína M de *Streptococcus* beta-hemolítico e proteínas do sarcolema do miocárdio e miosina (cardite);
- Tireoidite de Hashimoto: *Yersinia*;
- Esclerose múltipla: *Chlamydia, Borrelia, Clostridium perfringens* ou *Clostridium botulinum*.

VOCÊ SABIA QUE...

A clamídia é uma bactéria muitas vezes presente em mulheres que não conseguem engravidar, podendo estar relacionada com problemas na gravidez.

Bactérias e Alzheimer

Já vimos que a doença de Alzheimer, considerada o diabetes tipo 3, está associada a disbiose e alterações intestinais, mas, talvez, por a microbiota, as mucosas e a resposta imune não estarem cumprindo de modo eficaz o seu papel, acabam permitindo a proliferação de alguns microrganismos. Existe uma forte correlação entre pacientes com Alzheimer e infecções silenciosas latentes, que não provocam dor nem febre.

Conclusões de vários estudos fortaleceram a evidência de que a infecção crônica, associada a alguns polimorfismos, pode desempenhar um papel importante na etiologia e progressão dessa doença tão incapacitante, estranha e, infelizmente, cada vez mais frequente.

As pessoas portadoras de polimorfismos no gene da apolipoproteína E (apoE), que modula a função imune e a suscetibilidade a doenças infecciosas, têm risco aumentado de sofrer dessa doença. Os vírus e algumas bactérias conferem assim um risco de doença quando presentes no cérebro de portadores do alelo 4 da apoE.

Além de herpes, especialmente o HSV-1, como já abordado, a bactéria *Chlamydia pneumoniae* pode ter um papel determinante na doença de Alzheimer.

Estudiosos de várias universidades de todo o mundo que pesquisam sobre isso publicaram um artigo na revista científica *Journal of Alzheimer's Disease* no qual sugerem que uma infecção viral ou bacteriana pode desencadear a doença de Alzheimer. Inclusive, avançam com a hipótese de que alguns agentes infecciosos, incluindo HSV-1, pneumonia por *Chlamydia* e espiroquetas, atinjam o sistema nervoso central e permaneçam lá em forma latente, provocando prejuízos.

Caro leitor, não fique assustado. Pelo contrário, acredite que, de acordo com todas as descobertas atuais, devemos e podemos considerar que a prevenção ativa é o caminho para evitar essa e outras doenças. A alimentação, a correção da microbiota, a alteração de estilo de vida e outras medidas que proponho neste livro nos ajudam a manter um sistema imunológico eficaz e a não permitirmos a manifestação de polimorfismos de que provavelmente somos portadores. Todas essas medidas dificultam a manutenção de infecções latentes e ajudam no controle dos "bichos" que se correlacionam e estão presentes em uma série de doenças.

CONCEITO

Polimorfismos: variações genéticas que aparecem em consequência de mutações. O *single nucleotide polymorphism* (SNP), ou polimorfismo de nucleotídeo único, pertence a uma categoria mais básica de polimorfismo (existência de diferentes alelos de um mesmo gene) e é originado a partir de uma simples mutação, quando ocorre uma troca de um nucleotídeo por outro. Todas as pessoas são portadoras desse tipo de polimorfismo e sua manifestação pode ser controlada por meio da epigenética (ambiente). O Projeto Genoma Humano mapeou cerca de 3,7 milhões de SNP, o que permitiu a identificação de genes associados a doenças crônicas, inflamação, câncer, doenças cardiovasculares, autoimunes e alterações metabólicas. Normalmente, pessoas com doenças crônicas são portadoras desses polimorfismos, cuja manifestação pode ser controlada pela regulação do ambiente em que vivemos.

7.2.4 Fungos

Além de bactérias e vírus, alguns fungos são encontrados em concentrações maiores em algumas pessoas com doenças autoimunes, asma, alergias, vários tipos de câncer, transtornos psiquiátricos e outros.

Existem vários tipos de fungos, desde leveduras, fermentos, bolores até cogumelos. Podem ser unicelulares, como no caso das leveduras, ou multicelulares, como os cogumelos. Muitos têm propriedades terapêuticas importantes, como os que são ricos em betaglucanos, com ação anticancerígena e antiviral, os produtores de antibióticos e outros que apresentam inúmeras ações terapêuticas importantes. Ou seja, muitos fungos são indispensáveis na indústria, na manutenção do equilíbrio ecológico e, entre algumas espécies, em processos de decomposição, e fazem parte do nosso microbioma.

No entanto, alguns fungos são parasitas e podem causar doenças, que genericamente são chamadas de micoses. Entre as principais micoses, podemos citar a pitiríase versicolor (manchas na pele), o pé de atleta e a candidíase.

Existem fungos que vivem dentro de nós também de forma silenciosa, sem causar sintomas, como prurido, corrimento ou manchas na pele. Desenvolvem-se e provocam uma série de doenças misteriosas, cujas causas, muitas vezes, permanecem sem esclarecimento.

Em consequência do seu metabolismo, os fungos produzem substâncias, algumas com efeitos tóxicos em quantidades maiores. Há muitas micotoxinas com diversos efeitos nefastos e às quais muitas pessoas desenvolvem reações alérgicas.

Esses fungos crescem silenciosamente e são difíceis de identificar. A microscopia de campo escuro é uma das técnicas que podem ajudar a identificar micélios (colônias de fungos) no sangue, mas por vezes são necessárias técnicas de diferenciação, já que alguns fungos são muito parecidos com os nossos glóbulos vermelhos.

Micotoxinas

Existem inúmeras micotoxinas (substâncias tóxicas produzidas pelos fungos) identificadas, mas, de acordo com um trabalho de investigação publicado na International Agency for Research on Cancer, cinco micotoxinas produzidas por fungos foram consideradas de maior risco para a saúde humana e animal. São várias as toxinas, entre elas: aflatoxinas (AFLA), ocratoxina A (OTA), zearalenona (ZON), desoxinivalenol (DON) e fumonisinas (FUMO).

Algumas dessas toxinas estão mesmo associadas ao câncer e a outras doenças degenerativas, sendo muito tóxicas também para o fígado, o cérebro e os rins.

As espécies de fungos que mais se destacam na produção de substâncias tóxicas são *Fusarium* e *Aspergillus*.

Fungos e doenças neurológicas

Um trabalho recente de julho de 2021, realizado na Espanha com pacientes com Parkinson e Alzheimer e publicado na revista *Toxins*, concluiu que a exposição ambiental a contaminantes fúngicos como as micotoxinas (toxinas produzidas pelos fungos) pode desempenhar um papel importante na patogênese dessas doenças neurológicas degenerativas. Esse trabalho consistiu em analisar a concentração no plasma de 19 micotoxinas em um grupo de pessoas saudáveis e portadoras dessas doenças degenerativas (Alzheimer e Parkinson) na região espanhola de Rioja. As conclusões apontam para uma prevalência significativa dessas toxinas em pessoas doentes.

Pesquisadores da Universidad Autónoma de Madrid também encontraram elementos característicos de fungos em 14 amostras analisadas de cérebros de pessoas vítimas de Alzheimer. Vários trabalhos têm sido publicados com a identificação de DNA de fungos e bactérias no cérebro desses pacientes. Segundo vários autores, os gêneros fúngicos mais prevalentes em pessoas com doença de Alzheimer são *Alternaria*, *Botrytis*, *Candida* e *Malassezia*.

Por exemplo, a *Candida albicans*, da qual já falamos, pode também, assim como outros fungos, se desenvolver e invadir outros órgãos do corpo, como o pâncreas, os ossos, os músculos, as articulações, os olhos, a boca, os pulmões e outros.

Existem mais de vinte cepas diferentes da família da *Candida*, sendo a mais comum a *Candida albicans*. Esse fungo está presente em pequenas quantidades em vários locais do nosso corpo, como na boca, no intestino, na vagina e na pele. Em determinadas condições, esse fungo se multiplica de maneira descontrolada, motivo pelo qual muitas pessoas apresentam grandes colônias de *Candida albicans*, provocando inflamação. Esse tipo de infecção pode estar relacionado com muitas doenças, principalmente câncer e alterações degenerativas do sistema nervoso.

De acordo com a minha experiência clínica ao longo de todos estes anos, asseguro que a maior parte das pessoas tem fungos oportunistas que as intoxicam, desequilibram as diferentes microbiotas, alteram a saúde das mucosas e, consequentemente, do sistema imunológico associado a elas.

Na maioria das vezes, é silenciosa ou apresenta sintomas que dificilmente se associariam a uma infecção fúngica e prevalece em pessoas com deficiência imunológica e com o organismo desequilibrado, o que propicia a proliferação. Segundo minha perspectiva, os fungos desse tipo são alimentados pelo que comemos e pela maneira como vivemos (estresse, poucas horas de sono, falta de exercício, toxicidade). Estão muito associados à presença de maiores quantidades de metais pesados, como mercúrio, alumínio, cádmio, níquel, chumbo, entre outros.

O crescimento de fungos também pode ser facilitado pelo desequilíbrio das microbiotas, especialmente a flora com função protetora, mas o inverso também é verdadeiro, sendo o desequilíbrio das microbiotas o que permite o crescimento anormal das "Candidas".

Fungos e câncer

Até pouco tempo, acreditava-se que algumas espécies de *Candida* estavam associadas a processos cancerígenos, uma vez que esse fungo oportunista aproveitava a fragilidade imunológica dos doentes com câncer e/ou sujeitos a tratamentos. À medida que houve o aumento do entendimento da fisiopatologia induzida pela *Candida albicans*, percebemos que seu potencial de infecção pode contribuir para várias comorbidades.

Estudos recentes demonstram que a *Candida albicans* é capaz de causar câncer por diversos mecanismos, conforme descrito na revisão publicada em 2021 no *Journal Immunology*: produção de subprodutos carcinogênicos, desencadeamento de inflamação, indução de resposta Th1, Th17 e mimetismo molecular.

Fungos, doenças alérgicas e asma

A maior parte dos pacientes com alergias respiratórias, asma e bronquite apresenta grandes alterações do microbioma das mucosas e alterações imunológicas no tecido linfoide das mucosas (MALT). No entanto, talvez por essa condição, há quase sempre um fungo associado, normalmente *Aspergillus* ou mesmo "Candidas".

Mais uma vez, a área atingida determina a proliferação. Os fungos inflamam as mucosas e produzem toxinas (aflatoxinas), responsáveis pelas reações alérgicas apresentadas pelos doentes.

Andreia, advogada de 28 anos e asmática há vários anos, na verdade desde que se conhece por gente, sempre usou bombinhas, broncodilatadores, cortisona etc. Um dia pediu ajuda porque pretendia engravidar e queria saber se estava tudo bem, além de entender como podia abdicar dos medicamentos em prol da saúde do bebê que queria conceber. Saiu da primeira consulta com uma sensação de estranheza, porque, afinal, queria apenas soluções alternativas para os remédios, nessa fase tão importante da sua vida, e saiu do consultório com um programa completo que incluía uma série de mudanças em sua vida. Concordou, levando em conta que podia ser uma medida interessante para o bebê. É certo que, passado muito pouco tempo, foi deixando de lado as bombinhas e nunca mais teve crises asmáticas. Expliquei-lhe que ela tinha alteração das bactérias protetoras, que deviam existir em quantidades equilibradas nos brônquios e pulmões, e, simultaneamente, havia um supercrescimento de fungos. *Aspergillus* é o seu nome!

Os pacientes alérgicos e asmáticos são medicados para controle da inflamação, alergia e vasoconstrição brônquica, mas raramente vejo aqueles que tiveram o componente fúngico pesquisado. Se por um lado os medicamentos melhoram a qualidade de vida desses pacientes, por outro deprimem a resposta imunológica, diminuindo a produção de citocinas inflamatórias. Essa imunodepressão vai permitir que o fungo fuja ainda mais do controle imunológico.

O *Aspergillus niger* é benéfico para os seres humanos e animais quando mantido bem equilibrado dentro do trato gastrintestinal. Quando combinado com outros probióticos na proporção correta, funciona de forma simbiótica para criar resultados ótimos.

Tenho tratado muitas pessoas que durante toda a vida tomaram anti-histamínicos, porque sofreram a vida inteira em virtude de alergias, e, quando vamos ver, existe alergia às toxinas dos fungos, mais frequentemente a aflatoxina.

Nesse sentido, os doentes melhoram muito quando corrigem não só a alimentação como também todos os fatores que contribuem para a inflamação e intervêm no sentido de deixar a saúde intestinal mais saudável.

7.2.5 Protozoários

Os protozoários são seres unicelulares muito simples, que não têm a capacidade de produzir o próprio alimento, motivo pelo qual se alimentam de seres vivos. Embora muitos protozoários sejam inofensivos para os seres humanos, outros são patogênicos, podendo provocar doenças graves. Normalmente, a fase aguda das doenças causadas por protozoários é tratada, como nos casos de malária (*Plasmodium*), toxoplasmose (*Toxoplasma*) e giardíase (*Giardia*). Mas o objetivo deste capítulo não é apenas abordar parasitoses ou doenças agudas causadas por microrganismos, e sim entendermos como muitos deles podem se manter sem provocar os sintomas típicos associados à fase aguda das doenças.

Quero que você fique atento a essas informações e entenda que a busca pela causa dos seus males pode passar pela investigação desse tipo de situações. Por várias razões, fogem também ao controle do sistema imunológico e se mantêm dentro do nosso corpo, provocando inflamações que, com o tempo, são capazes de causar doenças graves.

Blastocystis

Esse protozoário pode viver em nosso intestino, mas na maioria das vezes não provoca sintomas ou apenas sinais frequentes e inespecíficos, como síndrome do intestino irritável, incluindo gases, inchaço, cólicas, diarreia e náuseas, bem como os sintomas mais sistêmicos que acompanham a má digestão, como a fadiga.

Mas esses sintomas são pouco específicos e podem ser causados por uma série de coisas diferentes.

Esse protozoário pode se manter de forma crônica no intestino e está associado à disbiose e a algumas alterações da mucosa intestinal, sobretudo permeabilidade, inflamação e, eventualmente, pode também ter um papel importante na patogênese do câncer colorretal. Ainda, o *Blastocystis* foi associado à tireoidite de Hashimoto e a outras doenças autoimunes, provavelmente pelo mesmo motivo. Como já vimos, a autoimunidade pode surgir facilmente se a barreira intestinal for afetada, uma vez que cerca de 80% do sistema imunológico está no intestino.

Plasmodium

Responsável pela malária, cronicamente pode causar várias alterações, como anemia em jovens, variações respiratórias e câncer de cólon.

Giardia lamblia ou Giardia intestinalis

A *Giardia* é outro protozoário cada vez mais comum e pouco diagnosticado, com alguns casos que correlacionam infestação por *Giardia* e câncer pancreático, alterações e inflamação crônica intestinal e algumas doenças autoimunes, como a artrite reumatoide.

Muitas pessoas infectadas permanecem assintomáticas. Os sintomas mais comuns são inespecíficos, como diarreias, flatulências e dores abdominais. Mas existem estudos que relacionam a infecção por *Giardia* com algumas doenças, além de ser responsável por alterações da microbiota e da mucosa intestinais.

Entamoeba histolytica

Essa ameba gastrintestinal é responsável pela amebíase (diarreia com sangue), que atinge milhões de pessoas. Sua cronicidade provoca inflamação permanente da mucosa intestinal e disbiose e está relacionada com a alteração da permeabilidade intestinal, que, como sabemos, depois induz uma série de desregulações imunológicas.

Trichomonas vaginalis

É outro ser unicelular que muitas vezes existe no colo de útero e que pode aumentar o risco de câncer de colo de útero, especialmente se associado ao HPV.

7.3 Condutas e comportamentos condicionados pelos "bichos" que vivem dentro de nós

A relação entre a presença de alguns agentes patogênicos e transtornos psiquiátricos e neurológicos já está documentada há várias décadas. Por exemplo, uma das mais estudadas é a relação entre o *Toxoplasma gondii* e a esquizofrenia, o autismo e a bipolaridade.

Essa é uma relação que conseguimos estabelecer e tirar conclusões com os pacientes que recorrem à nossa consulta. Crianças, adolescentes e adultos jovens que quase de um momento para o outro deixam de andar, têm ataques de pânico, mudam bruscamente de comportamento e iniciam quadros semelhantes aos do autismo normalmente estão muito parasitados.

Quando os limpamos, a conduta é de alguma forma alterada. Por quê? Gostaria de responder a essa questão usando provas científicas. Infelizmente existem ainda poucos estudos que deem suporte às minhas afirmações. Seria devaneio? Estaria eu sendo pouco correta? Não me pauto por escrever o que não está devidamente provado e comprovado, mas, nesse caso, talvez algumas suspeitas possam abrir portas ao caminho científico.

Uma das explicações que fazem mais sentido é a influência desses "bichos" em nosso comportamento pela produção de determinadas substâncias. Para a sua sobrevivência, o hospedeiro tem de comer o que o parasita necessita e que de alguma forma ele lhe pede. Talvez o parasita libere algumas substâncias, como hormônios ou neurotransmissores, que levem o hospedeiro a fazer o que ele quer.

Como os fungos podem alterar o nosso comportamento

Os fungos são um exemplo de microrganismos que produzem toxinas e as liberam em nossa corrente sanguínea e assim conseguem nos dar comandos e interferir em nossa vida e escolhas. Os fungos microscópicos são alucinógenos e podem modificar a percepção da realidade.

Diferentes organismos criam distintos padrões de conduta. Segundo o pesquisador norte-americano Robert Sapolsky, autor do conhecido livro *Comporte-se: a biologia humana em nosso melhor e pior,* há organismos cuja forma de atuar passa por "roubar" elétrons (energia) para a sua subsistência, criando no hospedeiro sentimentos de ira ou revolta, por exemplo.

Segundo Sapolsky, diferentes fungos provocam distintas emoções e condutas de acordo com as substâncias que produzem. Assim como podem produzir toxinas que nos intoxicam, provavelmente produzirão outras substâncias capazes de se comportar ou imitar os nossos hormônios e, por exemplo, alterar a nossa sensação de alegria e tristeza.

Um exemplo clássico é a vontade imensa de comer, especialmente doces, sentida com frequência por pessoas portadoras de colônias maiores de "Candidas".

Embora essas teorias de Sapolsky sejam muito contestadas, em minha opinião fazem algum sentido e deveriam constituir uma linha de investigação.

Toxoplasma e comportamento

O *Toxoplasma gondii* é um protozoário que pode nos parasitar e originar a doença em fase aguda conhecida por toxoplasmose. Pelo menos 350 espécies de hospedeiros de *Toxoplasma gondii* foram descritas até o momento e estima-se que 30% da população humana global esteja cronicamente infectada. O que não se sabia é que esse protozoário pode viver cronicamente dentro do hospedeiro e desencadear inflamação e alterações de ordem psíquica. Infecções crônicas por esse protozoário são consideradas um importante fator de risco para a esquizofrenia e outras alterações, sobretudo bipolaridade, tentativas de suicídio ou "raiva ao volante", presente em muitas pessoas que dirigem de modo desenfreado sem medir riscos e consequências.

Muitos autores acreditam que a infecção por *Toxoplasma gondii*, que afeta aproximadamente dois bilhões de indivíduos no planeta, pode também influenciar o comportamento humano.

Os autores de uma revisão sistemática publicada em 2019 na revista *Parasitology Research* analisaram todas as publicações desde 1994 até 2016 e concluíram que, apesar de ainda haver pouca pesquisa, há uma correlação entre infecções por *Toxoplasma* e alterações de comportamento. Um possível mecanismo pelo qual o *Toxoplasma* pode nos afetar inclui o seu efeito na dopamina e na testosterona.

De acordo com alguns estudos, parece que esse parasita pode alterar o nível de alguns neurotransmissores, como a dopamina no cérebro, e, com isso, alterar uma série de atitudes, como os perfis de personalidade, prolongar o tempo de resposta muscular, mudança da percepção de medo, andar em alta velocidade e fazer coisas muito perigosas. Agressividade, impulsividade, traços de personalidade associados à violência e atos suicidas podem ter relação com o impacto psicológico que esse protozoário é capaz de induzir.

Robert Sapolsky, grande estudioso do tema, garante que infecções crônicas por *Toxoplasma* podem determinar condutas emocionais que não são nossas, mas dos microrganismos que carregamos.

7.4 Onde se escondem os "bichos"

Cada microrganismo tem uma predileção especial por determinadas partes do corpo. Assim como as bactérias e os vírus mais normalmente associados a doenças, como a *Helicobacter pylori* com o câncer gástrico, o HPV com o câncer de colo de útero, todos os outros patógenos mostram preferências por tecidos ou órgãos. O EBV adora o fígado, o sistema nervoso central, a tireoide e os linfócitos, podendo infectar os linfócitos B, que são o principal reservatório do vírus. Outros herpes, como o HSV-1 e o HSV-2, adoram o sistema nervoso. Estes vivem escondidos no local de preferência e sorrateiramente, sem que o hospedeiro, nesse caso nós mesmos, se dê conta, vão se multiplicando e começam os prejuízos, não só físicos como emocionais e comportamentais.

Exceto em infecções agudas ou iniciais, o DNA viral geralmente pode ser encontrado apenas por biópsia, pois não circula no sangue periférico.

Helmintos e protozoários parasitam inicialmente nosso intestino, mas seus óvulos podem migrar e se instalar em várias partes do corpo. Uma vez mais, a acidez do estômago e as características da mucosa intestinal e microbiota são fatores determinantes nesse processo.

7.5 Por que os "bichos" se reativam ou crescem demais?

Essa é a grande questão! Os vírus, após os ciclos líticos, podem se manter em nosso organismo. Em alguns momentos podem se reativar, como acontece com os vírus e algumas bactérias. Conseguem também viver de forma ativa, mas os sintomas que provocam são tão inespecíficos que podem ser confundidos com muitas outras situações, dificultando a sua detecção.

Uma das principais razões para mantermos esses "bichos" causando estragos em nosso corpo tem relação sem dúvida com alterações de respostas imunológicas associadas à nossa flora intestinal e às mucosas. Como vimos, as mucosas e o tecido linfoide das mucosas são determinantes para que a nossa resposta imunológica seja a correta. Nosso sistema imune tem ferramentas para matar "bichos" indesejados, obviamente desde que esteja equilibrado e não tenha perdido tolerância imunológica, no qual as mucosas e o microbioma assumem um papel fundamental.

Os vírus reativam-se em determinadas circunstâncias, como após períodos de estresse, cansaço, choques emocionais, deficiência imunológica e quando o sistema imune não consegue atuar de maneira conveniente. No fundo, quando o ambiente interno permite.

Ainda, os vírus e outros microrganismos têm alimentos favoritos, como açúcar, metais pesados e alguns hormônios, como a adrenalina, que dificultam todo o processo de controle do seu crescimento. Quanto mais alimentamos os vírus, mais eles se multiplicam e mais toxinas produzem diretamente no nosso corpo, as quais, em sua maioria, são neurotóxicas, ou seja, intoxicam o nosso sistema nervoso, como se fosse um veneno.

As células virais têm um tempo de vida de aproximadamente 6 semanas, multiplicando-se de modo frenético quando em condições propícias, mas, como vão morrendo, seus cadáveres invadem a nossa linfa. Pessoas com pernas inchadas estão provavelmente carregadas de cadáveres de vírus que seu corpo tenta eliminar. Esse acúmulo provoca cansaço, fadiga, aumento de peso, confusão mental, constipação e tantos outros sintomas que aparecem sem entendermos o motivo.

Mas essas alterações existem porque o nosso ambiente biológico está desequilibrado. Na época da pandemia, o conceito de ambiente equilibrado teve uma importância ainda maior e percebemos que a atenção sobre o seu equilíbrio deve ser ainda mais levada em conta. É o ambiente propício para a covid grave.

A forma como vivemos, como nos integramos no mundo e como nos expomos aos agressores do sistema imunológico à nossa volta condiciona o nosso meio interno. A epigenética, ou seja, o ambiente onde vivemos, permite e influencia o acúmulo desses microrganismos clandestinos. A contaminação eletromagnética (radiações, 5G) estimula o crescimento de alguns vírus e bactérias.

Para saber mais sobre a importância do ambiente interno e como mantê-lo dentro dos parâmetros que nos permitem viver sem doenças, você pode consultar também meus livros anteriores. Esse sempre foi um tema apaixonante para mim, bem como pensar que as nossas atitudes são impactantes e condicionam a manifestação das doenças.

Como identificar?

Identificamos inflamação por meio de alguns marcadores obtidos por análises sanguíneas, como velocidade de hemossedimentação, PCRus, IL-6, TNF-α, IgA, IgG, ANA e FAN. É importante saber se estamos inflamados, mas é ainda mais importante saber se há alguma razão que possa causar essa inflamação. Essas análises nos dizem se a pessoa não está bem, mas não indicam o que está desencadeando essa inflamação:

- Sorologias virais e bacterianas;
- PCR dos microrganismos suspeitos;
- Exame completo de fezes com avaliação da atividade bacteriana e parasitária;
- Detecção na urina de micotoxinas. Há testes que podem detectar nove;
- Biorressonâncias;
- Identificação de ácidos orgânicos na urina, mais de cem biomarcadores para investigar a função mitocondrial, aminoácidos, exposição a micotoxinas, neurotransmissores e muito mais;

- Exame de detecção de metais pesados, muito frequente e concomitante com ativações virais ou supercrescimento fúngico.

PARA FIXAR

Há muitas perguntas para as quais é urgente termos mais e melhores respostas:
- Na maioria das doenças encontramos "bichos" ativos ou reativados;
- A publicação de estudos válidos sobre o tema não para de crescer;
- Os "bichos" que relacionamos com doenças interferem em nosso sistema imunológico e equilíbrio intestinal;
- Esses microrganismos se mantêm ativos porque o microbioma é deficiente e deixa brechas na defesa imunológica das mucosas. O equilíbrio do ambiente interno é fundamental;
- Outra hipótese é o empobrecimento do microbioma devido à contaminação desses microrganismos;
- Muitas vezes é difícil a identificação do microrganismo por métodos clássicos;
- A maior parte dos microrganismos sofre mutações rápidas para se adaptar ao hospedeiro, o que dificulta ainda mais a sua detecção.

É impressionante a quantidade de informações que relaciona doenças de várias áreas, como dermatológicas, imunológicas, oncológicas e tantas outras, com microrganismos patogênicos. E o caro leitor pode pensar: por que a medicina atual não se debruça sobre esse tema? Por que não nos ajuda a evitar doenças? Por que nos dizem que está tudo bem quando não nos sentimos bem? Por que com tantas evidências não se faz a prevenção de doenças que identifiquem a existência de organismos patogênicos e atuem no controle do seu crescimento? Essas são perguntas para as quais eu também não tenho resposta.

Acredito que não seja por falta de evidências científicas, pois elas existem aos milhares nas bases de dados. Por falta de soluções terapêuticas? Talvez. Pode ser estranho a solução passar por matar um vírus que não está em fase aguda, ou eliminar uma bactéria que não dá febre e encontramos na forma de hapteno, ou mesmo matar fungos que não se manifestam em doenças agudas.

Existem várias soluções que ajudam a controlar o ambiente interno, a regenerar a resposta imunológica intestinal e que constituem medidas extremamente eficazes nesse controle. Como visto no Capítulo 6, são inúmeros os produtos naturais com ação antiviral, antimicrobiana e antifúngica que podem ser utilizados com muitos benefícios nessas situações. Há também substâncias mais específicas, como citocinas (interleucinas, interferons, fatores de crescimento etc.), ácidos nucleicos específicos (SNA) dos vírus ou bactérias, que em doses baixas, sempre abaixo de doses fisiológicas, têm a capacidade de interromper a multiplicação viral, impedir a disseminação de célula a célula, imunovigiar para evitar reativações e, ao mesmo tempo, impedir o surgimento de doenças associadas aos vírus.

O mundo dos "bichos" e sua relação com inúmeras doenças nos abrem um outro mundo enorme no sentido de atuar nas causas. Precisamos urgentemente de profissionais de saúde que tenham essa visão e que busquem esses microrganismos, bem como de cientistas que estudem o seu *modus operandi*.

Nesse resumo sobre a relação improvável entre "bichos" e doenças, tentei incluir aqueles que surgem com mais frequência nas consultas, talvez por ser mais fácil a sua identificação por meio de sorologias, PCR, exames de fezes e outros. Há ainda muito trabalho a fazer!

50 *hacks* para ter mais saúde
1. Faça jejum intermitente;
2. Pratique exercício físico diariamente;
3. Otimize o sono;
4. Identifique e suplemente os seus déficits em micronutrientes;
5. Tome banhos frios ou intercale quente e frio;
6. Opte por carnes orgânicas sem hormônios e antibióticos;
7. Diminua a exposição a toxinas;
8. Elimine focos interferentes na boca (consulte um dentista biológico);
9. Pare de alimentar seus fungos;
10. Limpe regularmente o intestino;
11. Opte por uma alimentação alcalina;
12. Proteja-se de exposições a campos eletromagnéticos;
13. Evite as luzes fortes à noite;
14. Procure a causa dos seus desconfortos e/ou doenças;
15. Beba um *shot* de suco de gengibre ou de suco de aipo periodicamente;
16. Tome clorela e espirulina com frequência;

17. Use e abuse da água com limão;
18. Conecte-se com a terra;
19. Corte definitivamente os hidratos de carbono refinados e o açúcar;
20. Tenha cuidado com as temperaturas com que cozinha;
21. Evite medicamentos e antibióticos;
22. Pratique o método Wim Hof;
23. Equilibre o seu corpo com biorressonância;
24. Cuide do seu sistema linfático;
25. Ouça música;
26. Evolua! Pense em um curso de desenvolvimento pessoal;
27. Apaixone-se por si;
28. Tome vitamina D e pegue sol;
29. Aprenda a respirar;
30. Escolha alimentos que a terra nos dá, os verdadeiros;
31. Aumente os níveis de zinco e de selênio;
32. Medite regularmente;
33. Verifique seus níveis de ferro e de ferritina;
34. Tome mais magnésio;
35. Coma mais crucíferas;
36. Fuja e proteja-se do 5G;
37. Ataque os lentivírus – tome equinácea, lisina e cogumelos e outros que constam do Capítulo 6;
38. Viva com vários propósitos, e não apenas com um;
39. Mantenha uma atitude positiva, não antecipe problemas e não queira controlar o amanhã;
40. Desconstrua os pensamentos negativos;
41. Partilhe a sua vida com as pessoas de que gosta;
42. Não viva em função do passado, conjugue os verbos no presente e às vezes no futuro;
43. Use coco – óleo, água, farinha, manteiga;
44. Areje seu ambiente;
45. Livre-se dos plásticos;
46. Beba água de qualidade;
47. Use apenas cosméticos orgânicos;
48. Beba chá verde;
49. Reduza os alimentos que acidificam seu corpo;
50. Pense em uma abordagem integrativa.

CONCLUSÃO

Por que uns adoecem e outros não?

Apesar dos extraordinários avanços da medicina, as doenças crônicas não param de aumentar e surgem cada vez mais cedo. Não interessa procurar a causa, e a atuação debruça-se apenas na modulação dos sintomas e dos valores analíticos alterados em relação aos valores supostamente corretos.

E por que não perguntar o motivo do surgimento dessas alterações?

Afinal, ficamos doentes e morremos por causas tão simples quanto a desorganização dos microrganismos de que somos portadores. Infelizmente, apesar de tantas evidências científicas atualmente, a abordagem é insistente no sentido de resolver o sintoma e nunca de identificar e atuar nas causas.

O normal é morrer, mas de causas naturais, como se morria antigamente. A esperança de vida era bem menor, as pessoas morriam de infecções, porque não havia antibióticos, ou morriam em consequência de quedas, acidentes ou doenças congênitas. Hoje dificilmente se morre por causa de uma infecção aguda, da picada de um bicho, e, mesmo depois de acidentes, muitas pessoas são salvas pela nossa fantástica e inovadora medicina.

Enfim, hoje morremos pelas mesmas causas: as infecções, mas agora silenciosas!

Há milhares de colônias diferentes de bactérias por todas as partes do nosso corpo, conjunto ao qual chamamos de microbioma humano. A microbiota intestinal é um ecossistema complexo com uma gama diversificada de organismos e uma estrutura genômica sofisticada.

A interrupção na interação hospedeiro-micróbio tem consequências por toda a vida, não apenas no intestino, mas também no sistema imunológico, sistema nervoso e praticamente em todos os órgãos distais.

A microbiota intestinal, o sistema imunológico e o sistema nervoso central estão ligados por uma rede de comunicação que afeta padrões de comportamento e a regulação de todo o nosso corpo.

Se a maneira como vivemos influencia as bactérias que habitam nosso corpo, elas também influenciam brutalmente a forma como vivemos e atuamos, uma vez que muitas delas estão relacionadas com o sistema nervoso e a produção de neurotransmissores, como serotonina e dopamina, além de implicados em nosso humor, estado de ânimo, comportamento, aprendizagem e muitas outras funções.

Além de microrganismos intrinsecamente perigosos, e que não vivem dentro de nós, muitas bactérias benéficas podem se tornar patogênicas de acordo com sua manifestação, com o local onde estão e as condições individuais de cada pessoa.

Estamos morrendo por causa de infecções crônicas e aumento excessivo de microrganismos dentro do nosso corpo, o que altera todo o nosso microbioma e a regulação da tolerância imunológica. De forma recíproca, as alterações do microbioma também permitem a proliferação de "bichos" relacionados com muitas doenças, podendo ser a causa do aparecimento da maioria delas.

A maneira como vivemos, nos intoxicamos, nos alimentamos e nos relacionamos com o ambiente permite o crescimento e a manutenção desses seres, que alteram, influenciam e enganam nosso sistema imunológico.

Todas as pessoas doentes, ou que mostram desequilíbrios de vários tipos e sofrimento, apresentam invariavelmente alterações da microbiota, do intestino e da tolerância imunológica das mucosas. Talvez por isso o sistema imune e as respostas imunológicas não resolvam infecções latentes que existem sempre por trás de uma situação patológica.

Transformamos as infecções agudas em crônicas e a doença súbita igualmente em doença crônica. Apesar de termos conseguido tornar crônicas as doenças, elas aparecem cada vez mais cedo, as pessoas sofrem e os nossos sistemas de saúde ficam sufocados.

Certos microrganismos específicos, a que chamamos probióticos, administrados de forma regular, podem manter todo o equilíbrio do microbioma humano.

A medicina clássica se encarrega de matar espécies nocivas apenas se a manifestação for aguda e sem se preocupar com o impacto do uso de antibióticos no equilíbrio de todo esse ecossistema.

Se o ambiente (características do nosso corpo) for bom, estaremos protegidos e livres de perigos. Ao entendermos de fato esse conceito, podemos responder a tantas perguntas que nos assolam e justificá-las quando pensamos na razão da falta de saúde de algumas pessoas. Ambientes internos em desequilíbrio são promotores e aceleradores das doenças. Saúde não é apenas ausência de doença. Tantas pessoas que não estão bem parecem não estar doentes. Saúde é bem-estar físico, psicológico, emocional e espiritual.

Mas então por que nossos avós comiam cereais, carnes e algum açúcar e muitos viviam sem doenças? Sempre defendi, e defendo, que a maneira como vivemos hoje determina como estaremos no futuro. Ao longo deste livro, refiro-me frequentemente aos agressores do nosso sistema imunológico que nos inflamam e nos adoecem. A resposta é clara: nossos avós não estavam sujeitos ao mundo em que vivemos atualmente, não mantinham níveis de estresse altíssimos, nem de toxinas, tampouco havia a exigência de hoje, e, por isso, seguramente tinham um microbioma muito mais saudável!

- O ambiente é determinante;
- Está nas nossas mãos mantê-lo saudável e equilibrado;
- Existem microrganismos patogênicos reativados ocultos na maioria das doenças;
- A microbiota, parte integrante do organismo, determina toda a nossa saúde.

Somos gratos às bactérias que nos curam e são a base da vida. Sem elas, a Terra e o ser humano não poderiam existir.

BIBLIOGRAFIA

Abuqwider, J. N., Mauriello, G., e Altamimi, M., "Akkermansia muciniphila, a New Generation of Beneficial Microbiota in Modulating Obesity: A Systematic Review", *Microorganisms*, maio de 2021, 20;9(5):1098.

Agarwal, R., Sehgal, I. S., Dhooria, S., Muthu, V., Prasad, K. T., Bal, A., Aggarwal, A. N., Chakrabarti, A., "Allergic bronchopulmonary aspergillosis", *Indian Journal of Medical Research*, junho de 2020, 151(6):529-549.

Aghazadeh, M., Zahedi Bialvaei, A., Aghazadeh, M., Kabiri, F., Saliani, N., Yousefi, M., Eslami, H., Samadi Kafil, H., "Survey of the Antibiofilm and Antimicrobial Effects of Zingiber officinale (in Vitro Study)", *Jundishapur Journal of Microbiology*, 7 de fevereiro de 2016, 9(2):e30167.

Ahmadi, A. R., Sadeghian, M., Alipour, M., Taheri, S. A., Rahmani, S., Abbasnezhad, A., "The Effects of Probiotic/Synbiotic on Serum Level of Zonulin as a Biomarker of Intestinal Permeability: A Systematic Review and Meta-Analysis", *Iranian Journal of Public Health*, julho de 2020, 49(7):1222-1231.

Ahn, H. Y., Kim, M., Chae, J. S., Ahn, Y. T., Sim, J. H., Choi, I. D., Lee, S. H., Lee, J. H., "Supplementation with two probiotic strains, *Lactobacillus curvatus* HY7601 and *Lactobacillus plantarum* KY1032, reduces fasting triglycerides and enhances apolipoprotein A-V levels in non-diabetic subjects with hypertriglyceridemia", *Atherosclerosis*, agosto de 2015, 241(2):649-656.

Al-Balawi, M., Morsy, F. M., "*Enterococcus faecalis* Is a Better Competitor Than Other Lactic Acid Bacteria in the Initial Colonization of Colon of Healthy Newborn Babies at First Week of Their Life", *Frontiers in Microbiology*, 29 de setembro de 2020, 11:2017.

Alonso, R., Pisa, D., Fernández-Fernández, A. M., Carrasco, L., "Infection of Fungi and Bacteria in Brain Tissue from Elderly Persons and Patients with Alzheimer's Disease", *Frontiers in Aging Neuroscience*, 24 de maio de 2018, 10:159.

Alshammari, M. K., AlKhulaifi, M. M., Al Farraj, D. A., Ali M. Somily, A. M., Albarrag, A. M., "Incidence of *Clostridium perfringens* and its toxin genes in the gut of children with autism spectrum disorder", *Anaerobe*, fevereiro de 2020, 61:102114.

Alzohairy, M. A., "Therapeutics Role of *Azadirachta indica* (Neem) and Their Active Constituents in Diseases Prevention and Treatment", *Evidence-Based Complementary and Alternative Medicine*, 2016:7382506.

An, H. M., Lee, D. K., Kim, J. R., Lee, S. W., Cha, M. K., Lee, K. O., Ha, N. J., "Antiviral activity of *Bifidobacterium adolescentis* SPM 0214 against herpes simplex virus type 1", *Archives of Pharmacal Research*, setembro de 2012, 35(9):1665-1671.

Andresen, V., Gschossmann, J., Layer, P., "Heat-inactivated *Bifidobacterium bifidum* MIMBb75 (SYN-HI-001) in the treatment of irritable bowel syndrome: a multicentre, randomised, double-blind, placebo-controlled clinical trial", *The Lancet Gastroenterology & Hepatology*, julho de 2020, 5(7):658-666.

Arce-López, B., Alvarez-Erviti, L., De Santis, B., Izco, M., López-Calvo, S., Marzo--Sola, M. E., Debegnach, F., Lizarraga, E., López de Cerain, A., González-Peñas, E., Vettorazzi, A., "Biomonitoring of Mycotoxins in Plasma of Patients with Alzheimer's and Parkinson's Disease", *Toxins* (Basileia), julho de 2021, 10;13(7):477.

Aron, R., C., Abid, A., Vesa, C., Nechifor, A., Behl, T., Ghitea, T., Munteanu, M., Fratila, O., Andronie-Cioara, F., Toma, M., "Recognizing the Benefits of Pre-/Probiotics in Metabolic Syndrome and Type 2 Diabetes Mellitus Considering the Influence of *Akkermansia muciniphila* as a Key Gut Bacterium", *Microorganisms*, março de 2021, 9:618.

Augustin, M., *et al.*, "Post-COVID syndrome in non-hospitalised patients with COVID-19: a longitudinal prospective cohort study", *The Lancet Regional Health, Europe*, 2021, 6:100122.

Balaguer, F., Enrique, M., Llopis, S., Barrena, M., Navarro, V., Álvarez, B., Chenoll, E., Ramón, D., Tortajada, M., Martorell, P., "Lipoteichoic acid from *Bifidobacterium animalis* subsp. *lactis* BPL1: a novel postbiotic that reduces fat deposition via IGF-1 pathway", *Microbial Biotechnology*, 23 de fevereiro de 2021.

Barbaro, M. R., Cremon, C., Morselli-Labate, A. M., Di Sabatino, A., Giuffrida, P., Corazza, R. G., Di Stefano, M., Caio, G., Latella, G., Ciacci, C., Fuschi, D., Mastroroberto, M., Bellacosa, L., Stanghellini, V., Volta, U., Barbara, G., "Serum zonulin and its diagnostic performance in non-coeliac gluten sensitivity", *Gut*, novembro de 2020, 69(11): 1966-1974.

Baumann-Dudenhoeffer, A. M., D'Souza, A. W., Tarr, P. I., Warner, B. W., Dantas, G., "Infant diet and maternal gestational weight gain predict early metabolic maturation of gut microbiomes", *Nature Medicine*, dezembro de 2018, 24(12):1822-1829.

Bendali, F., Kerdouche, K., Hamma-Faradji, S., Drider, D., "*In vitro* and *in vivo* cholesterol lowering ability of *Lactobacillus pentosus* KF923750", *Beneficial Microbes*, abril de 2017, 26;8(2):271-280.

Bentzur, A., Ben-Shaanan, S., Benichou, J. I. C., Costi, E., *et al.*, "Early Life Experience Shapes Male Behavior and Social Networks in *Drosophila*", *Current Biology*, 8 de fevereiro de 2021, 31(3):486-501.e3.

Bhat, M. I., Kapila, R., "Dietary metabolites derived from gut microbiota: critical modulators of epigenetic changes in mammals", *Nutrition Reviews*, maio de 2017, 75(5):374-389.

Bjornevik, K., Cortese, M., Healy, B. C., Kuhle, J., Mina, M. J., Leng, Y., Elledge, S. J., Niebuhr, D. W., Scher, A. I., Munger, K. L., Ascherio, A., "Longitudinal analysis reveals high prevalence of Epstein-Barr virus associated with multiple sclerosis", *Science*, 13 de janeiro de 2022, 375(6578):296-301.

Boer, C. G., Radjabzadeh, D., Medina-Gomez, C., Garmaeva, S., Dieuwke Schiphof, D., Arp, P., Koet, T., Kurilshikov, A., Fu, J., Ikram, M. A., Bierma-Zeinstra, S., Uitterlinden, A. G., Kraaij, R., Zhernakova, A., van Meurs, J. B. J., "Intestinal microbiome composition and its relation to joint pain and inflammation", *Nature Communications*, 25 de outubro de 2019, 10(1):4881.

Bohbot, J. M., Daraï, E., Bretelle, F., Brami, G., Daniel, C., Cardot, J. M., "Efficacy and safety of vaginally administered lyophilized *Lactobacillus crispatus* IP 174178 in the prevention of bacterial vaginosis recurrence", *Journal of Gynecology Obstetrics and Human Reproduction*, fevereiro de 2018, 47(2):81-86.

Botelho, M. C., "Editorial: Parasites and Cancer", *Frontiers in Medicine* (Lausanne), 22 de março de 2019, 6:55.

Bozzi Cionci, N., Baffoni, L., Gaggìa, F., Di Gioia, D., "Therapeutic Microbiology: The Role of *Bifidobacterium breve* as Food Supplement for the Prevention/Treatment of Paediatric Diseases", *Nutrients*, 2018, 10(11):1723.

Buffa, J. A., Romano, K. A., *et al.*, "The microbial *gbu* gene cluster links cardiovascular disease risk associated with red meat consumption to microbiota L-carnitine catabolism", *Nature Microbiology*, 2022, 7:73-86.

Bungau, S. G., Behl, T., Singh, A., Sehgal, A., Singh, S., Chigurupati, S., Vijayabalan, S., Das, S., Palanimuthu, V. R., "Targeting Probiotics in Rheumatoid Arthritis", *Nutrients*, 26 de setembro de 2021, 13(10):3376.

Camara-Lemarroy, C. R., Silva, C., Greenfield, J., Liu, W.-Q., Metz, L. M., Yong, V. W., "Biomarkers of intestinal barrier function in multiple sclerosis are associated with disease activity", *Multiple Sclerosis Journal*, outubro de 2020, 26(11):1340-1350.

Cani, P. D., *et al.*, "Next-Generation Beneficial Microbes: The Case of Akkermansia muciniphila", *Frontiers in Microbiology*, 2017, 8:1765.

Cani, P. D., Geurts, L., Matamoros, S., Plovier, H., Duparc, T., "Glucose metabolism: focus on gut microbiota, the endocannabinoid system and beyond", *Diabetes & Metabolism*, 2014, 40(4)246-257.

Cárdenas, N., Martín, V., Arroyo, R., López, M., Carrera, M., Badiola, C., Jiménez, E., Rodríguez, J. M., "Prevention of Recurrent Acute Otitis Media in Children Through the Use of *Lactobacillus salivarius* PS7, a Target-Specific Probiotic Strain", *Nutrients*, 12 de fevereiro de 2019, 11(2):376.

Carter, K. A., Srinivasan, S., Fiedler, T. L., Anzala, O., Kimani, J., Mochache, V., Wallis, J. M., Fredricks, D. N., McClelland, R. S., Balkus, J. E., "Vaginal Bacteria and Risk of Incident and Persistent Infection with High-Risk Subtypes of Human Papillomavirus: A Cohort Study Among Kenyan Women", *Sexually Transmitted Disease*, julho de 2021, 48(7):499-507.

Castellazzi, A. M., Valsecchi, C., Caimmi, S., *et al.*, "Probiotics and food allergy", *Italian Journal of Pediatrics*, 2013, 39:47.

Castro, M. S., Molina, M. A., Azpiroz, M. B., Díaz, A. M., Ponzio, R., Sparo, M. D., Manghi, M. A., Canellada, A. M., "Probiotic activity of *Enterococcus faecalis* CECT7121: effects on mucosal immunity and intestinal epithelial cells", *Journal of Applied Microbiology*, outubro de 2016, 121(4):1117-1129.

Cha, M. K., Lee, D. K., An, H. M., Lee, S. W., Shin, S. H., Kwon, J. H., Kim, K. J., Ha, N. J., "Antiviral activity of *Bifidobacterium adolescentis* SPM1005-A on human papillomavirus type 16", *BMC Medicine*, julho de 2012, 12;10:72.

Chaieb, K., Hajlaoui, H., Zmantar, T., Kahla-Nakbi, A. B., Rouabhia, M., Mahdouani, K., Bakhrouf, A., "The chemical composition and biological activity of clove essential oil, *Eugenia caryophyllata* (*Syzigium aromaticum* L. Myrtaceae): a short review", *Phytotherapy Research*, junho de 2007, 21(6):501-506.

Chaieb, K., Zmantar,T., Ksouri, R., Hajlaoui, H., Mahdouani, K., Abdelly, C., Bakhrouf, A., "Antioxidant properties of the essential oil of *Eugenia caryophyllata* and its antifungal activity against a large number of clinical *Candida* species", *Mycoses*, setembro de 2007, 50(5):403-406.

Chaudhury, A., Ramana, B. V., "Schizophrenia and bipolar disorders: The *Toxoplasma* connection", *Tropical Parasitology*, julho-dezembro de 2019, 9(2):71-76.

Che, B., Zhang, W., Xu, S., Yin, J., He, J., Huang, T., Li, W., Yu, Y., Tang, K, "Prostate Microbiota and Prostate Cancer: A New Trend in Treatment", *Frontiers in Oncology*, 2021; 11: 805459.

Chen, J., Douglass, J., Prasath, V., Neace, M., Atrchian, S., Manjili, M. H., Shokouhi, S., Habibi, M., "The microbiome and breast cancer: a review", *Breast Cancer Research and Treatment*, dezembro de 2019,178(3):493-496.

Chen, Y. H., Wu, C. S., Chao, Y. H., Lin, C. C., Tsai, H. Y., Li, Y. R., Chen, Y. Z., Tsai, W. H., Chen, Y. K., "*Lactobacillus pentosus* GMNL-77 inhibits skin lesions in imiquimod-induced psoriasis-like mice", *Journal of Food and Drug Analysis*, julho de 2017, 25(3):559-566.

Cheng, J., Laitila, A., Ouwehand, A. C., "*Bifidobacterium animalis* subsp. *lactis* HN019 Effects on Gut Health: A Review", *Frontiers in Nutrition*, 14 de dezembro de 2021, 8:790561.

Chi, C., Li, C., Wu, D., Buys, N., Wang, W., Fan, H., Sun, J., "Effects of Probiotics on Patients with Hypertension: a Systematic Review and Meta-Analysis", *Current Hypertension Reports*, 21 de março de 2020, 22(5):34.

Chiu, H. F., Fang, C. Y., Shen, Y. C., Venkatakrishnan, K., Wang, C. K., "Efficacy of Probiotic Milk Formula on Blood Lipid and Intestinal Function in Mild Hypercholestero-lemic Volunteers: A Placebo-control, Randomized Clinical Trial", *Probiotics and Antimicrobial Proteins*, junho de 2021, 13(3):624-632.

Chong, H. X., Yusoff, N. A. A., Hor, Y. Y., Lew, L. C., Jaafar, M. H., Choi, S. B., Yusoff, M. S. B., Wahid, N., Abdullah, M. F. I. L., Zakaria, N., Ong, K. L., Park, Y. H., Liong, M. T., "*Lactobacillus plantarum* DR7 alleviates stress and anxiety in adults: a randomised, double-blind, placebo-controlled study", *Beneficial Microbes*, 19 de abril de 2019, 10(4):355-373.

Ciprandi, G., Vizzaccaro, A., Cirillo, I., Tosca, M. A., "*Bacillus clausii* exerts immuno--modulatory activity in allergic subjects: a pilot study", *European Annals of Allergy Clinical Immunology*, abril de 2005, 37(4):129-134.

Clemente, J. C., Manasson, J., Scher, J. U., "The role of the gut microbiome in systemic inflammatory disease", *BMJ*, 8 de janeiro de 2018, 360: j5145.

Conti, L., Annibale, B., Lahner, E., "Autoimmune Gastritis and Gastric Microbiota", *Microorganisms*, 19 de novembro de 2020, 8(11):1827.

Cook, T. B., *et al.*, ""Latent" infection with *Toxoplasma gondii*: association with trait aggression and impulsivity in healthy adults", *Journal of Psychiatric Research*, janeiro de 2015, 60: 87-94, *Frontiers of Psychiatry*, 16 de setembro de 2020.

Cornish, E., "The Risk of Oral Contraceptives in the Etiology of Inflammatory Bowel Disease: A Meta-Analysis", *American Journal of Gastroenterology*, setembro de 2008, 103(9):2394-2400, 18684177.

Costa, M. J. F., Araújo, I. D. T., Alves, L. R., Silva, R. L., Calderon, P. S., Borges, B. C. D., Martins, A. R. L., Gurgel, B. C. V., Lins, R. D. A. U., "Relationship of Porphyromonas gingivalis and Alzheimer's disease: a systematic review of pre-clinical studies", *Clinical Oral Investigation*, março de 2021, 25(3):797-806.

Cox, A. J., Pyne, D. B., Saunders, P. U., Fricker, P. A., "Oral administration of the probiotic *Lactobacillus fermentum* VRI-003 and mucosal immunity in endurance athletes", *British Journal of Sports Medicine*, março de 2010, 44(4):222-226.

Crabtree, D. P. E., Herrera, B. J., Kang, S., "The response of human bacteria to static magnetic field and radiofrequency electromagnetic field", *Journal of Microbiology*, outubro de 2017, 55(10):809-815.

Cukrowska, B., Ceregra, A., Maciorkowska, E., Surowska, B., Zegadło-Mylik, M. A., Konopka, E., Trojanowska, I., Zakrzewska, M., Bierła, J. B., Zakrzewski, M., Kanarek, E., Motyl, I., "The Effectiveness of Probiotic *Lactobacillus rhamnosus* and *Lactobacillus casei* Strains in Children with Atopic Dermatitis and Cow's Milk Protein Allergy: A Multicenter, Randomized, Double Blind, Placebo Controlled Study", *Nutrients*, 1º de abril de 2021, 13(4):1169.

Cussotto, S., Sandhu, K. V., Dinan, T. G., Cryan, J. F., "The Neuroendocrinology of the Microbiota-Gut-Brain Axis: A Behavioural Perspective", *Frontiers in Neuroendocrinology*, outubro de 2018, 51:80-101.

D'Angeli, F., Malfa, G. A., Garozzo, A., Li Volti, G., Genovese, C., Stivala, A., Nicolosi, D., Attanasio, F., Bellia, F., Ronsisvalle, S., Acquaviva, R., "Antimicrobial, Antioxidant, and

Cytotoxic Activities of Juglans regia L. Pellicle Extract", *Antibiotics* (Basileia), fevereiro de 2021 10(2):159.

Daniel, S. L., Moradi, L., Paiste, H., Wood, K. D., Assimos, D. G., Holmes, R. P., Nazzal, L., Hatch, M., Knight, J., "Forty Years of Oxalobacter formigenes, a Gutsy Oxalate-Degrading Specialist", *Applied and Environmental Microbiology*, 26 de agosto de 2021; 87(18):e0054421.

De Steenhuijsen Piters, W. A. A., Huijskens, E. G. W., Wyllie, A. L., Biesbroek, G., van den Bergh, M. R., Veenhoven; R. H., Wang, X., Trzciński, K., Bonten, M. J., Rossen, J. W. A., Sanders, E. A. M., Bogaert, D., "Dysbiosis of upper respiratory tract microbiota in elderly pneumonia patients", *The ISME Journal*, janeiro de 2016, 10(1):97-108.

Defois, C., Ratel, J., Garrait, G., Denis, S., Le Goff, O., Talvas, J., Mosoni, P., Engel, E., Peyret, P., "Food Chemicals Disrupt Human Gut Microbiota Activity and Impact Intestinal Homeostasis as Revealed by in Vitro Systems", *Scientific Reports*, 20 de julho de 2018, 8(1):11006.

Del Piano, M., Anderloni, A., Balzarini, M., Ballarè, M., Carmagnola, S., Montino, F., Orsello, M., Pagliarulo, M., Tari, R., Soattini, L., Sforza, F., Mogna, L., Mogna, G., "The innovative potential of *Lactobacillus rhamnosus* LR06, *Lactobacillus pentosus* LPS01, *Lactobacillus plantarum* LP01, and *Lactobacillus delbrueckii* subsp. *delbrueckii* LDD01 to restore the "gastric barrier effect" in patients chronically treated with PPI: a pilot study", *Journal of Clinical Gastroenterology*, outubro de 2012, 46 Suppl:S18-26.

DeLuca, F., Shoenfeld, Y., "The microbiome in autoimmune diseases", *Clinical & Experimental Immunology*, janeiro de 2019, 195(1):74-85.

Desmettre, T., "Toxoplasmosis and behavioural changes", *Journal Français d'Ophtalmologie*, 3 de março de 2020, 43(3):e89-e93.

Di Pierro, F., Criscuolo, A. A., Dei Giudici, A., Senatori, R., Sesti, F., Ciotti, M., Piccione, E., "Oral administration of *Lactobacillus crispatus* M247 to papillomavirus-infected women: results of a preliminary, uncontrolled, open trial", *Minerva Obstetrics and Gynecology*, outubro de 2021, 73(5):621-631.

Diling, C., Xin, Y., Chaoqun, Z., Yang, Y., Xiaocui, T., Jun, C., Ou, S., Yizhen, X., "Extracts from *Hericium erinaceus* relieve inflammatory bowel disease by regulating immunity and gut microbiota", *Oncotarget*, 17 de outubro de 2017, 8(49):85838-85857; *PloS One*, março de 2016, 2;11(3):e0150191.

Din, A. U., Hassan, A., Zhu, Y., Zhang, K., Wang, Y., Li, T., Wang, Y., Wang, G., "Inhibitory effect of *Bifidobacterium bifidum* ATCC 29521 on colitis and its mechanism", *Journal of Nutritional Biochemistry*, maio de 2020, 79:108353.

Dinan, T. G., Stanton, C., Cryan, J. F., "Psychobiotics: a novel class of psychotropic", Biological Psychiatry, 15 de novembro de 2013, 74(10):720-726.

Dore, M. P., Cuccu, M., Pes, G. M., Manca, A., Graham, D. Y., "*Lactobacillus reuteri* in the treatment of *Helicobacter pylori* infection", *Internal and Emergency Medicine*, setembro de 2014, 9(6):649-654.

Dostal, A., Lacroix, C., Pham, V. T., Zimmermann, M. B., Del'homme, C., Bernalier-
-Donadille, A., Chassard, C., "Iron supplementation promotes gut microbiota metabolic activity but not colitis markers in human gut microbiota-associated rats", *British Journal of Nutrition*, 28 de junho de 2014, 111(12):2135-2145.

Draborg, A. H., Duus, K., Houen, G., "Epstein-Barr virus in systemic autoimmune diseases", *Clinical & Developmental Immunology*, 2013;2013:535738.

Drago, L., Iemoli, E., Rodighiero, V., Nicola, L., De Vecchi, E., Piconi, S., "Effects of *Lactobacillus salivarius* LS01 (DSM 22775) treatment on adult atopic dermatitis: a randomized placebo-controlled study", *Internal Journal Immunopathology and Pharmacology*, outubro-dezembro de 2011, 24(4):1037-1048.

Duranti, S., Ruiz L., Lugli, G. A., Tames, H., Milani, C., Mancabelli, L., Mancino, W., Longhi, G., Carnevali, L., Sgoifo, A., Margolles, A., Ventura, M., Ruas-Madiedo, P., Turroni, F., "*Bifidobacterium adolescentis* as a key member of the human gut microbiota in the production of GABA", *Scientific Reports*, 24 de agosto de 2020, 10(1):14112.

Dwivedi, M., Laddha, N. C., Begum, R., "Viral Causes of Vitiligo: A New Perspective for Vitiligo Pathogenesis", *Virology & Immunology Journal*, 2018.

Dylag, K., Hubalewska-Mazgaj, M., Surmiak, M., Szmyd, J., Curr, T. B., "Probiotics in the mechanism of protection against gut inflammation and therapy of gastrointestinal disorders", *Current Pharmaceutical Design*, 2014, 20(7):1149-1155.

Efferth, T., Romero, M. R., Wolf, D. G., Stamminger, T., Marin, J. J., Marschall, M., "The antiviral activities of artemisinin and artesunate", *Clinical Infectious Diseases*, 15 de setembro de 2008, 47(6):804-811.

Ekiert, H., Pajor, J., Klin, P., Rzepiela, A., Ślesak, H., Szopa, A., "Significance of *Artemisia vulgaris* L. (Common Mugwort) in the History of Medicine and Its Possible Contemporary Applications Substantiated by Phytochemical and Pharmacological Studies", *Molecules*, 25 de setembro de 2020, 25(19):4415.

El-Saber Batiha, G., Magdy Beshbishy, A., Wasef, L., Elewa, Y. H. A., Al-Sagan, A. A., Abd El-Hack, M. E., Taha, A. E., Abd-Elhakim, Y. M., Prasad Devkota, H., "Chemical Constituents and Pharmacological Activities of Garlic (*Allium sativum* L.): A Review", *Nutrients*, março de 2020, 12(3):872.

Elia, M., Lunn, P. G., "The use of glutamine in the treatment of gastrointestinal disorders in man", *Nutrition*, julho-agosto de 1997, 13(7-8):743-747.

Endam, L. M., Alromaih, S., Gonzalez, E., Madrenas, J., Cousineau, B., Renteria, A. E., Desrosiers, M., "Intranasal Application of *Lactococcus lactis* W136 Is Safe in Chronic Rhinosinusitis Patients with Previous Sinus Surgery", *Frontiers in Cellular and Infection Microbiology*, 12 de outubro de 2020, 10:440.

Esteves, A. R., Munoz-Pinto, M. F., Nunes-Costa, D., Candeias, E., Silva, D. F., Magalhães, J. D., Pereira-Santos, A. R., Ferreira, I. L., Alarico, S., Tiago, I., Empadinhas, N., Morais Cardoso, S., "Footprints of a microbial toxin from the gut microbiome to mesencephalic mitochondria", *Gut*, 26 de novembro de 2021, gutjnl-2021-326023.

Evrensel, A., Tarhan, K. N., "Emerging role of gut-microbiota-brain axis in depression and therapeutic implication", *Progress Neuro-Psychopharmacology Biological Psychiatry*, 2 de março de 2021, 106:110138.

Farahmand, M., Monavari, S. H., Shoja, Z., Ghaffari, H., Tavakoli, M., Tavakoli, A., "Epstein-Barr virus and risk of breast cancer: a systematic review and meta-analysis", *Future Oncology*, agosto de 2019, 15(24):2873-2885.

Faria, A., Fernandes, I., Norberto, S., Mateus, N., Calhau, C., "Interplay between anthocyanins and gut microbiota", *Journal of Agricultural and Food Chemestry*, julho de 2014, 62(29):6898-6902.

Fasano, A., "All disease begins in the (leaky) gut: role of zonulin-mediated gut permeability in the pathogenesis of some chronic inflammatory diseases", *F1000 Research*, 31 de janeiro de 2020, 9:F1000 Faculty Rev-69.

Fehervari, Z., "Microbiota shape tumor immunity", *Nature Immunology*, 2021, 22:1469.

Fernandes, R., Ferreira, S., Botelho, M. C., "Theileria Parasites Secrete a Prolyl Isomerase to Maintain Host Leukocyte Transformation", *Nature*, 26 de janeiro de 2015.

Fernandes, R., Alves, H., Botelho, M. C., "The cancer hygiene hypothesis: from theory to therapeutic helminths", *Current Cancer Therapy Reviews*, 2019, 15(3):248-250.

Fernandes, R., Ferreira, S., Botelho, M. C., "Commentary: Theileria Parasites Secrete a Prolyl Isomerase to Maintain Host Leukocyte Transformation", *Frontiers in Medicine* (Lausanne), 27 de abril de 2018, 5:120.

Ferreira, S., Fernandes, R., Botelho, M. C., "*Fasciola hepatica* Extract Induces Cell Death of Mammalian Cells", *Anti-Infective Agents*, 2018; 16(2):144-146.

Flegr, J., "Effects of *Toxoplasma* on Human Behavior", *Schizophrenia Bulletin*, maio de 2007, 33(3):757-760.

Flegr, J., Preiss, M., Klose, J., Havlicek, J., Vitakova, M., Kodym, P., "Decreased level of psychobiological factor novelty seeking and lower intelligence in men latently infected with the protozoan parasite *Toxoplasma gondii* dopamine, a missing link between schizophrenia and toxoplasmosis?", *Biological Psychology*, 2003, 63(3):253-268.

Flint, H. J., *et al.*, "The role of the gut microbiota in nutrition and health", *Nature Reviews Gastroenterology and Hepatology*, 4 de setembro de 2012, 9(10):577-589.

Fonseca, W., Lucey, K., Jang, S., Fujimura, K. E., Rasky, A., Ting, H. A., Petersen, J., Johnson, C. C., Boushey, H. A., Zoratti, E., Ownby, D. R., Levine, A. M., Bobbit, K. R., Lynch, S. V., Lukacs, N. W., "*Lactobacillus johnsonii* supplementation attenuates respiratory viral infection via metabolic reprogramming and immune cell modulation", *Mucosal Immunology*, 15 de março de 2017, 10(6):1569-1580.

Fortmann, I., *et al.*, "*Lactobacillus acidophilus/Bifidobacterium infantis* Probiotics Are Beneficial to Extremely Low Gestational Age Infants Fed Human Milk", *Nutrients*, 22 de março de 2020, 12(3):850.

Frank, J., Gupta, A., Osadchiy, V., Mayer, E. A., "Brain-Gut Microbiome Interactions and Intermittent Fasting in Obesity", *Nutrients*, 10 de fevereiro de 2021, 13(2):584.

Fried, B., Reddy, A., Mayer, D., "Helminths in human carcinogenesis", *Cancer Letters*, 28 de junho de 2011, 305(2):239-249.

Fu, P., Gao, M., Yung, K. K. L., "Association of Intestinal Disorders with Parkinson's Disease and Alzheimer's Disease: A Systematic Review and Meta-Analysis", *ACS Chemical Neuroscience*, fevereiro de 2020, 11(3):395-405.

Fulkerson, H. L., Nogalski, M. T., Collins-McMillen D., Yurochko, A. D., "Overview of Human Cytomegalovirus Pathogenesis", *Methods in Molecular Biology*, 2021, 2244:1-18.

Gan, X. T., Ettinger, G., Huang, C. X., Burton, J. P., Haist, J. V., Rajapurohitam, V., Sidaway, J. E., Martin, G., Gloor, G. B., Swann, J. R., Reid, G., Karmazyn, M., "Probiotic administration attenuates myocardial hypertrophy and heart failure after myocardial infarction in the rat", *Circulation: Heart Failure*, 2014, 7:491-499.

Gennari, F. J., Weise, W. J., "Acid-base disturbances in gastrointestinal disease", *Clinical Journal of the American Society of Nephrology*, novembro de 2008, 3(6):1861-1868.

Girijala, R. L., Siddiqi, I., Kwak, Y., Wright, D., Patel, D. B., Goldberg, L. H., "Pustular DRESS Syndrome Secondary to Hydroxychloroquine with EBV Reactivation", *Journal of Drugs in Dermatology*, 1º de fevereiro de 2019, 18(2):207-209.

Gleeson, M., Bishop, N. C., Struszczak, L., "Effects of *Lactobacillus casei* Shirota ingestion on common cold infection and herpes virus antibodies in endurance athletes: a placebo-controlled, randomized trial", *European Journal of Applied Physiology*, agosto de 2016, 116(8):1555-1563.

Gomes, D. O. V. S., Morais, M. B., "Gut Microbiotal and the Use of Probiotics in Constipation in Children and Adolescents: Systematic Review", *Revista Paulista de Pediatria*, 25 de novembro de 2019, 38:e2018123.

Gomes, S. D., Oliveira, C. S., Azevedo-Silva, J., Casanova, M. R., Barreto, J., Pereira, H., Chaves, S. R., Rodrigues, L. R., Casal, M., Côrte-Real, M., Baltazar, F., Preto, A., "The Role of Diet Related Short-Chain Fatty Acids in Colorectal Cancer Metabolism and Survival: Prevention and Therapeutic Implications", *Current Medicinal Chemestry*, 2020, 27(24):4087-4108.

Gönczi, N. N., Strang, O., Bagi, Z., Rákhely, G., Kovács, K. L., "Interactions between probiotic and oral pathogenic strains", *Biologia Futura*, dezembro de 2021, 72(4):461-471.

Grimes, P. E., Sevall, J. S., Vojdani, A., "Cytomegalovirus DNA identified in skin biopsy specimens of patients with vitiligo", *Journal of the American Academy of Dermatology*, julho de 1996, 35(1):21-26.

Guo, S., Gillingham, T., Guo, Y., Meng, D., Zhu, W., Walker, W. A., Ganguli, K., "Secretions of *Bifidobacterium infantis* and *Lactobacillus acidophilus* Protect Intestinal Epithelial Barrier Function", *Journal of Pediatric Gastroenterology and Nutrition*, março de 2017, 64(3):404-412.

Guzior, D. V., Quinn, R. A., "Review: microbial transformations of human bile acids", *Microbiome*, 14 de junho de 2021, 9(1):140.

Håkansson, Å., Andrén Aronsson, C., Brundin, C., Oscarsson, E., Molin, G., Agardh, D., "Effects of *Lactobacillus plantarum* and *Lactobacillus paracasei* on the Peripheral Immune Response in Children with Celiac Disease Autoimmunity: A Randomized, Double-Blind, Placebo-Controlled Clinical Trial", *Nutrients*, 16 de agosto de 2019, 11(8):1925.

Han, Y. O., Jeong, Y., You, H. J., Ku, S., Ji, G. E., Park, M. S., "The Anti-Rotaviral Activity of Low Molecular Weight and Non-Proteinaceous Substance from *Bifidobacterium longum* BORI Cell Extract", *Microorganisms*, 23 de abril de 2019, 7(4):108.

Haran, J. P., Bradley, E., Zeamer, A. L., Cincotta, L., Salive, M.-C., Dutta, P., Mutawe, S., Anya, O., Meza-Segura, M., Moormann, A. M., Ward, D. V., McCormick, B. A., Bucci, V., "Inflammation-type dysbiosis of the oral microbiome associates with the duration of COVID-19 symptoms and long-COVID", *JCI Insight*, 22 de outubro de 2021, 6(20):e152346.

He, S., Li, H., Yu, Z., Zhang, F., Liang, S., Liu, H., Chen, H., Lü, M., "The Gut Microbiome and Sex Hormone-Related Diseases", *Frontiers in Microbiology*, 28 de setembro de 2021, 12:711137.

Henker, J., Schuster, F., Nissler, K., "Successful treatment of gut-caused halitosis with a suspension of living non-pathogenic *Escherichia coli* bacteria – a case report", *European Journal of Pediatrics*, outubro de 2001, 160(10):592-594.

Hickson, M., D'Souza, A. L., Muthu, N., Rogers, T. R., Want, S., Rajkumar, C., Bulpitt, C. J., "Use of probiotic *Lactobacillus* preparation to prevent diarrhoea associated with antibiotics: randomised double blind placebo controlled trial", *BMJ*, 14 de julho de 2007, 335(7610):80.

Hill, C., Guarner, F., Reid, G., Gibson, G. R., Merenstein, D. J., Pot, B., *et al.*, "Expert consensus document. The International Scientific Association for Probiotics and Prebiotics consensus statement on the scope and appropriate use of the term probiotic", *Nature Reviews Gastroenterology & Hepatology*, agosto de 2014, 11(8):506-514.

Hilpert, K., Mikut, R., "Is there a Connection Between Gut Microbiome Dysbiosis Occurring in COVID-19 Patients and Post-COVID-19 Symptoms?", *Frontiers in Microbiology*, 17 de setembro de 2021, 12:732838.

Hlivak, P., Jahnova, E., Odraska, J., Ferencik, M., Ebringer, L., Mikes, Z., "Long-term (56-week) oral administration of probiotic *Enterococcus faecium* M-74 decreases the expression of sICAM-1 and monocyte CD54, and increases that of lymphocyte CD49d in humans", *Bratisl Lek Listy*, 2005, 106(4-5):175-181.

Hlivak, P., Odraska, J., Ferencik, M., Ebringer, L., Jahnova, E., Mikes, Z., "One-year application of probiotic strain *Enterococcus faecium* M-74 decreases serum cholesterol levels", *Bratisl Lek Listy*, 2005, 106(2):67-72.

Homayouni, A., Bastani, P., Ziyadi, S., Mohammad-Alizadeh-Charandabi, S., Ghalibaf, M., Mortazavian, A. M., Mehrabany, E. V., "Effects of probiotics on the recurrence of bacterial vaginosis: a review", *Journal of Lower Genital Tract Disease*, janeiro de 2014, 18(1):79-86.

Hong B. S., Kim M.-R., "Interplays between human microbiota and microRNAs in COVID-19 pathogenesis: a literature review", *Physical Activity and Nutrition*, junho de 2021, 25(2):1-7.

Horta-Baas, G., Romero-Figueroa, M. D. S., Montiel-Jarquín, A. J., Pizano-Zárate, M. L., García-Mena, J., Ramírez-Durán, N., "Intestinal Dysbiosis and Rheumatoid Arthritis: A Link between Gut Microbiota and the Pathogenesis of Rheumatoid Arthritis", *Journal of Immunology Research*, 30 de agosto de 2017, 2017:483518.

Hosang, L., *et al.*, "The lung microbiome regulates brain autoimmunity", *Nature*, 2022, 603:138-144.

Houen, G., Trier, N. H., Frederiksen, J. L., "Epstein-Barr Virus and Multiple Sclerosis", *Frontiers in Immunology*, 17 de dezembro de 2020, 11:587078.

Houen, G., Trier, N. H., "Epstein-Barr Virus and Systemic Autoimmune Diseases", *Frontiers in Immunology*, 7 de janeiro de 2021, 11:587380.

Hu, H., "Gut microbiota promotes cholesterol gallstone formation by modulating bile acid composition and biliary cholesterol secretion", *Nature Communications*, 2022, 13(11):252.

Hua, X., Goedert, J. J., Pu, A., Yu, G., Shi, J., "Allergy associations with the adult fecal microbiota: Analysis of the American Gut Project", *eBioMedicine*, janeiro de 2016, 3:172-179.

Huang, W. C., Hsu, Y. J., Huang, C. C., Liu, H. C., Lee, M. C., "Exercise Training Combined with *Bifidobacterium longum* OLP-01 Supplementation Improves Exercise Physiological Adaption and Performance", *Nutrients*, 19 de abril de 2020, 12(4):1145.

Iglesias-Vázquez, L., Georgette van Ginkel Riba, G., Arija, V., Canals, J., "Composition of Gut Microbiota in Children with Autism Spectrum Disorder: A Systematic Review and Meta-Analysis", *Nutrients*, 17 de março de 2020, 12(3):792.

Invernici, M. M., Furlaneto, F. A. C., Salvador, S. L., Ouwehand, A. C., Salminen, S., Mantziari, A., Vinderola, G., Ervolino, E., Santana, S. I., Silva, P. H. F., Messora, M. R., "*Bifidobacterium animalis* subsp. *lactis* HN019 presents antimicrobial potential against periodontopathogens and modulates the immunological response of oral mucosa in periodontitis patients", *PloS One*, 22 de setembro de 2020, 15(9):e0238425.

Irwin, C., McCartney, D., Desbrow, B., Khalesi, S., "Effects of probiotics and paraprobiotics on subjective and objective sleep metrics: a systematic review and meta-analysis", *European Journal of Clinical Nutrition*, 2020, 74:1536-1549.

Ishikawa, H., Kuno, Y., Kohda, C., Sasaki, H., Nagashima, R., Iyoda, M., "Exopolysaccharides from *Lactobacillus delbrueckii* ssp. *bulgaricus* OLL1073R-1 prevent influenza virus infection and attenuate secondary bacterial infection risk", *Letters in Applied Microbiology*, 12 de janeiro de 2022.

Itzhaki, R. F., Lathe, R., Balin, B. J., Ball, M. J., Bearer, E. L., Braak, H., Bullido, M. J., Carter, C., Clerici, M., Cosby, S. L., Del Tredici, K., Field, H., Fulop, T., Grassi, C., Griffin, W. S. T., Haas, J., Hudson, A. P., Kamer, A. R., Kell, D. B., Licastro, F., Letenneur, L., Lövheim, H., Mancuso, R., Miklossy, J., Otth, C., Palamara, A. T., Perry, G., Preston, C. , Pretorius, E., Strandberg, T., Tabet, N., Taylor-Robinson, S. D., Whittum-Hudson, J. A., "Microbes and Alzheimer's Disease", *Journal of Alzheimer's Disease*, 2016, 51:979-984.

Ivory, K., Chambers, S. J., Pin, C., Prieto, E., Arqués, J. L., Nicoletti, C., "Oral delivery of *Lactobacillus casei* Shirota modifies allergen-induced immune responses in allergic rhinitis", *Clinical & Experimental Allergy*, agosto de 2008, 38(8):1282-1289.

Jahanban-Esfahlan, A., Ostadrahimi, A., Tabibiazar, M., Amarowicz, R., "A Comprehensive Review on the Chemical Constituents and Functional Uses of Walnut (*Juglans* spp.) Husk", *International Journal of Molecular Sciences*, 2019, 20(16):3920.

Jacobs, J. P., Mayer, E. A., "Psychobiotics: Shaping the Mind with Gut Bacteria", *The American Journal of Gastroenterology*, julho de 2019, 114(7):1034-1035.

Jäger, R., Purpura, M., Stone, J. D., Turner, S. M., Anzalone, A. J., Eimerbrink, M. J., Pane, M., Amoruso, A., Rowlands, D. S., Oliver, J. M., "Probiotic *Streptococcus thermophilus* FP4 and *Bifidobacterium breve* BR03 Supplementation Attenuates Performance and Range- -of-Motion Decrements Following Muscle Damaging Exercise", *Nutrients*, 14 de outubro de 2016, 8(10):642.

Jendraszak, M., Gałęcka, M., Kotwicka, M., Regdos, A., Pazgrat-Patan, M., Andrusiewicz, M., "Commercial microbiota test revealed differences in the composition of intestinal microorganisms between children with autism spectrum disorders and neurotypical peers", *Scientific Reports*, 2021, 11:24274.

Jeong, K., Kim, M., Jeon, S. A., Kim, Y. H., Lee, S., "A randomized trial of *Lactobacillus rhamnosus* IDCC 3201 tyndallizate (RHT3201) for treating atopic dermatitis", *Pediatric Allergy and Immunology*, outubro de 2020, 31(7):783-792.

Jiang, C., Wang, H., Xia, C., Dong, Q., Chen, E., Qiu, Y., Su, Y., Xie, H., Zeng, L., Kuang, J., Ao, F., Gong, X., Li, J., Chen, T., "A randomized, double-blind, placebo- -controlled trial of probiotics to reduce the severity of oral mucositis induced by chemoradiotherapy for patients with nasopharyngeal carcinoma", *Cancer*, 1º de abril de 2019, 125(7):1081-1090.

Jiang, J., Wu, C., Zhang, C., Zhang, Q., Yu, L., Zhao, J., Zhang, H., Narbad, A., Chen, W., Zhai, Q., "Strain-Specific Effects of *Bifidobacterium longum* on Hypercholesterolemic Rats and Potential Mechanisms", *International Journal of Molecular Sciences*, fevereiro de 2021, 22(3):1305.

Jiyad, Z., Moriarty, B., Creamer, D., Higgins, E., "Generalized pustular psoriasis associated with Epstein-Barr virus", *Clinical and Experimental Dermatology*, março de 2015, 40(2):146-148.

Jo, S. G., Noh, E. J., Lee, J. Y., Kim, G., Choi, J. H., Lee, M. E., Song, J. H., Chang, J. Y., Park, J. H., "*Lactobacillus curvatus* WiKim38 isolated from kimchi induces IL-10 production in dendritic cells and alleviates DSS-induced colitis in mice", *Journal of Microbiology*, julho de 2016, 54(7):503-509.

Jørgensen, M. R., Kragelund, C., Jensen, P. Ø., Keller, M. K., Twetman, S., "Probiotic *Lactobacillus reuteri* has antifungal effects on oral Candida species *in vitro*", *Journal of Oral Microbiology*, 2017, 9(1):1274582.

Jones, M. L., Martoni, C. J., Prakash, S., "Cholesterol lowering and inhibition of sterol absorption by *Lactobacillus reuteri* NCIMB 30242: a randomized controlled trial", *European Journal of Clinical Nutrition*, novembro de 2012, 66(11):1234-1241.

Jung, J. I., Kim, Y. G., Kang, C. H., Imm, J. Y., "Effects of *Lactobacillus curvatus* MG5246 on inflammatory markers in *Porphyromonas gingivalis* lipopolysaccharide-sensitized human gingival fibroblasts and periodontitis rat model", *Food Science and Biotechnology*, 26 de novembro de 2021, 31(1):111-120.

Kandeel, W. A., Meguid, N. A., Bjørklund, G., Eid, E. M., Farid, M., Mohamed, S. K., Wakeel, K. E., Chirumbolo, S., Elsaeid, A., Hammad, D. Y., "Impact of *Clostridium* Bacteria in Children with Autism Spectrum Disorder and Their Anthropometric Measurements", *Journal of Molecular Neuroscience*, junho de 2020, 70(6):897-907.

Kang, B. S., Seo, J. G., Lee, G. S., Kim, J. H., Kim, S. Y., Han, Y. W., Kang, H., Kim, H. O., Rhee, J. H., Chung, M. J., Park, Y. M., "Antimicrobial activity of enterocins from *Enterococcus faecalis* SL-5 against *Propionibacterium acnes*, the causative agent in acne vulgaris, and its therapeutic effect", *Journal of Microbiology*, fevereiro de 2009, 47(1):101-109.

Karl, J. P., Hatch, A. M., Arcidiacono, S. M., Pearce, S. C., Pantoja-Feliciano, I. G., Doherty, L. A., Soares, J. W., "Effects of Psychological, Environmental and Physical Stressors on the Gut Microbiota", *Frontiers in Microbiology*, 11 de setembro de 2018, 9:2013.

Kasaikina, M. V., Kravtsova, M. A., Lee, B. C., *et al.*, "Dietary selenium affects host selenoproteome expression by influencing the gut microbiota", *FASEB Journal*, 2011, 25(7):2492-2499.

Kaufman, D. W., Kelly, J. P., Curhan, G. C., Anderson, T. E., Dretler, S. P., Preminger, G. M., Cave, D. R., "Oxalobacter formigenes may reduce the risk of calcium oxalate kidney stones", *Journal of the American Society of Nephrology*, junho de 2008, 19(6):1197-1203.

Khalili, H., "Association Between Long-term Oral Contraceptive Use and Risk of Crohn's Disease Complications in a Nationwide Study", *Gastroenterology*, junho de 2016, 150(7):1561-1567.e1.

Khalili, H., "Oral contraceptives, reproductive factors and risk of inflammatory bowel disease", *Gut*, agosto de 2013, 62(8):1153-1159.

Kim, E. S., Yoon, B. H., Lee, S. M., Choi, M., *et al.*, "Fecal microbiota transplantation ameliorates atherosclerosis in mice with C1q/TNF-related protein 9 genetic deficiency", *Experimental & Molecular Medicine*, 3 de fevereiro de 2022.

Kim, H. S., "Do an Altered Gut Microbiota and an Associated Leaky Gut Affect COVID-19 Severity?", *mBio*, 12 de janeiro de 2021, 12(1):e03022-20.

Kim, J., Yun, J. M., Kim, M. K., Kwon, O., Cho, B., "*Lactobacillus gasseri* BNR17 Supplementation Reduces the Visceral Fat Accumulation and Waist Circumference in Obese Adults: A Randomized, Double-Blind, Placebo-Controlled Trial", *Journal of Medical Food*, maio de 2018, 21(5):454-461.

Kingsbury, D. D., Ganz, H. H., "An Overview of Microbiota-Associated Epigenetic Disorders", in Tetro, J. A., Allen-Vercoe, E., *The Human Microbiome Handbook*, DEStech Publications, 2016.

Kocazeybek *et al.*, "Higher prevalence of toxoplasmosis in victims of traffic accidents suggest increased risk of traffic accident in *Toxoplasma*-infected inhabitants of Istanbul and its suburbs", *Forensic Science International*, 30 de maio de 2009, 187(1-3):103-108.

Kort, R., Caspers, M., van de Graaf, A., van Egmond, W., Keijser, B., Roeselers, G., "Shaping the oral microbiota through intimate kissing", *Microbiome*, 2014, 2(41).

Kubota, M., Ito, K., Tomimoto, K., Kanazaki, M., Tsukiyama, K., Kubota, A., Kuroki, H., Fujita, M., Vandenplas, Y., "*Lactobacillus reuteri* DSM 17938 and Magnesium Oxide in

Children with Functional Chronic Constipation: A Double-Blind and Randomized Clinical Trial", *Nutrients*, 15 de janeiro de 2020, 12(1):225.

Kudva, A. K., Shay, A. E., Prabhu, K. S., "Selenium and inflammatory bowel disease", *American Journal of Physiology Gastrointestinal and Liver Physiology*, 15 de julho de 2015, 309(2):G71-77.

Kullisaar, T., Zilmer, K., Salum, T., Rehema, A., Zilmer, M., "The use of probiotic *L. fermentum* ME-3 containing Reg'Activ Cholesterol supplement for 4 weeks has a positive influence on blood lipoprotein profiles and inflammatory cytokines: an open-label preliminary study", *Nutrition Journal*, 28 de outubro de 2016, 15(1):93.

Lai, H. H., Chiu, C. H., Kong, M. S., Chang, C. J., Chen, C. C., "Probiotic *Lactobacillus casei*: Effective for Managing Childhood Diarrhea by Altering Gut Microbiota and Attenuating Fecal Inflammatory Markers", *Nutrients*, 23 de maio de 2019, 11(5):1150.

Lam, V., Su, J., Hsu, A., Gross, G. J., Salzman, N. H., Baker, J. E., "Intestinal microbial metabolites are linked to severity of myocardial infarction in rats", *PloS One*, 2016, 11:e0160840.

Lavelle, A., Sokol, H., "Gut microbiota-derived metabolites as key actors in inflammatory bowel disease", *Nature Reviews Gastroenterology & Hepatology*, 2020, 17:223-237.

Lee, C. J., Sears, C. L., Maruthur, N., "Gut microbiome and its role in obesity and insulin resistance", *Annals of the New York Academy of Sciences*, 2020, 1461(1):37-52.

Lee, D. K., Kang, J. Y., Shin, H. S., Park, I. H., Ha, N. J., "Antiviral activity of *Bifidobacterium adolescentis* SPM0212 against hepatitis B virus", *Archives of Pharmacal Research*, dezembro de 2013, 36(12):1525-1532.

Leite, G., Morales, W., Weitsman, S., Celly, S., Parodi, G., Mathur, R., Barlow, G. M., Sedighi, R., Millan, M. J. V., Rezaie, A., Pimentel, M., "The duodenal microbiome is altered in small intestinal bacterial overgrowth", *PloS One*, 9 de julho de 2020, 15(7):e0234906.

Leonel, A. J., Alvarez-Leite, J. I., "Butyrate: implications for intestinal function", *Current Opinion Clinical Nutrition and Metabolic Care*, setembro de 2012, 15(5):474-479.

Lewis, E. D., Antony, J. M., Crowley, D. C., Piano, A., Bhardwaj, R., Tompkins, T. A., Evans, M., "Efficacy of *Lactobacillus paracasei* HA-196 and *Bifidobacterium longum* R0175 in Alleviating Symptoms of Irritable Bowel Syndrome (IBS): A Randomized, Placebo-Controlled Study", *Nutrients*, abril de 2020, 12(4):1159.

Li, D., Li, Q., Liu, C., Lin, M., Li, X., Xiao, X., Zhu, Z., Gong, Q., Zhou, H., "Efficacy and safety of probiotics in the treatment of *Candida*-associated stomatitis", *Mycoses*, março de 2014, 57(3):141-146.

Lin, R. J., Chen, C. Y., Lu, C. M., Ma, Y. H., Chung, L. Y., Wang, J. J., Lee, J. D., Yen, C. M., "Anthelmintic constituents from ginger (*Zingiber officinale*) against *Hymenolepis nana*", *Acta Tropica*, dezembro de 2014, 140:50-60.

Lindell, A. E., Zimmermann-Kogadeeva,M., Patil, R., "Multimodal interactions of drugs, natural compounds and pollutants with the gut microbiota", *Nature Reviews Microbiology*, 2022.

Liu, N. N., "Multi-kingdom microbiota analyses identify bacterial-fungal interactions and biomarkers of colorectal cancer across cohorts", *Nature Microbiology*, 2022, 7:238-250.

Liu, R., *et al.*, "Dysbiosis of Gut Microbiota Associated with Clinical Parameters in Polycystic Ovary Syndrome", *Frontiers in Microbiology*, 2017.

Liu, Q., *et al.*, "Gut microbiota dynamics in a prospective cohort of patients with post-acute COVID-19 syndrome", *Gut*, 26 de janeiro de 2022, gutjnl-2021-325989.

Liu, R., Zhang, C., Yu Shi, Y., Zhang, F., *et al.*, "Dysbiosis of Gut Microbiota Associated with Clinical Parameters in Polycystic Ovary Syndrome", *Frontiers in Microbiology*, 28 de fevereiro de 2017, 8:324.

Liu, Y. W., Liong, M. T., Chung, Y. E., Huang, H. Y., Peng, W. S., Cheng, Y. F., Lin, Y. S., Wu, Y. Y., Tsai, Y. C., "Effects of *Lactobacillus plantarum* PS128 on Children with Autism Spectrum Disorder in Taiwan: A Randomized, Double-Blind, Placebo-Controlled Trial", *Nutrients*, 11 de abril de 2019, 11(4):820.

Liu, Z. Y., Yang, H. L., Hu, L. H., Yang, W., Ai, C. X., Sun ,Y. Z., "Autochthonous Probiotics Alleviate the Adverse Effects of Dietary Histamine in Juvenile Grouper (*Epinephelus coioides*)", *Frontiers in Microbiology*, dezembro de 2021, 12:792718.

Lloyd-Price *et al.*, "Strains, functions and dynamics in the expanded Human Microbiome Project", *Nature*, 5 de outubro de 2017, 550(7674):61-66.

Lo Skiavo, L. A., Gonchar, N. V., Fedorova, M. S., Suvorov, A. N., "Dynamics of contamination and persistence of *Clostridium difficile* in intestinal microbiota in newborn infants during antibiotic therapy and use of probiotic strain *Enterococcus faecium* L3", *Antibiotiki i Khimioterapiia*, 2013, 58(11-12):13-18.

Machicado, C., Machicado, J. D., Maco, V., Terashima, A., Marcos, L. A., "Association of *Fasciola hepatica* Infection with Liver Fibrosis, Cirrhosis, and Cancer: A Systematic Review", *PloS Neglected Tropical Diseases*, 28 de setembro de 2016, 10(9):e0004962.

Madempudi, R. S., Neelamraju, J., Ahire, J. J., Gupta, S. K., Shukla, V. K., "*Bacillus coagulans* Unique IS2 in Constipation: A Double-Blind, Placebo-Controlled Study", *Probiotics and Antimicrobial Proteins*, junho de 2020, 12(2):335-342.

Mahboubi, M., "Caraway as Important Medicinal Plants in Management of Diseases", *Natural Products and Bioprospecting*, janeiro de 2019, 9(1):1-11.

Majeed, M., Nagabhushanam, K., Arumugam, S., Majeed, S., Ali, F., "*Bacillus coagulans* MTCC 5856 for the management of major depression with irritable bowel syndrome: a randomised, double-blind, placebo controlled, multi-centre, pilot clinical study", *Food & Nutrition Research*, 4 de julho de 2018, 62.

Maldonado-Lobón, J. A., Díaz-López, M. A., Carputo, R., Duarte, P., Díaz-Ropero, M. P., Valero, A. D., Sañudo, A., Sempere, L., Ruiz-López, M. D., Bañuelos, Ó., Fonollá, J., Olivares Martín, M., "*Lactobacillus fermentum* CECT 5716 Reduces *Staphylococcus* Load in the Breastmilk of Lactating Mothers Suffering Breast Pain: A Randomized Controlled Trial", *Breastfeeding Medicine*, novembro de 2015, 10(9):425-432.

Mancuso, R., Sicurella, M., Agostini, S., Marconi, P., Clerici, M., "Herpes simplex virus type 1 and Alzheimer's disease: link and potential impact on treatment", *Expert Review of Anti-infective Therapy*, setembro de 2019, 17(9):715-731.

Mani, S., "Microbiota and Breast Cancer", *Progress in Molecular Biology and Translational Science*, 2017, 151:217-229.

Markle, J. G. M., "Sex Differences in the Gut Microbiome Drive Hormone-Dependent Regulation of Autoimmunity", *Science*, 1º de março de 2013.

Marras, L., Caputo, M., Bisicchia, S., Soato, M., Bertolino, G., Vaccaro, S., Inturri, R., "The Role of Bifidobacteria in Predictive and Preventive Medicine: A Focus on Eczema and Hypercholesterolemia", *Microorganisms*, 14 de abril de 2021, 9(4):836.

Marseglia, G. L., Tosca, M., Cirillo, I., Licari, A., Leone, M., Marseglia, A., Castellazzi, A. M., Ciprandi, G., "Efficacy of *Bacillus clausii* spores in the prevention of recurrent respiratory infections in children: a pilot study", *Therapeutics and Clinical Risk Management*, março de 2007, 3(1):13-17.

Martinez, V. O., de Mendonça Lima, F. W., Ferreira de Carvalho, C., Menezes-Filho, J. A., "*Toxoplasma gondii* infection and behavioral outcomes in humans: a systematic review", *Parasitology Research*, outubro de 2018, 117(10):3059-3065.

Marzorati, M., Van den Abbeele, P., Bubeck, S., Bayne, T., Krishnan, K., Young, A., "Treatment with a spore-based probiotic containing five strains of *Bacillus* induced changes in the metabolic activity and community composition of the gut microbiota in a SHIME® model of the human gastrointestinal system", *Food Research International*, novembro de 2021, 149:110676.

Mayser, P., Wenzel, M., Krämer, H.-J., Kindlers, B. L. J., Spitellers, P., Haase, G., "Production of indole pigments by *Candida glabrata*", *Medical Mycology*, setembro de 2007, 45(6):519-524.

McCuskee, S., Brickley, E. B., Wood, A., Mossialos, E., "Malaria and macronutrient deficiency as correlates of anemia in young children: a systematic review of observational studies", *Annals of Global Health*, novembro-dezembro de 2014, 80(6):458-465.

Mehrpouya-Bahrami, P., *et al.*, "Blockade of CB1 cannabinoid receptor alters gut microbiota and attenuates inflammation and diet-induced obesity", *Scientific Reports*, 2017, 7(1):15645.

Michalickova, D. M., Kostic-Vucicevic, M. M., Vukasinovic-Vesic, M. D., Stojmenovic, T. B., Dikic, N. V., Andjelkovic, M. S., Djordjevic, B. I., Tanaskovic, B. P., Minic, R. D., "*Lactobacillus helveticus* Lafti L10 Supplementation Modulates Mucosal and Humoral Immunity in Elite Athletes: A Randomized, Double-Blind, Placebo-Controlled Trial", *Journal of Strength and Conditioning Research*, janeiro de 2017, 31(1):62-70.

Milne, G., Fujimoto, C., Bean, T., Peters, H. J., Hemmington, M., Taylor, C., Fowkes, R. C., Martineau, H. M., Hamilton, C. M., Walker, M., Mitchell, J. A., Léger, E., Priestnall, S. L., Webster, J. P., "Infectious Causation of Abnormal Host Behavior: *Toxoplasma gondii* and Its Potential Association with Dopey Fox Syndrome", *Front Psychiatry*, 16 de setembro de 2020, 11:513536.

Mohamed, A. M., Ahmed, M. A., Ahmed, S. A., Al-Semany, S. A., Alghamdi, S. S., Zaglool, D. A., "Predominance and association risk of *Blastocystis hominis* subtype I in colorectal cancer: a case control study", *Infectious Agents and Cancer*, 2017, 12(21).

Moore, J., "An overview of parasite-induced behavioral alterations – and some lessons from bats", *Journal of Experimental Biology*, 1º de janeiro de 2013, 216(Pt 1):11-17.

Morais, L. H., Schreiber, H. L., Mazmanian, S. K., "The gut microbiota-brain axis in behaviour and brain disorders", *Nature Reviews Microbiology*, abril de 2021, 19(4):241-255.

Moreno-Pérez, O., Merino, E., Leon-Ramirez, J.-M., Andres, M., Ramos, J. M., Arenas-Jiménez, J., Asensio, S., Sanchez, R., Ruiz-Torregrosa, P., Galan, I., Scholz, A., Amo, A., González-delaAleja, P., Boix, V., Gil, J., "Post-acute COVID-19 syndrome. Incidence and risk factors: A Mediterranean cohort study", *Journal of Infection*, março de 2021, 82(3):378-383.

Morgan, R. L., Preidis, G. A., Kashyap, P. C., Weizman, A. V., Sadeghirad, B., McMaster Probiotic, Prebiotic, and Synbiotic Work Group, "Probiotics Reduce Mortality and Morbidity in Preterm, Low-Birth-Weight Infants: A Systematic Review and Network Meta-analysis of Randomized Trials", *Gastroenterology*, agosto de 2020, 159(2):467-480.

Moro-García, M. A., Alonso-Arias, R., Baltadjieva, M., Fernández Benítez, C., Fernández Barrial, M. A., Díaz Ruisánchez, E., Alonso Santos, R., Alvarez Sánchez, M., Saavedra Miján, J., López-Larrea, C., "Oral supplementation with *Lactobacillus delbrueckii* subsp. *bulgaricus* 8481 enhances systemic immunity in elderly subjects", *Age* (Dordrecht), agosto de 2013, 35(4):1311-1326.

Motrich, R. D., Salazar, F. C., Breser, M. L., Mackern-Oberti, J. P., Godoy, G. J., Olivera, C., Paira, D. A., Rivero, V. E., "Implications of prostate inflammation on male fertility", *Andrologia*, dezembro de 2018, 50(11):e13093.

Mu, Y., Cong, Y., "*Bacillus coagulans* and its applications in medicine", *Beneficial Microbes*, 10 de julho de 2019, 10(6):679-688.

Myers, B., Brownstone, N., Reddy, V., Chan, S., Thibodeaux, Q., Truong, A., Bhutani, T., Chang, H.-W., Liao, W., "The gut microbiome in psoriasis and psoriatic arthritis", *Best Practice & Research Clinical Rheumatology*, dezembro de 2019, 33(6):101494.

Nakatsuji, T., Gallo, R. L., "The role of the skin microbiome in atopic dermatitis", *Annals of Allergy Asthma & Immunology*, março de 2019, 122(3):263-269.

Nam, B., Kim, S. A., Park, S. D., Kim, H. J., Kim, J. S., Bae, C. H., Kim, J. Y., Nam, W., Lee, J. L., Sim, J. H., "Regulatory effects of *Lactobacillus plantarum* HY7714 on skin health by improving intestinal condition", *PloS One*, 10 de abril de 2020, 15(4):e0231268.

Nasiri, S., Shams Ghahfarokhi, M., Razzaghi Abyaneh, M., "Effect of *Carum carvi* essential oil on ERG6 gene expression and virulence factors in *Candida albicans*", *Current Medical Mycology*, junho de 2020, 6(2):30-36.

Nathan, A., "Effect of chlorine water consumption on phenotypic and microbiome development", *Biology*, 2019.

Navarro-López, V., Ramírez-Boscá, A., Ramón-Vidal, D., Ruzafa-Costas, B., Genovés-Martínez, S., Chenoll-Cuadros, E., Carrión-Gutiérrez, M., Horga de la Parte, J., Prieto-Merino, D., Codoñer-Cortés, F. M., "Effect of Oral Administration of a Mixture of Probiotic Strains on SCORAD Index and Use of Topical Steroids in Young Patients with Moderate Atopic Dermatitis: A Randomized Clinical Trial", *JAMA Dermatology*, 1º de janeiro de 2018, 154(1):37-43.

Nayeri, T., Sarvi, S., Moosazadeh, M., Hosseininejad, Z., Sharif, M., Amouei, A., Daryani, A., "Relationship between toxoplasmosis and autism: a systematic review and meta-analysis", *Microbial Pathogenesis*, outubro de 2020, 147:104434.

Nettleford, S. K., Prabhu, K. S., "Selenium and Selenoproteins in Gut Inflammation – A Review", *Antioxidants* (Basileia), 2018, 7(3):36.

Nirmala, M., Smitha, S. G., Kamath, G. J., "A Study to Assess the Efficacy of Local Application of Oral Probiotic in Treating Recurrent Aphthous Ulcer and Oral Candidiasis", *Indian Journal Otolaryngology and Head & Neck Surgery*, outubro de 2019, 71(Suppl 1):113-117.

Nishida, K., Sawada, D., Kuwano, Y., Tanaka, H., Rokutan, K., "Health Benefits of *Lactobacillus gasseri* CP2305 Tablets in Young Adults Exposed to Chronic Stress: A Randomized, Double-Blind, Placebo-Controlled Study", *Nutrients*, 10 de agosto de 2019, 11(8):1859.

Novotna, M., Hanusova, J., Klose, J., *et al.*, "Probable neuroimmunological link between *Toxoplasma* and cytomegalovirus infections and personality changes in the human host", *BMC Infectious Diseases*, 2005, 5.

O'Morain, V. L., Ramji, D. P., "The Potential of Probiotics in the Prevention and Treatment of Atherosclerosis", *Molecular Nutrition Food Research*, 2020, 64:1900797.

Ohno, H., Satoh-Takayama, N., "Stomach microbiota, *Helicobacter pylori*, and group 2 innate lymphoid cells", *Experimental & Molecular Medicine*, setembro de 2020, 52(9):1377-1382.

Ojetti, V., Petruzziello, C., Cardone, S., Saviano, L., Migneco, A., Santarelli, L., Gabrielli, M., Zaccaria, R., Lopetuso, L., Covino, M., Candelli, M., Gasbarrini, A., Franceschi, F., "The Use of Probiotics in Different Phases of Diverticular Disease", *Reviews on Recent Clinical Trials*, 2018, 13(2):89-96.

Ooi, L. G., Ahmad, R., Yuen, K. H., Liong, M. T., "*Lactobacillus gasseri* [corrected] CHO220 and inulin reduced plasma total cholesterol and low-density lipoprotein cholesterol via alteration of lipid transporters", *Journal of Dairy Science*, novembro de 2010, 93(11):5048-5058.

Ou, Z., Deng, L., Lu, Z., Wu, F., *et al.*, "Protective effects of *Akkermansia muciniphila* on cognitive deficits and amyloid pathology in a mouse model of Alzheimer's disease", *Nutrition & Diabetes*, 22 de abril de 2020, 10(1):12.

Özkul, C., Yalınay, M., Karakan, T., "Islamic fasting leads to an increased abundance of *Akkermansia muciniphila* and *Bacteroides fragilis* group: a preliminary study on intermittent fasting", *Turkish Journal of Gastroenterology*, dezembro de 2019, 30(12):1030-1035.

Palomba, A., Tanca, A., Abbondio, M., *et al.*, "Time-restricted feeding induces *Lactobacillus*- and *Akkermansia*-specific functional changes in the rat fecal microbiota", *npj Biofilms and Microbiomes*, 2021, 7(85).

Panyod, S., *et al.*, "Atherosclerosis amelioration by allicin in raw garlic through gut microbiota and trimethylamine-N-oxide modulation", *npj Biofilms and Microbiomes*, 2022, 8(4).

Paparo, L., di Costanzo, M., di Scala, C., Cosenza, L., Leone, L., Nocerino, R., Canani, R. B., "The influence of early life nutrition on epigenetic regulatory mechanisms of the immune system", *Nutrients*, 28 de outubro de 2014, 6(11):4706-4719.

Parracho, H. M., Bingham, M. O., Gibson, G. R., McCartney, A. L., "Differences between the gut microflora of children with autistic spectrum disorders and that of healthy children", *Journal of Medical Microbiology*, outubro de 2005, 54(Pt 10):987-991.

Petrova, M. I., Lievens, E., Malik, S., Imholz, N., Lebeer, S., "*Lactobacillus* species as biomarkers and agents that can promote various aspects of vaginal health", *Frontiers in Physiology*, março de 2015, 6:81.

Plomer, M., III Perez, M., Greifenberg, D. M., "Effect of *Bacillus clausii* Capsules in Reducing Adverse Effects Associated with *Helicobacter pylori* Eradication Therapy: A Randomized, Double-Blind, Controlled Trial", *Infectious Diseases Therapy*, dezembro de 2020, 9(4):867-878.

Radha, M. H., Laxmipriya, N. P., "Evaluation of biological properties and clinical effectiveness of *Aloe vera*: A systematic review", *Journal of Traditional and Complementary Medicine* [Internet], janeiro de 2015 [citado em 18 de fevereiro de 2019], 5(1):21-26.

Rahman, M. S., Kang, I., Lee, Y., Habib, M. A., Choi, B. J., Kang, J. S., Park, D. S., Kim, Y. S., "*Bifidobacterium longum* subsp. *infantis* YB0411 Inhibits *Adipogenesis* in 3T3-L1 Pre-adipocytes and Reduces High-Fat-Diet-Induced Obesity in Mice", *Journal of Agricultural and Food Chemestry*, 2 de junho de 2021, 69(21):6032-6042.

Rajagopala, S. V., Vashee, S., Oldfield, L. M., Suzuki, Y., Venter, J. C., Telenti, A., Nelson, K. E., "The Human Microbiome and Cancer", *Cancer Prevention Research* (Filadélfia), abril de 2017, 10(4):226-234.

Ramirez-Garcia, A., Rementeria, A., Aguirre-Urizar, J. M., Moragues, M. D., Antoran, A., Pellon, A., Abad-Diaz-de-Cerio, A., Hernando, F. L., "*Candida albicans* and cancer: Can this yeast induce cancer development or progression?", *Critical Reviews in Microbiology*, 2016, 42(2):181-193.

Rangan, P., *et al.*, "Fasting-Mimicking Diet Modulates Microbiota and Promotes Intestinal Regeneration to Reduce Inflammatory Bowel Disease Pathology", *Cell Reports*, 5 de março de 2019, 26(10):2704-2719.e6.

Raoul, P., Cintoni, M., Palombaro, M., Basso, L., *et al.*, "Food Additives, a Key Environmental Factor in the Development of IBD through Gut Dysbiosis", *Microorganisms*, 13 de janeiro de 2022, 10(1):167.

Ratnaseelan, A. M., Tsilioni, I., Theoharides, T. C., "Effects of Mycotoxins on Neuropsychiatric Symptoms and Immune Processes", *Clinical Therapeutics*, junho de 2018, 40(6):903-917.

Roedger, W. E. W., "Utilization of nutrients by isolated epithelial cells of the rat colon", *Gastroenterology*, 1982; 83:424-429.

Ribeiro, A. R., Luis, C., Fernandes, R., Botelho, M. C., "Schistosomiasis and Infertility: What Do We Know?", *Trends in Parasitology*, dezembro de 2019, 35(12):964-971.

Richardson, A. K., Currie, M. J., Robinson, B. A., Morrin, H., Phung, Y., Pearson, J. F., Anderson, T. P., Potter, J. D., Walker, L. C., "Cytomegalovirus and Epstein-Barr virus in breast cancer", *PloS One*, 27 de fevereiro de 2015, 10(2).

Rinninella, E., Raou, P., Cintoni, M., "What Is the Healthy Gut Microbiota Composition? A Changing Ecosystem across Age, Environment, Diet, and Diseases", *Microorganisms*, 2019, 7(1):14.

Roshanravan, N., Bastani, S., Tutunchi, H., Kafil, B., Nikpayam, O., Alamdar, N. M., Hadi, A., Sotoudeh, S., Ghaffari, S., Ostadrahimi, A., "A comprehensive systematic review of the effectiveness of *Akkermansia muciniphila*, a member of the gut microbiome, for the management of obesity and associated metabolic disorders", *Archives of Physiology and Biochemestry*, janeiro de 2021, 1-11.

Rousseaux, C., *et al.*, "*Lactobacillus acidophilus* modulates intestinal pain and induces opioid and cannabinoid receptors", *Nature Medicine*, 2007, 13:35-37.

Różańska, D., Regulska-Ilow, B., Choroszy-Król, I., Ilow, R., "Rola bakterii *Escherichia coli* szczep Nissle 1917 w chorobach przewodu pokarmowego" ["The role of *Escherichia coli* strain Nissle 1917 in the gastro-intestinal diseases"], *Postepy Hig Med Dosw (online)*, 6 de novembro de 2014, 68:1251-1256.

Russo, R., Superti, F., Karadja, E., De Seta, F., "Randomised clinical trial in women with Recurrent Vulvovaginal Candidiasis: Efficacy of probiotics and lactoferrin as maintenance treatment", *Mycoses*, abril de 2019, 62(4):328-335.

Rusu, M. E., Fizesan, I., Pop, A., Mocan, A., Gheldiu, A. M., Babota, M., Vodnar, D. C., Jurj, A., Berindan-Neagoe, I., Vlase, L., Popa, D. S., "Walnut (*Juglans regia* L.) Septum: Assessment of Bioactive Molecules and *in Vitro* Biological Effects", *Molecules*, 7 de maio de 2020, 25(9):2187.

Sadahira, T., Wada, K., Araki, M., Mitsuhata, R., Yamamoto, M., Maruyama, Y., Iwata, T., Watanabe, M., Watanabe, T., Kariyama, R., Nasu, Y., Ishii, A., "Efficacy of *Lactobacillus* vaginal suppositories for the prevention of recurrent cystitis: A phase II clinical trial", *International Journal of Urology*, outubro de 2021, 28(10):1026-1031.

Sajedinejad, N., Paknejad, M., Houshmand, B., Sharafi, H., Jelodar, R., Shahbani Zahiri, H., Noghabi, K. A., "*Lactobacillus salivarius* NK02: a Potent Probiotic for Clinical Application in Mouthwash", *Probiotics Antimicrobial Proteins*, setembro de 2018, 10(3):485-495.

Sakai, Y., Arie, H., Ni, Y., Zhuge, F., Xu, L., Chen, G., Nagata, N., Suzuki, T., Kaneko, S., Ota, T., Nagashimada, M., "*Lactobacillus pentosus* strain S-PT84 improves steatohepatitis by maintaining gut permeability", *Journal of Endocrinology*, novembro de 2020, 247(2):169-181.

Sakamoto, I., Igarashi, M., Kimura, K., Takagi, A., Miwa, T., Koga, Y., "Suppressive effect of *Lactobacillus gasseri* OLL 2716 (LG21) on *Helicobacter pylori* infection in humans", *Journal of Antimicrobial Chemotherapy*, maio de 2001, 47(5):709-710.

Sampson, T. R., Sarkis, K., Mazmanian, S. K., "Control of brain development, function, and behavior by the microbiome", *Cell Host & Microbe*, maio de 2015, 17(5):565-576.

Sasada, T., Takao Hinoi, T., Saito, Y., Adachi, T., Takakura, Y., Yasuo Kawaguchi, Y., *et al.*, "Chlorinated Water Modulates the Development of Colorectal Tumors with Chromosomal Instability and Gut Microbiota in Apc-Deficient Mice", *PloS One*, 17 de julho de 2015, 10(7):e0132435.

Sasaki, K., Sasaki, D., Inoue, J., Hoshi, N., Maeda, T., Yamada, R., Kondo, A., "*Bacillus coagulans* SANK 70258 suppresses *Enterobacteriaceae* in the microbiota of ulcerative colitis *in vitro* and enhances butyrogenesis in healthy microbiota", *Applied Microbiology and Biotechnology*, maio de 2020, 104(9):3859-3867.

Scholte, L. L. S., Pascoal-Xavier, M. A., Nahum, L. A., "Helminths and Cancers from the Evolutionary Perspective", *Frontiers in Medicine* (Lausanne), 16 de abril de 2018, 5:90.

Seitz, J., Trinh, S., Herpertz-Dahlmann, B., "The Microbiome and Eating Disorders?", *Psychiatric Clinics of North America*, março de 2019, 42(1):93-103.

Sekirov, I., Russell, S. L., Antunes, L. C., Finlay, B. B., "Gut microbiota in health and disease", *Physiological Reviews*, julho de 2010, 90(3):859-904.

Selma-Royo, M., Tarrazó, M., García-Mantrana, I., Gómez-Gallego, C., Salminen, S., Collado, M. C., "Shaping Microbiota during the First 1000 Days of Life", *Advances in Experimental Medicine and Biology*, 2019, 1125:3-24.

Sepich-Poore, G. D., Zitvogel, L., Straussman, R., Hasty, J., Wargo, J. A., Knight, R., "The microbiome and human cancer", *Science*, 26 de março de 2021, 371(6536):eabc4552.

Seyedjavadi, S. S., Khani, S., Goudarzi, M., Zare-Zardini, H., Shams-Ghahfarokhi, M., Jamzivar, F., Razzaghi-Abyaneh, M., "Characterization, Biological Activity, and Mechanism of Action of a Plant-Based Novel Antifungal Peptide, Cc-AFP1, Isolated from *Carum carvi*", *Frontiers in Cellular and Infection Microbiology*, 29 de setembro de 2021, 11:743346.

Shao, M., Zhu, Y., "Long-term metal exposure changes gut microbiota of residents surrounding a mining and smelting area", *Scientific Reports*, 2020. 10:4453.

Shenoy, S., "Gut microbiome, Vitamin D, ACE2 interactions are critical factors in immune-senescence and inflammaging: key for vaccine response and severity of COVID-19 infection", *Inflammation Research*, janeiro de 2022, 71(1):13-26.

Shinkai, S., Toba, M., Saito, T., Sato, I., Tsubouchi, M., Taira, K., Kakumoto, K., Inamatsu, T., Yoshida, H., Fujiwara, Y., Fukaya, T., Matsumoto, T., Tateda, K., Yamaguchi, K., Kohda, N., Kohno, S., "Immunoprotective effects of oral intake of heat-killed *Lactobacillus pentosus* strain b240 in elderly adults: a randomised, double-blind, placebo-controlled trial", *British Journal of Nutrition*, 28 de maio de 2013, 109(10):1856-1865.

Shojaee, S., Firouzeh, N., Keshavarz, H., Jafar-Pour Azami, S., Salimi, M., Mohebali, M., "Nanosilver Colloid Inhibits *Toxoplasma gondii* Tachyzoites and Bradyzoites *in Vitro*", *Iranian Journal of Parasitology*, 2019, 14(3):362-367.

Shukla, S. D., Budden, K. F., Neal, R., Hansbro, P. M., "Microbiome effects on immunity, health and disease in the lung", *Clinical & Translational Immunology*, 10 de março de 2017, 6(3):e133.

Simpson, C. A., Diaz-Arteche, C., Eliby, D., Schwartz, O. S., Simmons, J. G., Cowan, C. S. M., "The gut microbiota in anxiety and depression – A systematic review", *Clinical Psychology Review*, fevereiro de 2021, 83:101943.

Sivamaruthi, B. S., Kesika, P., Chaiyasut, C., "A Mini-Review of Human Studies on Cholesterol-Lowering Properties of Probiotics", *Scientia Pharmaceutica*, 2019, 87(4):26.

Sivieri, K., Morales, M. L., Adorno, M. A., Sakamoto, I. K., Saad, S. M., Rossi, E. A., "*Lactobacillus acidophilus* CRL 1014 improved "gut health" in the SHIME reactor", *BMC Gastroenterology*, 11 de junho de 2013, 13:100.

Skrovanek, S., DiGuilio, K., Bailey, R., *et al.*, "Zinc and gastrointestinal disease", *World Journal of Gastrointestinal Pathophysiology*, 2014, 5(4):496-513.

Slykerman, R. F., Hood, F., Wickens, K., Thompson, J. M. D., Barthow, C., Murphy, R., Kang, J., Rowden, J., Stone, P., Crane, J., Stanley, T., Abels, P., Purdie, G., Maude, R., Mitchell, E. A., "Probiotic in Pregnancy Study Group. Effect of *Lactobacillus rhamnosus* HN001 in Pregnancy on Postpartum Symptoms of Depression and Anxiety: A Randomised Double-blind Placebo-controlled Trial", *eBioMedicine*, outubro de 2017, 24:159-165.

Smiyan, O. I., Smiian-Horbunova, K. O., Bynda, T. P., Loboda, A. M., Popov, S. V., Vysotsky, I. Y., Moshchych, O. P., Vasylieva, O. G., Manko, Y. A., Ovsianko, O. L., Kolesnikova, M. V., Dolgova, N. O., Aleksakhina, T. O., Al-Rawashdeh, B., "Optimization of the treatment of rotavirus infection in children by using *Bacillus clausii*", *Wiadomości Lekarskie*, 2019, 72(7):1320-1323.

Steiner, M. C., Marston, J. L., Iniguez, L. P., Bendall, M. L., Chiappinelli, K. B., Nixon, D. F., *et al.*, "Locus-Specific Characterization of Human Endogenous Retrovirus Expression in Prostate, Breast, and Colon Cancers", *Cancer Research*, 2021, 81:3449-3460.

Soto-Yéber, L., Soto-Ortiz, J., Godoy, P., Godoy-Herrera, R., "The behavior of adult *Drosophila* in the wild", *PloS One*, 31 de dezembro de 2018, 13(12):e0209917.

Sudha, M. R., Jayanthi, N., Pandey, D. C., Verma, A. K., "*Bacillus clausii* UBBC-07 reduces severity of diarrhoea in children under 5 years of age: a double-blind placebo controlled study", *Beneficial Microbes*, 13 de março de 2019, 10(2):149-154.

Sun, J., Xu, J., Ling, Y., Wang, F., *et al.*, "Fecal microbiota transplantation alleviated Alzheimer's disease-like pathogenesis in APP/PS1 transgenic mice", *Translational Psychiatry*, 2019, 9(189).

Suzumura, E. A., Bersch-Ferreira, A. C., Torreglosa, C. T., da Silva, J. T, Coqueiro, A. Y., Kuntz, M. G. F., Chrispim, P. P., Weber, B., Cavalcanti, A. B., "Effects of oral supplementation with probiotics or symbiotics in overweight and obese adults: a systematic review and meta-analyses of randomized trials", *Nutrition Reviews*, 1º de junho de 2019, 77(6):430-450.

Tamargo, A., Molinero, N., Reinosa, J. J., *et al.*, "PET microplastics affect human gut microbiota communities during simulated gastrointestinal digestion, first evidence of plausible polymer biodegradation during human digestion", *Scientific Reports*, 2022, 12(528).

Tang, W. H., Hazen, S. L., "The contributory role of gut microbiota in cardiovascular disease", *Journal of Clinical Investigation*, 2014, 124:4204-4211.

Tang, W. H. W., Kitai, T., Hazen, S. L., "Gut Microbiota in Cardiovascular Health and Disease", *Circulation Research*, 31 de março de 2017, 120(7):1183-1196.

Teanpaisan, R., Piwat, S., "*Lactobacillus paracasei* SD1, a novel probiotic, reduces mutans streptococci in human volunteers: a randomized placebo-controlled trial", *Clinical Oral Investigations*, abril de 2014, 18(3):857-862.

Teughels, W., Durukan, A., Ozcelik, O., Pauwels, M., Quirynen, M., Haytac, M. C., "Clinical and microbiological effects of *Lactobacillus reuteri* probiotics in the treatment of chronic periodontitis: a randomized placebo-controlled study", *Journal of Clinical Periodontology*, novembro de 2013, 40(11):1025-1035.

Therkelsen, S. P., Hetland, G., Lyberg, T., Lygren, I., Johnson, E., "Effect of a Medicinal *Agaricus blazei* Murill-Based Mushroom Extract, AndoSan™, on Symptoms, Fatigue and Quality of Life in Patients with Ulcerative Colitis in a Randomized Single-Blinded Placebo Controlled Study", *PloS One*, 2 de março de 2016, 11(3):e0150191.

Tiderencel, K. A., Hutcheon, D. A., Ziegler, J., "Probiotics for the treatment of type 2 diabetes: A review of randomized controlled trials", *Diabetes Metabolism Research and Reviews*, janeiro de 2020, 36(1):e3213.

Timothy, G., Cryan, J. F., "Microbes, Immunity, and Behavior: Psychoneuroimmunology Meets the Microbiome", *Neuropsychopharmacology*, 2017, 42:178-192.

Tobita, K., Watanabe, I., Tomokiyo, M., Saito, M., "Effects of heat-treated *Lactobacillus crispatus* KT-11 strain consumption on improvement of oral cavity environment: a randomised double-blind clinical trial", *Beneficial Microbes*, 15 de junho de 2018, 9(4):585-592.

Tomé-Castro, X. M., Rodriguez-Arrastia, M., Cardona, D., Rueda-Ruzafa, L., Molina-Torres, G., Roman, P., "Probiotics as a therapeutic strategy in obesity and overweight: a systematic review", *Beneficial Microbes*, 24 de fevereiro de 2021, 12(1):5-15.

Tompkins, G. R., O'Dell, N. L., Bryson, I. T., Pennington, C. B., "The effects of dietary ferric iron and iron deprivation on the bacterial composition of the mouse intestine", *Current Microbiology*, julho de 2001, 43(1):38-42.

Trotter, R. E., Vazquez, A. R., Grubb, D. S., Freedman, K. E., Grabos, L. E., Jones, S., Gentile, C. L., Melby, C. L., Johnson, S. A., Weir, T. L., "*Bacillus subtilis* DE111 intake may improve blood lipids and endothelial function in healthy adults", *Beneficial Microbes*, 15 de novembro de 2020, 11(7):621-630.

Tsai, Y. C., Cheng, L. H., Liu, Y. W., Jeng, O. J., Lee, Y. K., "Gerobiotics: probiotics targeting fundamental aging processes", *Bioscience of Microbiota, Food and Health*, 2021, 40(1):1-11.

Underwood, M. A., German, J. B., Lebrilla, C. B., Mills, D. A., "*Bifidobacterium longum* subspecies *infantis*: champion colonizer of the infant gut", *Pediatric Research*, janeiro de 2015, 77(1-2):229-235.

Vaccaro, A., Dor, Y. K., Nambara, K., Pollina, E. A., Lin, C., Greenberg, M. E., Rogulja, D., "Sleep Loss Can Cause Death through Accumulation of Reactive Oxygen Species in the Gut", *Cell*, 11 de junho de 2020, 181(6):1307-1328.e15.

Ventura, M., Turroni, F., Strati, F., van Sinderen D., "The Gut Microbiota in Health and Disease", *in* Marchesi, J. R., *The Human Microbiota and Microbiome*, Cabi, 2014.

Virili, C., Fallahi, P., Antonelli, A., Benvenga, S., Centanni, M., "Gut microbiota and Hashimoto's thyroiditis", *Reviews in Endocrine and Metabolic Disorders*, dezembro de 2018, 19(4):293-300.

Voigt, R. M., Forsyth, C. B., Green, S. J., Mutlu, E., Engen, P., Vitaterna, M. H., Turek, F. W., Keshavarzian, A., "Circadian disorganization alters intestinal microbiota", *PloS One*, 21 de maio de 2014, 9(5):e97500.

Vyas, A., Kim, S.-K., Giacomini, N., Boothroyd, J. C., Robert Sapolsky, R. M., "Behavioral changes induced by *Toxoplasma* infection of rodents are highly specific to aversion of cat odors", *PNAS*, 10 de abril de 2007, 104(15):6442-6447.

Vyas, A., Sapolsky, R., "Manipulation of host behaviour by *Toxoplasma gondii*: what is the minimum a proposed proximate mechanism should explain?", *Folia Parasitologica* (Praga), junho de 2010, 57(2):88-94.

Wagley, S., Bokori-Brown, M., Morcrette, H., Malaspina, A., D'Arcy, C., Gnanapavan, S., Lewis, N., Popoff, M. R., Raciborska, D., Nicholas, R., Turner, B., Titball, R. W., "Evidence of *Clostridium perfringens* epsilon toxin associated with multiple sclerosis", *Multiple Sclerosis Journal*, abril de 2019, 25(5):653-660.

Wang, H., He, S., Xin, J., Zhang, T., Sun, N., Li, L., Ni, X., Zeng, D., Ma, H., Bai, Y., "Psychoactive Effects of *Lactobacillus johnsonii* against Restraint Stress-Induced Memory Dysfunction in Mice through Modulating Intestinal Inflammation and Permeability A Study Based on the Gut-Brain Axis Hypothesis", *Frontiers in Pharmacology*, 26 de maio de 2021, 12:662148.

Wang, H., Yang, F., Zhang, S., Xin, R., Sun, Y., "Genetic and environmental factors in Alzheimer's and Parkinson's diseases and promising therapeutic intervention via fecal microbiota transplantation", *npj Parkinson's Disease*, 2021, 7(70).

Wang, W., Luo, X., Zhang, Q., He, X., Zhang, Z., Wang, X., "*Bifidobacterium infantis* Relieves Allergic Asthma in Mice by Regulating Th1/Th2", *Medical Science Monitor*, 6 de abril de 2020, 26:e920583.

Wang, X., Sun, G., Geng, M., "Sodium oligomannate therapeutically remodels gut microbiota and suppresses gut bacterial amino acids-shaped neuroinflammation to inhibit Alzheimer's disease progression", *Cell Research*, 2019, 29:787-803.

Witkowski, M., Weeks, T. L., Hazen, S. L., "Gut Microbiota and Cardiovascular Disease", *Circulation Research*, 31 de julho de 2020, 127(4):553-570.

Wroblewski, L. E., Peek Jr., R. M., "*Helicobacter pylori*, Cancer, and the Gastric Microbiota", *Advances in Experimental Medicine and Biology*, 2016, 908:393-408.

Wu, D., Wang, C., Pang, P., Kong, H., Lin, Z., Wang, H., Chen, X., Zhao, J., Hao, Z., Zhang, T., Guo, X., "The association between herpes simplex virus type 1 infection and Alzheimer's disease", *Journal of Clinical Neuroscience*, dezembro de 2020, 82(Pt A):63-70.

Wu, W.-J. H., Zegarra-Ruiz, D. F., Diehl, G. E., "Intestinal Microbes in Autoimmune and Inflammatory Disease", *Frontiers in Immunology*, 23 de dezembro de 2020, 11:597966.

Xu, J., Peng, J.-J., Yang, W., Fu, W., Yu Zhang, Y., "Vaginal microbiomes and ovarian cancer: a review", *American Journal of Cancer Research*, 1º de março de 2020, 10(3):743-756.

Yamashita, Y., Takeshita, T., "The oral microbiome and human health", *Journal of Oral Science*, 2017, 59(2):201-206.

Yang, B., Huang, Z., He, Z., Yue, Y., Zhou, Y., Ross, R. P., Stanton, C., Zhang, H, Zhao, J., Chen, W., "Protective effect of *Bifidobacterium bifidum* FSDJN7O5 and *Bifidobacterium breve* FHNFQ23M3 on diarrhea caused by enterotoxigenic *Escherichia coli*", *Food & Function*, 21 de agosto de 2021, 12(16):7271-7282.

Yang, B., Yue, Y., Chen, Y., Ding, M., Li, B., Wang, L., Wang, Q., Stanton, C., Ross, R. P., Zhao, J., Zhang, H., Chen, W., "*Lactobacillus plantarum* CCFM1143 Alleviates Chronic Diarrhea via Inflammation Regulation and Gut Microbiota Modulation: A Double-Blind, Randomized, Placebo-Controlled Study", *Frontiers in Immunology*, 15 de outubro de 2021, 12:746585.

Yilmaz, B., Li, H., "Gut Microbiota and Iron: The Crucial Actors in Health and Disease", *Pharmaceuticals* (Basileia), 5 de outubro de 2018, 11(4):98.

Youssefi, M., Tafaghodi, M., Farsiani, H., Ghazvini, K., Keikha, M., "*Helicobacter pylori* infection and autoimmune diseases; Is there an association with systemic lupus erythematosus, rheumatoid arthritis, autoimmune atrophy gastritis and autoimmune pancreatitis? A systematic review and meta-analysis study", *Journal of Microbiology, Immunology and Infection*, junho de 2021, 54(3):359-369.

Yuan, K. T., Yu, H. L., Feng, W. D., Chong, P., Yang, T., Xue, C. L., Yu, M., Shi, H. P., "*Bifidobacterium infantis* has a beneficial effect on 5-fluorouracil-induced intestinal mucositis in rats", *Beneficial Microbes*, março de 2015, 6(1):113-118.

Yurtdaş, G., Akdevelioğlu, Y., "A New Approach to Polycystic Ovary Syndrome: The Gut Microbiota", *Journal of the American College of Nutrition*, maio-junho de 2020, 39(4):371-382.

Zella, D., *et al.*, "Viruses and Bacteria Associated with Cancer: An Overview", *Viruses*, 2021, 13(6):1039.

Zhang, J., Guo, J., Li, D., Chen, M., Liu, J., Feng, C., He, Q., Zhao, J., Zhang, L., Chen, J., Shi, Y., "The efficacy and safety of *Clostridium butyricum* and *Bacillus coagulans* in *Helicobacter pylori* eradication treatment: An open-label, single-arm pilot study", *Medicine* (Baltimore) 6 de novembro de 2020, 99(45):e22976.

Zhao, X.-Y., Ewald, S. E., "The molecular biology and immune control of chronic *Toxoplasma gondii* infection", *Journal of Clinical Investigation*, 1º de julho de 2020, 130(7):3370-3380.

Zhao, Y., Wang, Z., "Gut microbiome and cardiovascular disease", *Current Opinion in Cardiology*, maio de 2020, 35(3):207-218.

Zhernakova, A., *et al.*, "Clinical implications of shared genetics and pathogenesis in autoimmune diseases", *Nature Reviews Endocrinology*, novembro de 2013, 9(11):646-659.

Zimmermann, P., Messina, N., Mohn, W. W., Finlay, B. B., Curtis, N., "Association between the intestinal microbiota and allergic sensitization, eczema, and asthma: A systematic review", *The Journal of Allergy and Clinical Immunology*, fevereiro de 2019, 143(2):467-485.

Zinatizadeh, N., Khalili, F., Fallah, P., Farid, M., Geravand, M., Yaslianifard, S., "Potential Preventive Effect of *Lactobacillus acidophilus* and *Lactobacillus plantarum* in Patients with Polyps or Colorectal Cancer", *Arquivos de Gastroenterologia*, outubro-dezembro de 2018, 55(4):407-411.

Zuo, T., Wu, X., Wen, W., Lan, P., "Gut Microbiome Alterations in COVID-19", *Genomics Proteomics & Bioinformatics*, 21 de setembro de 2021, S1672-0229(21)00206-0.

ANEXOS

ALIMENTOS RICOS EM HISTAMINA

A histamina é um mediador da inflamação presente nos alimentos e produzida pelo organismo em momentos de elevado estresse e/ou alergia.

Quando o organismo é exposto a um elemento que provoca alergia, é liberada histamina, provocando dilatação dos vasos sanguíneos, aumento da produção de muco e dificuldades para respirar (broncoconstrição). A liberação de histamina provoca:
- Dores de cabeça;
- Asma;
- Espirros;
- Prurido (comichão).

Categoria de alimentos	Alimentos a reduzir	Alimentos a privilegiar
Frutas	Banana, morango, uvas, *kiwi*, frutas cítricas (laranja), abacaxi Frutos secos (passas, figo, damasco, ameixa, tâmara)	Todas as outras frutas
Legumes	Tomates, legumes fermentados, cogumelos, beringela, espinafre, tomate, grão-de-bico, feijão de soja	Todos os demais legumes
Carnes/peixes	Carne, peixe de conserva, carne processada (salsichas, fiambre, *bacon*, linguiça, salame, chouriço), sobretudo porco, peixe fumado, crustáceos	Carne e peixe frescos (evite carne e peixe aquecidos)
Laticínios	*Kefir* Queijos (*cheddar, blue, gorgonzola, stilton*)	Bebidas vegetais (p. ex., coco)
Frutos gordurosos/ /oleaginosas	Noz, castanha-de-caju, amendoim	Amêndoa, avelã, macadâmia, castanha-do--pará, pinhão, pistache
Bebidas	Álcool (vinho, cerveja), chá verde/preto, bebidas energéticas	Água, infusões, sucos de fruta (excluindo as frutas ricas em histamina)
Alimentos fermentados	Vinagre, molho de soja, molho *teriyaki*, *kombucha*	–
Outros	Chocolate e produtos com cacau	–
Cereais	Gérmen de trigo	Massas de arroz/milho, aveia, espelta...

PRINCIPAIS PROBIÓTICOS USADOS NA TERAPÊUTICA HUMANA

Bifidobacterium lactis	Bifidobacterium infantis	Bifidobacterium breve	Bifidobacterium bifidum	Bifidobacterium adolescentis	Bacillus subtilis	Bacillus coagulans	Bacillus clausii	Cepas/Aplicações
×		×	×		×		×	1 Ação antiviral
		×	×	×			×	2 Acne, inflamação cutânea
×		×	×					3 Alergias alimentares
×			×		×	×	×	4 Alterações digestivas
×	×	×			×			5 Antienvelhecimento, fotoenvelhecimento
×						×	×	6 Antibioticoterapia
		×						7 Aterosclerose
×	×	×	×					8 Autismo
		×			×	×	×	9 Candidíase
×		×						10 Celíacos e alergia ao glúten
×	×			×	×	×		11 Colesterol e triglicerídeos
×	×		×		×	×	×	12 Colite
×	×	×	×		×	×		13 Depressão e estresse
×		×			×	×	×	14 Diabetes
	×	×			×	×		15 Diarreia e gases
		×	×	×			×	16 Disbiose
	×	×						17 Distúrbios gástricos
	×	×	×	×		×		18 Diverticulite
×			×					19 Doença de Crohn
		×		×	×	×	×	20 Doenças metabólicas
×	×	×	×		×	×	×	21 Eczema, dermatite atópica
×	×	×		×				22 Esteatose hepática
×			×	×		×		23 Hiperpigmentação, melasma

Bifidobacterium lactis	Bifidobacterium infantis	Bifidobacterium breve	Bifidobacterium bifidum	Bifidobacterium adolescentis	Bacillus subtilis	Bacillus coagulans	Bacillus clausii	Cepas/Aplicações
	×		×					24 Hipertensão
×	×	×	×	×	×	×	×	25 Imunidade
×	×	×				×		26 Inflamação artrite
			×			×		27 Intolerância à lactose
	×	×	×			×		28 Intolerância ao glúten
				×				29 Obesidade
		×	×		×			30 Constipação
			×			×		31 Desempenho de atletas
	×		×					32 Psicotrópicos
×	×							33 Psoríase
×		×	×	×	×	×	×	34 Rinite, sinusite
	×	×	×				×	35 Saúde infantil
×	×	×				×		36 Saúde na gestação
×	×	×	×			×		37 Saúde da mulher
	×		×	×			×	38 Saúde oral
		×						39 Saúde respiratória
		×	×		×	×	×	40 Saúde trato gastrintestinal
×		×	×	×			×	41 Saúde urogenital
×	×	×	×		×	×		42 Síndrome do intestino irritável
×	×	×	×		×			43 Suporte no tratamento do câncer
	×					×		44 Vaginose

	1	2	3	4	5	6	7	8	9	10	11	12	13	14	15	16	17	18	19	20	21	22	23
Bifidobacterium animalis		x				x	x				x		x	x	x	x				x	x		x
Bifidobacterium longum	x	x			x			x	x	x	x		x	x	x	x	x	x	x		x		
Lactobacillus acidophilus	x		x			x	x	x	x		x	x	x	x	x	x	x	x	x	x	x		x
Lactobacillus bulgaricus		x	x								x	x			x					x	x		x
Lactobacillus casei		x	x	x	x		x				x	x	x	x			x			x			
Lactobacillus crispatus		x						x	x		x												
Lactobacillus curvatus					x	x		x		x	x		x		x					x			
Lactobacillus delbrueckii		x	x				x					x		x	x	x	x			x	x		
Lactobacillus fermentum	x		x	x	x		x		x		x	x	x	x	x	x		x		x			x
Lactobacillus gasseri		x		x					x				x	x	x	x		x		x	x		
Lactobacillus helveticus			x		x	x	x						x		x	x	x					x	
Lactobacillus johnsonii	x	x	x	x			x					x		x	x			x			x	x	x

	24	25	26	27	28	29	30	31	32	33	34	35	36	37	38	39	40	41	42	43	44
Bifidobacterium animalis		x		x	x		x					x			x		x		x	x	
Bifidobacterium longum	x	x	x	x	x		x	x	x		x		x	x	x				x	x	x
Lactobacillus acidophilus	x		x	x	x		x	x	x		x	x	x	x	x		x	x	x	x	x
Lactobacillus bulgaricus		x		x			x										x				
Lactobacillus casei	x			x			x					x	x	x	x	x	x	x	x	x	
Lactobacillus crispatus			x		x								x		x	x	x				x
Lactobacillus curvatus		x				x					x	x					x	x			
Lactobacillus delbrueckii		x		x							x	x	x	x	x	x	x				
Lactobacillus fermentum		x			x		x	x				x	x	x	x	x	x			x	x
Lactobacillus gasseri		x		x	x		x				x			x	x	x	x			x	x
Lactobacillus helveticus	x	x	x			x	x				x	x					x		x		
Lactobacillus johnsonii			x	x		x	x					x	x	x	x		x	x	x		x

Microorganism	1	2	3	4	5	6	7	8	9	10	11	12	13	14	15	16	17	18	19	20	21	22	23
Lactobacillus paracasei	x	x	x		x	x		x	x	x	x		x	x		x	x			x	x	x	x
Lactobacillus pentosus				x						x	x	x		x				x			x		x
Lactobacillus plantarum	x			x	x	x	x	x			x	x	x	x		x	x	x			x	x	x
Lactobacillus reuteri	x	x	x	x	x				x		x	x		x		x		x			x		
Lactobacillus rhamnosus	x	x	x			x				x	x	x	x	x			x		x		x	x	x
Lactobacillus salivarius			x	x	x	x			x		x	x				x					x	x	
Enterococcus faecium			x	x			x		x			x	x	x						x	x		
Enterococcus faecalis			x	x										x						x			
Escherichia coli	x		x	x					x									x			x	x	
Lactococcus lactis	x			x	x		x				x			x	x		x	x			x		
Streptococcus thermophilus	x		x	x	x	x	x	x			x	x	x	x	x	x	x			x	x	x	x
Saccharomyces boulardii			x		x			x		x	x		x			x				x	x		

	24	25	26	27	28	29	30	31	32	33	34	35	36	37	38	39	40	41	42	43	44
Lactobacillus paracasei		x	x	x	x		x	x			x	x	x	x	x	x	x	x	x	x	x
Lactobacillus pentosus										x					x						
Lactobacillus plantarum		x			x		x	x	x	x	x	x	x	x		x			x	x	
Lactobacillus reuteri	x	x	x	x	x		x	x		x		x	x	x		x	x	x			x
Lactobacillus rhamnosus	x	x		x	x	x	x			x	x	x	x		x	x	x	x		x	x
Lactobacillus salivarius		x			x						x	x	x	x	x		x	x		x	
Enterococcus faecium		x					x								x		x	x	x		
Enterococcus faecalis		x									x				x		x	x	x		
Escherichia coli		x													x	x	x	x	x		
Lactococcus lactis	x	x			x		x	x										x	x	x	
Streptococcus thermophilus	x	x	x	x			x	x			x	x	x	x	x	x	x				x
Saccharomyces boulardii		x	x	x						x	x				x			x	x	x	x

329

TABELA DE FODMAP (OLIGO, DI E MONOSSACARÍDEOS E POLIÓIS FERMENTÁVEIS)

Alimentos baixos em FODMAP (consumir sem restrição)	Alimentos moderados em FODMAP (consumir apenas nas quantidades mencionadas)		Alimentos ricos em FODMAP (eliminar o consumo durante essa fase)
Vegetais, legumes e leguminosas			
Abóbora (exceto a manteiga) Abobrinha Acelga Agrião Alface Alfafa (brotos) Alga *nori* Alho-poró (folhas) Azeitonas (pretas, verdes) Batata Beringela Brócolis (flor) Cebolinha (parte verde) Cenoura Couve *bok choy* Couve-de-bruxelas Couve *kale* Couve-nabo	Brotos de bambu Brotos de feijão Brotos de soja Couve-chinesa Couve-galega Couve-roxa Endívia Espinafre Feijão-verde Folhas de chicória Gengibre Nabo Pastinaca Pepino Pimentão (verde, vermelho) Rabanete Quiabo Repolho Rúcula Tomate Tomate (lata)	Abóbora-manteiga (¼ de xíc. = 30 g) Aipo (¼ de talo médio = 12 g) Alcachofra (⅓ de porção = 15 g) Aspargos (15 g) Batata-doce (½ xíc. = 70 g) Beterraba (2 fatias cruas = 20 g) Beterraba em conserva (½ xíc. = 60 g) Brócolis – caule (½ xíc. = 45 g) Chuchu (½ xíc. = 84 g) Cogumelos enlatados (½ xíc. = 110 g) Couve-lombarda (½ xíc. = 35 g) Couve-roxa em conserva (½ xíc. = 70 g) Ervilhas-tortas (5 vagens = 17 g) Feijão-manteiga (¼ de xíc. = 35 g) Grão-de-bico enlatado (¼ de xíc. = 42 g) Inhame (½ xíc. = 82 g) Lentilhas cozidas (¼ de xíc. = 23 g) Mandioca (½ xíc. = 69 g) Milho (½ espiga = 43 g) Purê de abóbora (¼ de xíc. = 60 g) Tomate seco (2 unid. = 8 g)	Alho Alho-poró (parte branca) Aspargo Cebola (todos os tipos) Cebolinha (bulbo branco) Cogumelos frescos Couve-flor Ervilha Favas Feijão *azuki* Feijão de soja Feijão-preto Feijão-vermelho Milho-doce

Frutas

Abacaxi	Abacate (⅛ = 20 g)	Ameixas secas
Banana desidratada	Ameixa preta (33 g)	Amora preta
Banana (sem manchas pretas)	Bagas de *goji berry* (1 c. de sopa = 12 g)	Banana muito madura
Carambola	Cereja (42 g)	Caqui
Citrus japonica	Coco fresco (½ xíc. = 48 g)	Caqui-café
Clementina	Coco ralado (¼ de xíc. = 18 g)	Damasco
Cranberry	Cranberry (1 c. de sopa = 13 g)	Figos
Framboesa	Fruta seca (1 c. de sopa)	Fruta-do-conde
Kiwi	Groselha (1 c. de sopa = 13 g)	Goiaba
Laranja	*Longan* – olho de dragão (5 = 15 g)	Lichia
Lima	Melancia (72 g)	Maçã
Limão	Romã (¼ de xíc. de sementes ou ½ pequena = 38 g)	Manga
Mandarina	Uva-passa (1 c. de sopa = 13 g)	Nectarina
Mangostão		*Grapefruit*
Maracujá		Pera
Melão amarelo		Pêssego
Melão-cantalupo		Tâmaras
Mirtilo		Tamarillo
Morango		Uvas-passas brancas
Papaia		
Pitaia		
Ruibarbo		
Tamarindo		
Tangerina		
Uvas (verdes, pretas)		

Carnes e derivados

Todas as carnes	*Tofu* (⅔ de xíc. = 170 g)	Presunto
Todos os peixes		Salsicha
Camarão		Salame
Peixe em conserva		Chouriço
Fiambre de aves (peru, frango)		*Pepperoni*
Fiambre de porco		Proteína de soja texturizada
Tempeh		

Cereais e farinhas

Amido de milho (maisena)	*Corn flakes* (½ xíc. = 15 g)	Centeio
Arroz (todos)	Cereais de arroz tufado (½ xíc. = 15 g)	Cevada
Aveia sem glúten	Farinha de amêndoa (¼ de xíc. = 24 g)	Cuscuz
Corn flakes sem glúten		Farelo de trigo
Farelo de arroz		Farinha de amaranto
Farelo de aveia		Farinha de coco
Farinha de araruta		Farinha de einkorn
Farinha de arroz		Flocos de espelta
Farinha de banana		Fruto-oligossacarídeos (aditivos de bebidas energéticas)
Farinha de kamut		Nhoque
Farinha de mandioca		Granola
Farinha de milho		Inulina
Farinha de sorgo		Massa de trigo
Farinha de trigo-sarraceno		Muesli
Farinha sem glúten		*Noodles* de trigo
Flocos de arroz		*Psyllium*
Flocos de quinoa		Sêmola de trigo
Milheto		Trigo e derivados
Massa de arroz		Trigo-espelta
Pipoca		
Produtos sem glúten		
Quinoa (branca, vermelha, preta)		
Sementes de chia		
Sorgo		
Tapioca		
Trigo-sarraceno		
Pão de milho		
Pão sem glúten		

Alimentos baixos em FODMAP (consumir sem restrição)		Alimentos moderados em FODMAP (consumir apenas nas quantidades mencionadas)		Alimentos ricos em FODMAP (eliminar o consumo durante essa fase)	
Oleaginosas					
Amendoins Castanha-do-pará Castanhas Chufas Macadâmia Nozes	Noz-pecã Pinhões Sementes de abóbora, chia, girassol, papoula, gergelim	Amêndoas (até 10 unidades = 12 g) Avelãs (até 20 unidades = 15 g) Manteiga de amendoim (2 c. de sopa = 32 g) Manteiga de amêndoa (1 c. de sopa = 20 g) *Pesto* (2 c. de sopa) Sementes de linhaça (1 c. de sopa = 15 g)		Castanha-de-caju Pistache	
Queijos e outros laticínios					
Bebida à base de *Cannabis* Bebida de amêndoa Bebida de arroz Bebida de coco Bebida de quinoa *Camembert* *Chantilly* *Ghee* Iogurte de leite de cabra Iogurte de leite de coco	Iogurte sem lactose Leite de coco Manteiga Muçarela Parmesão Queijo *brie* Queijo *cheddar* Queijo *cottage* Queijo de cabra Queijo *feta* Queijo suíço Requeijão	Natas (1 c. de sobremesa) Queijo *quark* (4 c. de sopa = 30 g) Queijo ricota (2 c. de sopa = 40 g)		Bebida de aveia Bebida de soja Iogurte Iogurte grego *Kefir* Leite condensado Leite de vaca Leite de cabra Leite de coco com inulina Sorvete com creme de leite	Leite de ovelha Leite em pó Queijo creme Queijo fresco Soro de leite (*whey protein*) Creme de confeiteiro

Adoçantes naturais e artificiais, doces, molhos e condimentos

Acessulfame-K	Estévia	Açúcar de coco (1 c. de chá = 4 g)	Adoçantes:	Missô
Açúcar demerara	Mostarda	Bolachas de arroz (2 unidades = 30 g)	sorbitol (E420), manitol	Molhos
Açúcar mascavo	Óleo de abacate	Caldos concentrados (¼ de cubo = 2 g)	(E421), xilitol (E967),	industrializados
Açúcar refinado	Óleo de amendoim	Chocolate branco (2 quadradinhos = 15 g)	maltitol (E965),	Pasta *tahine*
Ágar-ágar	Óleo de coco	Chocolate ao leite (2 quadradinhos = 15 g)	isomalte (E953)	Polpa de tomate
Aspartame	Sacarina	Cominho (até 2 c. de chá = 10 g)	Bicarbonato de sódio	Vegetais em
Chocolate amargo	Substituto de ovo	Compota de frutas vermelhas	Bolachas com chocolate	picles
Essência de baunilha	Sucralose	Doce de frutas vermelhas (20 g)	Bolachas com fruta	Xarope de agave
Geleia de arroz	Todas as especiarias	Geleia de coco (½ c. de sopa = 11 g)	Compotas e geleias	Xarope de maçã
Glicose de milho	Vinagre de arroz	Marmelada (30 g)	Gomas de fruta	Xarope de milho
Molho *barbecue*	Vinagre de maçã	Vinagre balsâmico (1 c. de sopa = 21 g)	Fermento em pó	
Molho de soja	Vinagre de vinho		*Homus*	
	Wasabi		*Ketchup*	
	Xarope de bordo		Mel	
	(*maple syrup*)			

Bebidas

Água	Gim	Água de coco (100 mL)	Chá de camomila	Suco de maçã
Cacau em pó	Infusão de	Cerveja (1 unidade)	Chá de funcho	Suco de manga
Café (expresso)	hortelã-pimenta	Chá de *kombucha* (1 xíc. de chá = 180 g)	Chá forte (escuro)	Suco de pera
Chá fraco (claro)	Suplementos de	Chá de dente-de-leão (180 mL)	Chá *oolong*	Vinho branco
Champanhe	proteína vegetal	Chá preto (180 mL)	Refrigerantes	
Chocolate (pó)	Vinho tinto	*Masala chai* (180 mL)	Rum	
	Vodca		Suco de laranja	

LEIA TAMBÉM

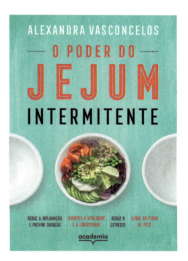

O poder do jejum intermitente

Acreditamos nos livros

Este livro foi composto em Brandon Grotesque
e impresso pela Lis Gráfica para a Editora Planeta do
Brasil em março de 2025.